阿尔茨海默病
自我管理全书

THE
ALZHEIMER'S
SOLUTION

后浪

Dean Sherzai, M.D.
［美］迪恩·谢扎

Ayesha Sherzai, M.D
［美］艾伊莎·谢扎　著

张雪　译

天津出版传媒集团
天津科学技术出版社

目　录

第二部分　神经元计划

简　介

阿尔茨海默病的流行性

如果在 15 年前有人告诉我们，我们会写出第一本经科学证实的关于阿尔茨海默病这种国际性流行疾病的应对方式的书，我们是绝不会相信的。15 年前，我们还是一群按照所学方式行医的年轻神经学家。我们当时对于投入到阿尔茨海默病研究的上亿美元资金所能获得的治疗成果充满信心，认为人们或多或少会研制出一种能对现有病理学知识造成影响的药物。在美国国立卫生研究院（National Institutes of Health，简称为 NIH）和加利福尼亚大学圣迭戈分校（University of California, San Diego，简称为 UCSD），我们分别追求着所在领域最有名望的研究员职位，并且与处于阿尔茨海默病对抗前线的顶级研究者们一同工作。我们曾想找到一条出路。而我们最终找到了，尽管这并不是我们想象中的那一条。

正是在这 15 年里，我们在前景开阔的科学研究中发现了显著影响阿尔茨海默病的因素，我们将在本书的第 2 章中为大家详细介绍这些研究，也正是这些研究深刻地改革了我们行医的方式。在这 15 年里，我们就痴呆症发病率进行了一项最为全面的研究，并为阿尔茨海默病的预防与治疗设计了一套开创性的方案。最早我们在罗马琳达大学

（Loma Linda University）开始这项研究，随后将它带到了洛杉矶的西达-赛奈医疗中心（Cedars-Sinai），最后又回到了罗马琳达继续研究，并将这项成果服务于加利福尼亚州南部的所有社区。正是在这15年里，我们创新性地采用"神经元计划"治疗了上千位具有轻度认知功能障碍（MCI）或患阿尔茨海默病的人，帮助他们减轻症状、预防深度衰退、延长寿命并且改变健康轨道。

许多患者与我们分享了他们的故事。他们说，自己的父母或祖父母患有阿尔茨海默病，而且自己最担心患上这种疾病。他们说，不得不依赖护工来满足基本生理需求是一种耻辱。他们认为这种病无药可救，如果别人知晓自己的身体情况，一定会排斥自己。其中一些患者拒绝接受现实。一些患者记不住别人的名字或者会在熟悉的地方走丢。一些患者来到我们的诊所时已经正式确诊了阿尔茨海默病，无法表达自己的想法或者认出他们的亲人。如果你已经打开了这本书，那么有很大的概率你身边就发生过这样的故事。你可能对未来感到无望。我们知道你正在寻找——寻找你能做出的一切改变。我们知道你的内心无比恐惧。

这种恐惧不是没有原因的。尽管我们所熟知的慢性疾病（无论是心血管疾病、糖尿病、癌症、中风还是艾滋病）的发病率都在下降，但因阿尔茨海默病而死的人的数量仍在过去的10年里增长了近87%。10年后的情况会更糟：65岁以上的人群中有10%会患上某种形式的痴呆症，而85岁以上的人群中有50%会患上阿尔茨海默病。尤其考虑到癌症及其他重大疾病的治疗手段一直在不断改进，我们当中许多人都会合理地预期自己的寿命将超过85岁。这意味着几乎每个人、每个家庭都会受到阿尔茨海默病的影响。

2016 年，阿尔茨海默病是美国人的第六大死亡原因。一些研究者认为，阿尔茨海默病的致死情况被严重低估了。某位阿尔茨海默病患者的官方死亡原因通常是吸入性肺炎等与痴呆症相关的疾病。这意味着，阿尔茨海默病实际上可能是美国范围内的第三大致死疾病，仅次于心脏病和癌症。问题已经不再是我们是否会得病，而是什么时候会得病。

要是这些情感代价还不够沉重的话，那么还有更令人震惊的经济成本。迄今为止，阿尔茨海默病是管理成本最高的疾病，2017 年在美国范围内的花费便已达到了 2260 亿美元，而在世界范围内更是达到了 6040 亿美元。在接下来的几十年里，这种年度成本很可能增长至数万亿美元，远远超过已经十分紧张的医疗保健系统的负担能力。2015 年，世界卫生组织预计，到 2050 年全球范围内的阿尔茨海默病患者总数会达到 1.355 亿人。届时，全球的医疗成本将超过 20 万亿美元。这个数字还不包括海量的护工工时费用。仅在 2015 年，护工就提供了约 180 亿小时的无偿护理。这种疾病的需求不仅会摧毁美国的医疗保健系统，还会瓦解整个经济体系。

———————

15 年前，我们还完全不知道自己学习和研究的领域将在美国，乃至整个人类的健康事业中扮演如此重要的角色。早在接受传统的神经学治疗方法教学时，我们便已可以感受到认知衰退患者的痛苦。传统的诊治方法大致如此：患者接受医生的检查，再进行全面的神经心理学测试，有时候还要进行脑部磁共振成像（MRI）扫描。医生会根据认知衰退在不同阶段的表现而做出诊断，在有家属陪伴的随访中，患者会被告知这种疾病是慢性病且无法治疗。他们会拿到家庭护理手册，也被鼓励立刻做出重要的人生选择，尽管他们的身体机能仍旧完好无损。许多这样的患者随后便被转诊到初级护理医师处，因为人们觉得神经科医生除了诊断和对症治疗外也没有什么可做的了。面对这种传统的治疗方式，患者会认为自己的症状完全是由不幸的基因导致的。他们相信衰退是不可避免、无法拯救的。整个过程对患者和医生而言都像一场灾难。

如果你对这一切并不陌生，我们想要你知道的是希望仍然存在。我们有办法预防认知衰退，放缓疾病进程并改善已确诊患者的生活质量。正在读书的各位，无论是美国接近 600 万名的阿尔茨海默病患者，还是全世界 4700 万名阿尔茨海默病患者，传统医学并没有告诉大家，在一般情况下，有 90% 的阿尔茨海默病是可以预防的。对此，我们需要再重复一次：各位的祖父母、父母、丈夫、妻子中有 90% 的人本可能幸免于此。90% 的阿尔茨海默病或痴呆症患者并不具备预防这种疾病的资源或知识。我们当中有 90% 的人可以避免患上阿尔茨海默病，而剩余 10% 有着强大认知衰退遗传风险的人，则有可能将这种疾病的来临推迟 10 至 15 年。

这不仅是一种估量或痴心妄想：这是根据严谨的科学研究得出的数字，也是我们在诊所里亲眼所见的结果，我们会在本书中将这一切娓娓道来。事实证明，阿尔茨海默病的出路一直都隐藏在众目睽睽之下。我们现在知道阿尔茨海默病和整体认知健康都深受 5 种主要的健康生活方式因素的影响——营养（Nutrition）、锻炼（Exercise）、放松（Unwind）、复原（Restore）和优化（Optimize），其首字母缩写组合在一起就是 NEURO，我们也将其称为"神经元计划"。营养匮乏、缺乏锻炼、慢性应激、不良睡眠以及我们挑战和使用大脑的程度都与神经退行性疾病有着直接关联。真相就是，我们每天所做出的选择就决定着我们的认知命运——我们就处在患上阿尔茨海默病的危机之中，但几乎没人意识到这个关键的事实。

为什么我们还没有意识到呢？为什么没有关于高糖饮食和久坐行为对认知影响的公益宣传广告？为什么每个医生都不告诉患者，他们自己能够控制认知衰退的进程，甚至是增加大脑的力量和恢复性？在屡次求医之后，如此多的患者仍没有在卫生保健系统中遇到知晓该如何干预并改变这些疾病进程行为的专家，这是为什么呢？

如果你想知道这些问题的答案，那么你来对地方了：

- 或许你的亲人已被确诊为阿尔茨海默病患者并且你想要帮助他减缓疾病的进展，而你手中的这本书被证明是有效的。
- 或许你正在经历轻度认知损伤，而我们的神经元计划将帮助你逆转症状并避免真正患上阿尔茨海默病。
- 或许你因患高血压、高胆固醇甚至糖尿病、心脏病等慢性疾病而担心自己的大脑健康，而我们的综合性方案能控制每种慢性疾病的风险因素，包括阿尔茨海默病及其他类型的痴呆症。
- 或许你是某位阿尔茨海默病患者的主要照顾者或配偶。阿尔茨海默病患者的配偶自己患上这种疾病的概率是普通人的 7 倍。这本书将帮助你改变自己的生活方式并显著降低认知衰退的风险。
- 或许你没有认知衰退的迹象，但是想要显著改善自己的认知功能，并在衰老过程中保持大脑健康，这个项目同样也能帮到你。

经过 15 年的研究和实践，我们确信生活方式对大脑健康有着深远的影响，我们知道生活方式医学（lifestyle medicine）是一个致力于解决慢性疾病致病因素的医学领域，也是预防和治疗阿尔茨海默病的有效途径。大脑里是一个活生生的世界。它反映着你对它的关心、喂给它的食物、给它的挑战以及允许它休息和恢复的方式。现代生活大大增加了认知衰退的风险。富含糖分和饱和脂肪的加工食品对大脑有害。我们大多数人整天坐在办公桌前或交通工具中，但为了保持健康，我们需要经常运动。我们承受着巨大的压力，却没有适当的方法来控制压力。我们大多数人总有睡不好的时候，而我们的工作中充满了重复性的活动，这使我们的大脑状态与大脑在衰老过程中所需保持的弹性状态恰恰相反。不过，尽管存在诸多挑战，但我们仍有能力维持，乃至改善大脑的功能。

一直以来我们面临的问题就是，没有人相信这种可能性。医疗机构中，几乎每个人都认为对生活方式进行干预是徒劳的。我们自己接受的医学训练也告诉我们，生活方式是不可能改变的，而我们进行阿尔茨海默病研究的方法则基于人们无法改变生活方式的假设。15 年前，我们不得不进行抉择：是继续相信我们所学到的内容，屈服于既有的医学体系，拒绝考虑生活方式在认知健康中所起到的重大作用；还是寻找其他途径。

我们一起发誓要尽己所能来帮助人类。迪恩获得了医疗保健领导学的博士学位，以了解行为变化的复杂性以及如何赋予个人和整个社区以力量。艾伊莎在哥伦比亚大学（Columbia University）完成了血管神经病学与流行病学的联合研究，在此期间她专注于公共健康和复杂的神经系统疾病的血管医学。她在哥伦比亚时还去烹饪学

校学习了一段时间 —— 她知道只要把健康的食物做得美味可口，就能改变患者们的饮食习惯。我们使出浑身解数来开展在罗马琳达大学的工作，我们所进行的回溯性生活方式研究表明，健康的行为与长寿有关，并且可显著降低痴呆症的发病率。我们在诊所里也观察到了同样具有意义的模式。在罗马琳达，我们得到了照顾两个截然不同的群体的独特机会：位于加利福尼亚州的罗马琳达拥有众多的患者奉行植物性饮食、经常锻炼、参加社区服务，他们是世界上最健康的人群之一；而附近的圣贝纳迪诺（San Bernardino）则处于服务匮乏的地区，这里的居民饱受慢性疾病的折磨，也缺乏基本的卫生保健，可谓世界上最严重的慢性疾病群体之一。我们最终发现，遵循健康生活方式的人罹患痴呆症的概率要低得多。相比之下，那些生活方式不健康的人更容易患上痴呆症，而且发病时间通常较早。此外，他们日常的饮食、运动、压力管理、睡眠质量和认知活动也改变了我们对阿尔茨海默病的整体看法。事实是不容否认的：有利于大脑健康的生活方式几乎可以保证你免受阿尔茨海默病的侵扰。

现在，作为罗马琳达大学大脑健康与阿尔茨海默病预防项目的联合主任，我们已经引导成千上万人进行了高度个性化的生活方式调整。我们每天都坐下来与患者交流，寻找可以作为起点并以此建立健康生活的细节。我们已经帮助了许多有各种身心问题的人。对于那些对生活中的任何改变都不太热心的中年患者来说，我们已经成为指导其行为改变的真正高手了。我们一步步证明了现有医疗机构的认知有错误之处：人们有能力改变自己的生活。如果今天你因担心自己存在认知能力下降的风险而拿起了这本书，或者想要做些什么来改变当前正在经历的症状，那么神经元计划正是你等待已久的解决方案。

我们提供的并不只是简单的"三天""五天"或"七天"计划。它比医生们匆忙告诉你的"寻找减轻压力的方法""多睡觉"或"注意饮食"要全面得多。我们的神经元计划不仅界定了健脑饮食的实际内容，还会教你设计自己的食谱。该如何系统地减少精制糖的摄取量？（尤其对于甜食爱好者来说）该如何用健康美味的替代品来减少肉类的摄入，而不仅是将所有肉类拒之门外？答案就在这本书里。如果你从事办公室文职工作，不得不整天久坐，该怎么办？我们是如何教导超重的中年糖尿病患者开始骑自行车的，而这种做法最终又如何改变了他的生活？答案就在这本书里。睡眠对于大脑健康来说为什么如此重要，你又能采取哪些切实可行的措施来保证自己获得充足的恢复性睡眠？哪些常用药物可能会大大增加你罹患痴呆症的风险？答案就在这本书里。我们在这里提供的一切内容都是有科学依据的，第二部分中的每一章都设有个性化的项目让你评估自身独特的优势和资源。我们甚至利用神经元计划改变了我们自己的生活。我们全家，包括我们的孩子，都采用着一种健脑的生活方式，我们把自己的故事以及无数患者的故事一起写进了书中。我们在罗马琳达的工作也是以这些方法为基础的，我们现在仍在进行着最为全面的研究，来探讨生活方式中的风险因素与神经退行性疾病发展之间的关系。我们发现的结果将永久改变大家对阿尔茨海默病的看法。

阿尔茨海默病一旦确诊便无法治愈，但即便是在确诊后，你仍然可以保持认知活跃，扭转令人衰弱的症状，给自己的生活增添快乐健康的时光。生活方式确实很重要。这是我们最好的防守方式，而且比你想象的要容易得多。作为医生，我们认为分享自己所了解的内容是我们的职责。我们希望大家能够用这本书来改变自己的生活，即便面对阿尔茨海默病也能够力挽狂澜。

第一部分

阿尔茨海默病的真相

The Truth About Alzheimer's

1901年11月，德国法兰克福精神病院的一位年轻医生爱罗斯·阿尔茨海默（Alois Alzheimer）接待了一位新患者。这位患者名叫奥古斯特·德特尔（Auguste Deter），根据她的丈夫汇报，她正遭受着偏执、情绪爆发和困惑渐增等症状的折磨。她的丈夫说，在某些夜晚，德特尔会尖叫数小时，其他时间则完全没有反应。当医生要求她写下自己的名字时，德特尔费力地拼出字母，嘴里一直念叨着："我已经不知道我是谁了。"她似乎根本没有时间和空间的概念，短时记忆能力也非常差。几个世纪以来，无论在古埃及、古罗马还是古希腊，都有关于老年人出现记忆问题的医学记载，但阿尔茨海默从未见过，也从未听说在这种年纪就出现记忆衰退症状的患者——德特尔此时年仅50岁。阿尔茨海默对德特尔的病例产生了特殊兴趣，即使在自己转到慕尼黑的另一家医院工作后，他仍坚持为德特尔检查。不幸的是，德特尔的病情迅速恶化，并于1906年去世。当阿尔茨海默检查她的大脑时，他在其中发现了淀粉样斑块（amyloid plaques，在大脑细胞外聚集的异常蛋白质片段）和tau蛋白神经纤维缠结现象（tau tangles，扭结的蛋白纤维阻断了大脑细胞内的营养供应）。直到今天，这样的斑块和缠结一直被看作阿尔茨海默病的病理学特征。

　　自首例阿尔茨海默病在一个多世纪前被发现以来，医生、科学家和研究者们对于这种可怕疾病的病因、物理表现和解决方案做出了诸多假设。阿尔茨海默病是单基因突变造成的疾病吗？单一药物能否治愈这种疾病？这种疾病是会骤然发病还是要经历一段时间的发展呢？它是否容易受环境改变的影响？一旦出现病情，我们是否就对这些症状束手无策了呢？

在提出了这些问题并且无法通过已有研究对其进行解答的情况下，科学家和医生们只得保留着阿尔茨海默病的神秘面纱，它也给人们带来了诸多困惑并引发了不少焦虑。这也是我们不得不先消除谣传、揭示科学研究内容的原因。在后文中，各位读者马上会了解到，该疾病的预后并非我们想象中的那么可怕或不可避免。阿尔茨海默病的病因有很多，它们纵横交错形成了一幅复杂的疾病图。与一场简单的井字棋游戏相比，阿尔茨海默病更像一局三维的国际象棋：真正重要的因素是你的年龄、叠加的遗传风险图谱（genetic risk profile）以及你选择的生活方式。你无法控制你的年龄，也无法控制你的遗传风险图谱。但是你可以控制你的生活方式。你可以控制大脑的健康与弹性，从而显著地延缓或完全避免阿尔茨海默病带来的苦恼。包括医生、患者和首席研究者们在内，我们所有人如果都能认识到自己选择的生活方式对于大脑认知功能的重要影响，就能摒弃注定失败的途径，从而避免这种无尽的痛苦。

第 1 章

谬见与误解

一提到阿尔茨海默病，最可怕的谣传就是生活方式与这种疾病毫无关系。我们的大多数患者都确信，基因决定一切，日常选择很难影响到大脑内所发生的一切。等这些患者来到我们的诊所时，他们已经在遭受脑雾、短时记忆问题以及其他认知损伤症状的困扰了。他们认为，大脑衰退是从症状产生时开始的。他们觉得疾病和症状一定是同时出现的。但事实并非如此：在确诊的若干年前患者就已经患上阿尔茨海默病了。就是在这几十年里，大脑越来越容易受到饮食、锻炼、长期压力管理、睡眠质量以及认知能力锻炼方式的影响。通常是到了六七十岁时，大脑终于无法再弥补因我们做出的不那么健康的选择造成的损失，也就是在这时，我们才刚刚开始注意到思维和记忆能力的变化。这本书以及我们毕生工作的目标就是，让这其中的联系更加明确，并向各位展示出生活方式医学（尤其是我们的神经元计划）在神经退行性疾病的预防和治疗中为何如此有效。

阿尔茨海默病相关的常见术语

乙酰胆碱（Acetylcholine）：学习和记忆过程中不可或缺的一种化学信使。

活化小胶质细胞（Activated Microglia）：有助于清除废弃物及受损神经元的小型细胞。

APOE4：负责生产载脂蛋白 E 的基因，而载脂蛋白 E 的功能之一就是调节大脑中的胆固醇。载脂蛋白基因共分为 APOE2、APOE3 和 APOE4 三类。APOE4 会增加罹患阿尔茨海默病的风险，而 APOE2 则有助于保护个体免遭其侵害。

APP：淀粉样前体蛋白，存在于多种细胞的细胞膜中，负责生产淀粉样蛋白；而后者是与阿尔茨海默病相关的异常蛋白质。

动脉粥样硬化（Atherosclerosis）：胆固醇斑块的形成所导致的动脉硬化与狭窄，从而阻塞了全身的血液流动。

萎缩症（Atrophy）：由于细胞降解而导致的器官皱缩。

β-淀粉样蛋白（Beta-Amyloid）：在大脑细胞间聚集并破坏神经元功能的异常蛋白质片段。

脑源性神经营养因子（BDNF）：让神经元生长及正常工作的蛋白质。

细胞因子和趋化因子（Cytokines and Chemokines）：通过攻击外来物质支持免疫系统的信号分子。

多巴胺（Dopamine）：参与奖赏效应、运动控制等多种行为的化学信使。多巴胺的生产水平下降是帕金森病的一种突出特征。

自由基（Free Radicals）：因缺少一个电子而处于不稳定且高度活跃状态的分子。在大脑中，自由基可损伤神经元和 DNA。

胶质细胞（Glia）：大脑中最常见的细胞类型，其功能是保护和支撑神经元。

谷氨酸（Glutamate acid）：大脑中最丰富的神经递质。

炎症（Inflammation）：免疫系统的一种天然保护功能，用于对抗对人体有害的细菌和病毒。急性炎症可帮助伤口恢复。慢性炎症则将人置于糖尿病、心脏病及认知衰退等疾病的风险中。

微血管（Microvasculature）：身体内最小的血管。

髓鞘形成（Myelination）：通过该过程，神经元的连接处可被髓鞘覆盖；髓鞘是一种有助于细胞间交流的脂肪膜。

神经元（Neurons）：这种细胞组成了包括神经、脊髓和大脑在内的神经系统。

神经递质（Neurotransmitter）：大脑中的一种化学信使，有助于神经元之间的交流。

氧化作用（Oxidation）：一种涉及电子的转移并能由此创造自由基的化学过程。

tau 蛋白神经纤维缠结：神经元内扭结的蛋白纤维，可导致神经元损伤并与阿尔茨海默病的形成有关。

血管健康（Vascular Health）：血管系统的健康状态，而血管系统则包括动脉、静脉和小血管。动脉粥样硬化所导致的大脑供血不足会令大脑面临氧气和葡萄糖的极度缺乏，因而加速阿尔茨海默病的恶化。

大脑区域划分

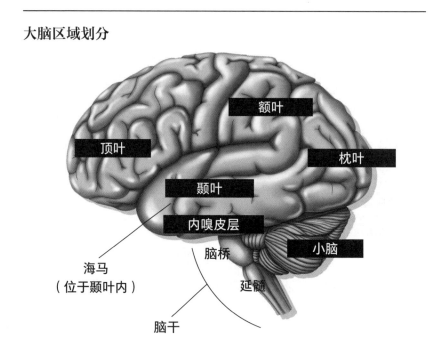

造成阿尔茨海默病的四种主要过程

与阿尔茨海默病及其他痴呆症相关的大多数退行性疾病主要是由四种相互关联的生物学过程造成的。各位读者将会在整本书中见到这些术语，所以了解这些术语的含义还是很有必要的。第一种生物过程是炎症。炎症是免疫系统用来对抗有害细菌和病毒的一种天然保护功能。急性炎症，例如手指受伤后伤口会流血和肿胀，能增加受伤区域的血流量并且有助于痊愈。这种类型的炎症是很必要的，如果没有急性炎症，我们的伤口就无法痊愈了。而慢性炎症则是长期活跃状态下的炎症反应，通常是由高糖饮食，持续、无法缓解的压力以及许多其他不健康生活方式选择所导致的。如果炎症是慢性的，那么它的性质就会由保护性转变为破坏性，组织会遭到破坏而不是被治愈。查看阿尔茨海默病患者的大脑，即便是在疾病进程的早期，你也可以看到慢性炎症以细胞因子、趋化因子以及活化小胶质细胞的形式存在着。活化小胶质细胞在清除废弃物时会变得超敏感，以至于会对神经元及其支持结构造成伤害，从而导致细胞死亡和结构损伤。这就是慢性炎症被普遍认为是阿尔茨海默病发病主要因素的原因。

　　第二种生物过程是氧化作用。当氧气与其他物质接触时，氧化作用就会自然发生并使物质发生变化。香蕉放置太久就会变成棕黑色，这就是氧化作用，而我们的身体里也发生着同样的化学反应。氧化作用的结果是会形成一种叫作自由基的氧化副产物。自由基是缺少一个电子从而处于高度活跃的不稳定状态的分子。这种高度活跃性使它们不得不窃取其他分子中的电子。在大脑中，自由基会窃取神经元、胶质细胞、细胞器（细胞中较小的细胞结构）、蛋白质、脂质、脂肪酸，甚至是 DNA 中的电子，这些过程都会导致永久的损伤。在我们的身体中，由于大脑比其他器官工作得更加努力，并消耗了身体中 25% 的氧气，所以大脑尤其容易发生氧化反应。此外，大脑还是一种真空密封的系统。用于清除氧化副产物的能量只能来自系统内部，而外界能起到的帮助作用很小。尽管大脑具有特殊细胞和分子来帮助分解及中和自由基，但这些细胞和分子会随着时间流逝而遭受不良饮食、缺乏锻炼、慢性应激、睡眠质量差和老化的损伤。当大脑的天然清除系统受损，自由基就会变得尤其有害。

　　葡萄糖调节异常（glucose dysregulation）是另一种有关阿尔茨海默病的生物学过程，它在该疾病的早期阶段尤为常见。负责维持葡萄糖水平的系统通常会随着人体老化而逐渐丧失活力，尤其是当我们采用高糖和精制碳水化合物饮食时（但有些病例中的葡萄糖调节异常也有一部分遗传因素）。葡萄糖的异常生产和使用会影响组成这一系统的胰腺、激素、酶和细胞，其影响波及甚广——就像受损的免疫功能一样，且它们也无法清除有害废弃产物。由于大脑对能量的大量需求，这些负面影响在大脑中变得更加深远复杂。

葡萄糖调节异常的一种危险后果就是胰岛素抵抗，这是我们人体对胰岛素（它使我们的身体得以利用葡萄糖的能量，也是葡萄糖最重要的调节机制）的敏感性产生的一种变化。葡萄糖为我们的大脑细胞提供能量，但只有在胰岛素存在的条件下，葡萄糖才能被吸收，或者说葡萄糖才能进入细胞。当胰岛素与细胞相结合时，细胞的受体就能将葡萄糖带入细胞内。但是，当血液中存在过多的葡萄糖时，就出现了两个重要的问题：①胰岛素水平升高，而细胞对其效应不敏感。这就好比钥匙（胰岛素）太多，而能开的锁（受体）太少。结果就是细胞外的葡萄糖水平升高，但由于受体不能正确工作，所以葡萄糖并不能被吸收。随后，细胞就由于缺乏葡萄糖而饿死，甚至还会导致血液涌入。②血液中的高胰岛素水平会启动其他有害过程的级联反应（cascade），包括炎症、氧化作用、脂质（脂肪）调节异常（lipid dysregulation）以及 tau 蛋白磷酸化反应（该反应会产生 tau 蛋白的畸变型，并且与阿尔茨海默病密切相关）。各位读者可以在第 3 章中了解到更多关于胰岛素抵抗的信息。许多人都没有意识到自己具有胰岛素抵抗，可单单是这一种异常状态就足以导致认知衰退和阿尔茨海默病。一旦由胰岛素抵抗进一步发展为糖尿病（这可是葡萄糖调节异常最危险的后果），你认知衰退的风险就更大了。研究表明糖尿病患者的海马部位会发生脑萎缩，而海马可是大脑重要的记忆中心。

脂质调节异常则是与阿尔茨海默病有关的第四种生物学过程。脂质是类似于脂肪的物质，是形成细胞壁、激素、类固醇的基本单元，也是组成细胞结构，进行能量储存以及信号传导等维持生命功能的过程所不可或缺的部分。脂质普遍存在于身体中，并占据了大脑干重的50% 以上。

当身体内脂质过多或者发生炎症、氧化损伤以及其他形式的压力时，脂质调节异常就会发生。相应地，因脂质转运和代谢受损，脂质从而被氧化（甚至制造出更为有害的氧化副产物）。脂质调节异常有许多诱发疾病的负面效应，但在这里我们想要着重介绍的是这套复杂系统中与阿尔茨海默病相关的两种过程：①胆固醇（cholesterol）是脂质的一种，其生产与清除过程会在压力条件下发生改变。血管中会积累异常胆固醇，最终形成的斑块会阻塞动脉并切断小血管的血液供应。这最终会引发微血管疾病，随着时间积累，也会发展出大血管病变。微血管和大血管疾病都是血管系统中脂质调节异常的下游结果（downstream consequence），正如各位读者将在本书中了解到的一样，血管疾病是痴呆症的一种主要风险因素。②对于胆固醇及其他脂质的错误清除及生产同样也会导致损伤级联反应，并最终与淀粉样蛋白斑块的形成（与阿尔茨海默病密切相关的大脑病理学过程）有关。在与阿尔茨海默病相关的基因中，人们研究得最透彻的就是APOE4，这个基因已被证实与大脑中的脂质调节异常有关。APOE4 编码是负责清除脂质和淀粉样蛋白的一种蛋白质，但由于该蛋白在清除废弃物时的效率不高，所以脂质和淀粉样蛋白会在大脑细胞外积累，并开始伤害神经组织。人到晚年，脂质调节异常、血管疾病和淀粉样蛋白错误清除的累积创伤加之多年的炎症和氧化应激，最终就会发展成阿尔茨海默病。

尽管阿尔茨海默病最初可能由上述一种或几种生物过程引起，但以上这四种生物学过程都是相互关联的。也就是说，虽然阿尔茨海默病有不同的来源途径，但它们最终会导致相同的结果。奉行高胆固醇和饱和脂肪饮食的个体最初可能会先患上血管疾病，这先后会导致炎症和氧化作用，而奉行高糖饮食的个体可能会先发生胰岛素抵抗，继而发生血管疾病和炎症。

风险因素

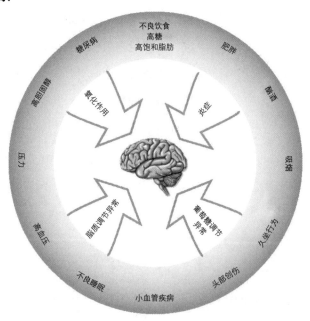

保护因素

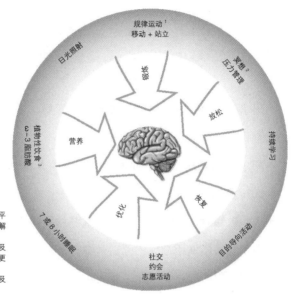

1. 有氧锻炼, 抗阻训练及平衡加强, 在第 4 章中了解更多内容。
2. 行禅、专注呼吸、瑜伽及其他, 在第 5 章中了解更多内容。
3. 在第 3 章了解更多有益及有害食物。

　　身体中这些过程的综合影响导致了淀粉样蛋白与 tau 蛋白的形成: 生物学变化的级联反应最先发生, 紧接着就是阿尔茨海默病的生理病理学反应 (除了那些由淀粉样蛋白与 tau 蛋白诱发疾病进程的罕见早发型病例)。在这种方式下, 阿尔茨海默病确实是通过一系列不同的疾病进程来最终显示出我们所熟知的症状和病理学特征的。最令人难以置信的是, 这四种进程都深受生活方式的影响。我们的日常选择正是阿尔茨海默病初始发病时的驱动力, 并且贯穿了整个疾病进程。我们也将在第二部分中向各位介绍, 通过改变生活方式, 我们能够控制乃至逆转每一种疾病进程。

与阿尔茨海默病相关的重要事实

综合近百年来的研究成果，我们弄清了以下有关阿尔茨海默病的重要事实：

· 阿尔茨海默病是大脑的一种退行性疾病，可损害记忆、思维、情绪和问题解决能力。
· 阿尔茨海默病是痴呆症的一种，在所有痴呆症病例中的占比为 60% 至 80%。
· 大多数患者在 65 到 70 岁时首次注意到阿尔茨海默病的症状。
· 阿尔茨海默病所造成的死亡人数被严重低估了，这可能使其成为美国范围内的第 3 大死亡原因。
· 阿尔茨海默病相关的病理学特征包括：
  √ 大脑中存在淀粉样蛋白斑块和 tau 蛋白神经纤维缠结。
  √ 神经元之间缺少连接。
  √ 最终发生大脑萎缩。
· 炎症、氧化作用、葡萄糖调节异常以及脂质调节异常是促使阿尔茨海默病病情恶化的主要生物学过程。

既然这些生物学过程在大脑里发生了几十年，那么为什么认知症状没有提早出现呢？在没有危机信号的情况下，大脑又是如何承受这些日常攻击的呢？答案就是：大脑天然就具有充分的恢复能力。冗余是大脑最出色的功能设计之一。大脑里有八九百亿个神经元、接近千万亿条神经元连接以及将养分和氧气供给多处大脑区域的层层叠叠的动脉，这些冗余途径可以有效地避免大脑损伤。大脑可以规避被斑块、炎症和氧化作用摧毁其封闭血管和神经元。即使遭遇中风或外伤，大脑的其他区域也能迅速接管功能。研究表明，以中风为例，受损组织周围的大脑区域可弥补其功能损失，就像另一侧的镜像区域一样。大脑还能再生部分细胞，尽管这种功能十分有限。对阿尔茨海默病患者来说，只有当大脑损伤过多而先天恢复力无法再进行弥补时，认知症状才会开始发生。这也正是阿尔茨海默病的狡猾之处：只有当损伤过重时我们才能意识到这种疾病。

尽管大脑对损伤有非常强的承受能力，但它也对细胞水平的压力极其敏感，尤其是海马的 CA1 区以及内嗅皮层区域，二者都涉及大脑的记忆功能。正如我们在本章中提到过的，大脑有一项非常艰巨的任务。由于大脑要处理输入的信息，并与周遭环境打交道，所以它要比身体的其他器官消耗更多的能量。就热量、能量和废弃产物而言，大脑的输出量也是最大的。包括氧化副产物在内的废弃产物如果不能被恰当清除的话，就会变得尤其有害。但不得不提的是，我们无法立即感知或见证这些损伤。大脑创伤会积累数十年，而在这段时间里，我们通常关注的是其他身体系统。例如，面对糖尿病患者，我们会检测其肾脏损伤、过滤以及肌酸酐的生成，这些都是已知的葡萄糖调节异常的指标。与此同时，血液中葡萄糖水平的升高也在摧毁大脑的微血管系统以及数十亿的神经元和胶质细胞。而对于心血管疾病患者，我们则会处理心脏、血管、动脉和静脉的直接损伤。同时，大脑中的动脉发生硬化，降低了全身的血液流量。大脑确实是身体感觉神经的"终末器官"——随着时间推移，无论何处所经受的压力都会积累在大脑中，最终造成指数级的损伤。

阿尔茨海默病与相关基因

人体会在 DNA 中预先装载一套关键的数据点。遗传信息可说得上是家族生物史的产物——我们从自己的祖先处将其继承而来。大多数人都听说过,阿尔茨海默病是一种遗传性疾病,所以他们认为这种疾病无法预防或干预。我们的基因确实在疾病进程中扮演着重要的角色,但它们绝对不是唯一的决定因素。迄今为止,研究已经发现超过20 种与阿尔茨海默病相关的不同基因,其中大部分基因都会影响免疫反应、有害副产物的清除以及血管健康,但没有哪个基因一定能让你患上阿尔茨海默病。

在这些阿尔茨海默病的相关基因里面,目前人们对 APOE4 研究得最多。它负责生产可帮助调控脂肪的载脂蛋白 E。APOE4 基因携带者更容易患上阿尔茨海默病,并且发病时间可能比别人早 15 至 20 年。尽管携带 APOE4 基因意味着高患病风险,但阿尔茨海默病并非命中注定。风险并非意味着一定。为了解 APOE4 基因对患阿尔茨海默病风险的影响,我们首先得了解基因是如何发挥作用的。

基因是可以决定特异性状的 DNA 片段。对于任何一个基因,父母都会分别遗传给你一种特定的形式,这些基因的变体就叫作等位基因,等位基因可以是显性或隐性的(仅有一套等位基因可决定性状),可以具加性作用(等位基因的效应累加起来决定性状),也可以像 APOE4 基因一样具乘积作用(多个等位基因的效应呈指数作用)。让我们来举例说明。首先,来看看显性基因和隐性基因是如何决定眼睛颜色的:你的父亲拥有显性基因(用 B 表示)决定的棕色眼睛,而你的母亲拥有隐性基因(用 b 表示)决定的蓝色眼睛。由于 B 对于隐性基因 b 呈显性，所以你会有一双棕色的眼睛。皮肤的颜色则是根据加性作用来决定的。与皮肤颜色有关的主要基因会生产黑色素，黑色素的量就决定了我们皮肤的精确颜色。具有的等位基因越少、黑色素水平越低，也就意味着皮肤颜色越浅；具有的等位基因越多、黑色素水平越高，也就意味着皮肤颜色越深。APOE4 基因则是以乘积作用生效的，也就是说具有越多的等位基因，患上阿尔茨海默病的风险就会呈指数级增长，同时发病年龄也会越低：

- 如果你不携带 APOE4 基因，那么你在 85 岁时患上阿尔茨海默病的概率为 50%。
- 如果你携带 APOE4 基因的一个拷贝，那么你在 75 岁时患上阿尔茨海默病的概率为 50%。
- 如果你携带 APOE4 基因的两个拷贝，那么你在 65 岁时患上阿尔茨海默病的概率为 50%，与非基因携带者相比整整提前了 20 年。携带两个基因拷贝的人罹患阿尔茨海默病的风险是非基因携带者的 10 至 12 倍。

需要注意的是，即便携带 APOE4 基因的两个拷贝（人群中的占比仅为 2%），你也并非一定会患上阿尔茨海默病。如果你不采取健康的生活方式，那么你某天患上阿尔茨海默病的概率仅为 50%。而对于大约 90% 的人来说，采取健脑的生活方式或许能完全消除患病风险。

而对于剩下 10% 的人来说，携带早老素 1、早老素 2 或淀粉样前体蛋白（APP）基因尤其会使其患病风险变高，如此一来，生活方式的影响就更加惊人了。参考唐氏综合征患者的情况，年龄在 50 至 59

岁的患者中有三分之一会患上阿尔茨海默病。而年龄在 60 岁以上的患者中有半数会患上阿尔茨海默病。其中，阿尔茨海默病患病风险的提高与唐氏综合征的发病原因有关。唐氏综合征患者体内具有三条 21 号染色体，而这条染色体上的基因序列会编码淀粉样前体蛋白，这种跨膜蛋白会生产淀粉样蛋白，也就是与阿尔茨海默病有关的异常蛋白质。这些患者因而具有更高水平的淀粉样前体蛋白，也可能具有更高水平的淀粉样蛋白。

淀粉样前体蛋白的功能是否正常，或者是否与阿尔茨海默病的病状有关则取决于酶的功能（酶是可在体内启动或传递化学反应的一类蛋白质）。在身体清除淀粉样蛋白的天然过程中，这些酶可将 APP 分解成更小的蛋白质。如果这一过程运转顺利，淀粉样蛋白可被大脑固有的废物处置系统分解、清除掉。如果这一过程出错，β-淀粉样蛋白就会在神经元外的小单元中积累，继而合并并开始形成斑块。这些斑块会导致炎症，并对细胞及其支撑结构造成损伤。

考虑到 APP 在形成淀粉样蛋白斑块过程中起的作用，我们会预测所有唐氏综合征患者都会患上阿尔茨海默病——但事实上并没有。研究表明，糖尿病及心脏病患病率较低的个体罹患阿尔茨海默病的风险也较低（或发病时间较晚）。不得不再次强调，这种基因异常并不能使人必然罹患阿尔茨海默病。我们当前正在研究到底是哪种健康行为能够给予唐氏综合征患者免遭疾病侵袭的保护能力，这也是我们在美国罗马琳达医学中心的部分工作。通过研究所有慢性疾病所共有的风险因素（包括肥胖、炎症、胆固醇代谢），我们希望可以了解能在所有人群中降低患阿尔茨海默病风险的普适方法，而不用顾及个体的遗传背景。

对样本年龄为六七十岁的同卵双胞胎的研究更有力地证明了基因

不必然导致患病。伦敦国王学院的研究者们对 324 名有双胞胎姐妹的女性进行了长达 10 年时间的随访，以调查身体健美情况是否能够预测认知能力的变化。尽管同卵双胞胎具有完全一样的基因档案，但在认知衰退方面，二者之中腿部肌肉更发达的人表现得更不明显一些。采用磁共振成像扫描技术查看双胞胎的大脑时，研究人员发现腿部力量更强的人具有更大的大脑。这项研究表明，生活方式的改变（在该案例中体现为锻炼和肌肉增强）可以化解遗传风险并且对认知健康的影响巨大。

女性与阿尔茨海默病

我们的许多患者都惊讶地发现，2/3 的阿尔茨海默病患者是女性。年龄在 65 岁以上的女性罹患阿尔茨海默病的概率是 1/6，而同龄男性患病的概率则是 1/11。对 60 岁左右的女性来说，罹患阿尔茨海默病的概率是乳腺癌的两倍。我们并不知道原因具体是什么。长寿至少可以算得上是其中一种原因：女性通常比男性更长寿，从而更容易患上阿尔茨海默病。但即便将长寿因素考虑在内，女性仍然具有更高的患病风险。携带 APOE4 基因的女性罹患阿尔茨海默病的概率是携带同样基因的男性的两倍。一些研究者已经提出了这样的假设，从传统角度出发，女性接受高等教育以及从事具智力挑战性工作的机会较少，而这二者都是能对抗阿尔茨海默病的保护因素。拥有多个孩子的女性晚年时中风的风险更高（包括短暂性脑缺血发作和常规中风），而且中风和认知衰退的易感性之间有着明确的联系。更年期的激素变化也会通过神经元水平和血管水平对大脑产生影响，这进而又会加剧认知衰退。

其余的二十几个与阿尔茨海默病有关的基因会影响发病和疾病恶化过程。其中一些基因掌管着免疫系统，要么能够减缓免疫反应速度，导致损害大脑的废弃产物生成；要么会导致过分活跃的免疫反应发生，令大脑处于慢性炎症状态下。其他基因则会损害我们的清除系统，再次导致对神经元及其连接有害的分子形成。此外，与脂质代谢和血管健康有关的基因会影响血管对大脑的氧气和养分供应，并加剧血管疾病、血管阻塞和神经元损伤。

我们尽管无法选择自己所继承的基因，但可以控制这些基因的表达。这种相对新颖的科学概念正是表观遗传学（epigenetics）的核心，即环境因素可以通过开启或关闭基因来调控其表达。表观遗传学所关心的是会影响到人体基因表达的所有生活经历以及遗传学之外会影响人体健康的所有事物。我们知道，遗传学构成了阿尔茨海默病患病风险的部分原因，但表观遗传学在决定人类认知能力的命运上却发挥着更加重要的作用。研究表明，当接触到营养不良、久坐、污染和化学物质以及慢性应激（包括心理压力和生理压力）等有害环境诱因时，我们的基因组的确会随时间流逝而发生变化。所有上述因素都会影响胚胎发育时期以及老年时期的基因表现。无论处于何种环境中（无论是子宫中的胚胎，还是经历了几十年不健康生活的衰老躯体），我们都一直经历着表观遗传学过程。新研究发现，环境影响因子会在人类老化的过程中不断积累，这使得表观遗传学对于六七十岁想要安度晚年，避免慢性疾病的老年人而言尤其有意义。

在表观遗传学中，人们研究最多的生物学过程之一就是甲基化（methylation），甲基化是甲基在分子间发生转移，最终改变基因表达的一种代谢过程（甲基是由一个碳原子和三个氢原子组成的化合物）。

这种代谢过程是重金属（对人体和大脑有害）的修饰与消除、基因表达调控、蛋白质功能调节以及 RNA 加工（将 DNA 遗传信息转化成蛋白质）的重要组成部分。人体内 DNA 的某些区域发生甲基化的改变与人体老化、阿尔茨海默病等神经退行性疾病尤其相关。例如，由营养不良导致的 B 族维生素缺乏是甲基化途径受损的一种主要影响因素，这会导致 DNA 修复异常，甚至引发痴呆症。

表观遗传学的作用

许多重要研究都已阐明表观遗传学在神经退行性疾病的形成过程中发挥的作用。著名的檀香山–亚洲老化研究（Honolulu-Asia Aging Study）发现，生活在美国的日本人要比生活在日本的日本人更容易患上阿尔茨海默病。在这项研究中，受试者的遗传方差很小，所以阿尔茨海默病患病风险的增加就基本可以归咎于饮食不良、缺乏锻炼以及现代美国生活方式中常见的其他不健康行为所带来的表观遗传学影响。其他研究表明，美国的华裔及日裔移民儿童要比生活在亚洲的儿童更容易患上慢性疾病。这些研究中的受试者的遗传相似性同样将患病风险差异指向了表观遗传学过程。

在中国及印度等国家，随着人们逐渐远离传统生活方式并接受了更为现代的生活方式，我们也可以看到表观遗传学所带来的影响。富含蔬菜和谷物的饮食被替换成了动物产品、精制糖和饱和脂肪。人们在白天的活动量下降，而更倾向于久坐在办公室中。所有这些不健康行为都改变了我们的基因表达并促成了慢性疾病。这些巨大而不幸的生活方式转变引发了一种悖论：所谓的进步却导致了更多的疾病。现在，中国的糖尿病发病率已位居世界第一，11.6% 的成人都患有这种慢性疾病，而更有几百万人已患上前驱糖尿病。同时，中国的肥胖率也排名世界第二，仅次于美国。糖尿病和肥胖都是痴呆症的主要风险因素，而后者的发病率也正以指数级的速度增长。根据阿尔茨海默病国际联盟（ADI）的估算，截至 2009 年，中国有超过 640 万阿尔茨海默病患者；2010 年的另一篇综述则表示中国大约有 919 万痴呆症患者。中国人口老龄化速度极快，而护理设施及专家又严重缺乏，关于生活方式对这种疾病的影响人们也知之甚少。印度的阿尔茨海默病病例增长趋势也与中国类似——超过 400 万名印度人患有某种形式的痴呆症，而且随着人口逐渐城市化，加之受到西方生活方式影响，这一数字将显著增长。与其他发展中国家一样，印度也面临着对阿尔茨海默病诊断不足和认知不足的尴尬境地。这就是为什么，要想解决阿尔茨海默病在全球范围的大流行，理解表观遗传学在神经退行性疾病中的作用是十分必要的。

表观遗传学对于心脏病、糖尿病、癌症、痴呆症等复杂的慢性疾病来说意义深远。含糖食物和加工食物、污染物和重金属、锻炼不足、压力——我们仅通过降低这些高风险的环境影响因素就可以预防上述所有疾病。比如说，降低饮食中的糖含量可阻碍糖基化，糖基化这种表观遗传学过程与重度炎症、细胞水平的适应性反应受损以及氧化应激有关——以上这些过程都会损伤神经元的蛋白质与 DNA。锻炼身体可以调控多种细胞过程，促进甲基化的改变（这一改变能改善大脑中淀粉样蛋白与氧化副产物的代谢）。锻炼还能刺激编码脑源性神经营养因子的基因，增强大脑细胞间的联系。每天我们都在了解更多有关生活方式的选择如何改变基因表达和减少罹患慢性疾病风险的内容。

阿尔茨海默病与年龄

让娜·卡尔芒（Jeanne Calment）90 岁时，决定卖掉自己在法国阿尔勒的公寓，因为她觉得自己时日无多了。公寓的中标人正是她时年 47 岁的律师，律师同意在卡尔芒去世前按月向她支付房租，以便按一份划算的价格得到这间公寓。卡尔芒的律师在 77 岁时死于癌症，截至那时他支付过的房租金额已经是房价的两倍了。令人吃惊的是，卡尔芒仍然健在。她甚至在 110 岁生日之前都可以独立生活。在卡尔芒 118 岁时，她接受了神经心理学测试及脑部扫描。她的认知能力评分与八九十岁的老人相当。她的大脑没有任何罹患神经学疾病的迹象。

关于阿尔茨海默病还有另外一种长期以来的说法，那就是这种疾病是衰老的自然结果。已有研究明确显示，阿尔茨海默病是一种独特的退化过程，我们也知道有许多长寿者从未出现认知衰退的初期阶段症状。如果说年龄是阿尔茨海默病的主要风险因素，那么这只是因为随着时间推移，人们的年龄越大就越容易受到炎症、氧化、葡萄糖调节异常以及脂质调节异常带来的累积效应影响。

生命里的每个阶段都有可能引起显著的大脑压力，使我们容易在以后的生活中患上阿尔茨海默病：

在婴幼儿期，身体和情感创伤会引发重大压力。由于营养不良或缺乏锻炼等生活方式的影响，动脉粥样硬化会起始于婴幼儿时期。小时候所承受的躯体忽视和情感虐待与成年后的记忆力缺陷有关。大多数的大脑髓鞘化（神经元连接处覆有一层叫作髓鞘的脂肪酸膜，髓鞘有助于细胞间的交流）及细胞生长都发生在 5 岁前（尽管髓鞘化会在青少年时期继续进行）。髓鞘化以及细胞间连接的数量都会影响大脑在面对创伤时对自身复原力的开发。压力会显著影响发育中的大脑的生长。这意味着，如果一开始你大脑中的细胞连接数目较少、认知复原力较差，那么你在六七十岁时患上痴呆症的风险就更高。经历过早期创伤的儿童同样更容易患上生活方式介导的疾病，比如高血压、糖尿病和高胆固醇，而在人的晚年生活中这些疾病又会增加其罹患中风和阿尔茨海默病的风险。与运动相关的头部创伤是另一个风险因素，它使儿童容易出现认知问题。2013 年发表于《放射学》（*Radiology*）期刊的一项研究发现，足球中重复的头球动作与大脑中白质的结构改变有关，它可能造成以后的认知衰退。

在二三十岁期间，我们的大脑会继续积累早期创伤，令我们身陷风险之中。许多人都会经历学业和职业压力、依靠垃圾食品度日，并且常常忽略锻炼和睡眠。以上这些行为都为中年时期的健康衰退埋下了伏笔。

步入不惑之年，我们会开始见证慢性疾病（高血压、高胆固醇、前驱糖尿病，它们都会对大脑产生不利影响）的初步症状。而在五六十岁时，累积性的血管疾病就会以胆固醇斑块积聚、微血管损伤、短暂性脑缺血发作等极其微小的形式出现，以至于我们在常规大脑扫描检查中根本无法发现。大脑的废物处理系统也会因炎症副产物及其他毒素（它们又致使淀粉样蛋白和 tau 蛋白形成）而不堪重负。

等我们六七十岁时，疾病的标志性特征就开始出现在磁共振成像和其他实验室检测结果中了。阿尔茨海默病的初步迹象就是 β-淀粉样蛋白斑块的出现（通常发生于 60 岁）以及随后的 tau 蛋白神经纤维缠结（通常发生于 70 岁）。这两种毒素蛋白都会导致基础代谢减退，造成大脑细胞的葡萄糖利用效率降低（颞叶和顶叶这两处尤其容易遭受阿尔茨海默病侵袭的区域）。代谢的改变随之会造成结构的改变。大脑会损失细胞连接、神经元以及外形体积，而海马（调控情感及短时记忆的区域）及其他关键大脑区域也开始萎缩。也就是在这时，我们终于开始感受到阿尔茨海默病所带来的身体衰弱及认知影响——记忆力（尤其是短时记忆）受损、用于完成复杂任务的大脑执行功能受损以及视觉空间感（大脑迅速准确地诠释我们所见事物的能力）受损。

尽管现在也有早发型阿尔茨海默病患者（淀粉样蛋白和 tau 蛋白在三四十岁时开始积累，疾病症状发生于 40 岁末及 50 岁初），但这些病例极其罕见。总体而言，一旦大脑积累了足够的创伤令其发生可见的损伤，阿尔茨海默病就会在 60 岁之后发生。而到了 80 岁以后，我们甚至更容易遭遇认知能力变化。人越长寿，患病风险就越高。

阿尔茨海默病研究的挫败

近期，发表于《阿尔茨海默病研究与治疗》（*Alzheimer's Research & Therapy*）期刊的一项研究调查了 2002—2012 年的所有阿尔茨海默病临床试验。研究者们发现，在这 10 年里共有 413 项临床试验对 244 种化合物进行了测试。在这些化合物中，只有一种药物通过了审批，即盐酸美金刚（Namenda）。这种谷氨酰胺阻滞剂可以暂时性地减轻阿尔茨海默病的部分症状，但对于潜在的疾病过程而言毫无疗效。在整整 10 年时间里，整体的研究成功率仅有 0.4%。这意味着，研究失败的概率高达 99.6%，这可谓疾病研究的全球最高失败率了。可要从减缓或治愈阿尔茨海默病的角度看，当前的成功率就是零了。

FDA 批准的阿尔茨海默病治疗药物

迄今为止，美国食品药物监督管理局（FDA）已经批准了 5 种药物用于阿尔茨海默病症状的治疗。在早期，人们采用胆碱酯酶抑制剂（安理申、艾斯能、加兰他敏）来减缓阿尔茨海默病的疾病进程。此外，它还被用于控制靶向短时记忆损失、思维混乱、思维能力及推理能力受损。这类药物通过阻止乙酰胆碱的分解而发挥作用，而乙酰胆碱这种化学信使对于学习和记忆能力而言不可或缺。胆碱酯酶抑制剂并不能阻止阿尔茨海默病的疾病进程，但或许可以在有限的时间内减轻部分疾病症状（尽管在极少数病例中，该药物可生效长达 4 年之久，但对于大约半数患者而言，药物的生效时间平均为 6 至 12 个月；而对另一半患者来说则没有疗效）。在更为晚期的阿尔茨海默病患者中，盐酸美金刚可以专门阻断一种叫作 NMDA 的神经元受体，这种受体可以结合谷氨酰胺这种大脑中最为丰富的神经递质。在服用药物后一些人的认知衰退症状可得到缓解，但这种疗效只是暂时的。Namzaric 是一种新型的联合药物，由美金刚和安理申组成，有时用于中度至重度阿尔茨海默病的治疗。以上所有药物都具有使人衰弱的副作用，比如恶心、呕吐、眩晕、噩梦、头痛等，而且对于阿尔茨海默病的疾病进程毫无作用。

Aducanumab 是正在研发中的最新药物，它已经在一组 166 人的临床试验中展现出成功的希望：它能够有效去除淀粉样蛋白，而没有像其他药物那样产生严重副作用。在一组 40 人的亚分组中，这种药物能够显著延缓阿尔茨海默病的进程，但几项研究的结果都表明在更大型的试验中重现这一结论是无法办到的。目前该药物正在进行 III 期临床试验，预期能在 2020 年获得结果。

阿尔茨海默病的研究是所有研究中最富争议同时也是成本最高的。甚至不用请教优秀的神经科学家，我们自己就能判断出其研究方法有着很大的问题。美国国立卫生研究院已经在阿尔茨海默病的研究上投入了几十亿美元——我们投入了这么多的科学知识和研究成本，为何会一再得到失败的结果呢？这种情况为何维持了几十年？面对一连串的失败，我们又为何固执地坚持着同样的方案呢？

这其中的答案十分简单，但首先你要理解研究是如何进行的。接下来我们要介绍的就是对阿尔茨海默病的主要误解，这阻碍了研究进展并且在很大程度上延长了我们找到治病良方的时间。

单分子研究

当被应用于阿尔茨海默病等慢性疾病的治疗时，现代医学研究很容易从根本上受到误导。几乎所有研究都是以疾病为基础的，这意味着科学家们专注于开发某种单独药物作为治疗方法。美国国立卫生研究院是可以决定哪些研究能够获得资金支持的主要基金资助机构，自

18 世纪起，该机构就坚持认为医学研究受一种简单的模型主导：感染 →细菌→药物→疗效。这种方法促成了许多伟大的科研突破。例如，在 20 世纪初，人类面临的最大敌人就是传染病。发现抗生素之前，霍乱在全球范围内造成了上千万人的死亡。现在我们知道单剂量的多西环素可用于治疗这种曾经十分可怕的疾病。霍乱、疟疾、肺结核等传染病至今仍会对发展中国家造成影响，这也是这种研究模型得以存续的原因。尽管这些疾病的治疗有时可能需要多个步骤，但其基本原理几乎总是：设计一种药物以清除特定感染。

谈到衰老带来的复杂慢性疾病（尤其是大脑疾病）时，这种研究方法就不起作用了。霍乱等急性传染病通常涉及一种可迅速损伤组织的因素，身体的强烈免疫反应也因此被调用起来。相比之下，慢性疾病则是多层累积性损伤叠加的结果，并且会随时间推移变得更加复杂。问题就在于，科学家并没有研究这种巨大的多层损伤，而是目光短浅地从疾病的单一印象入手，他们往往只看见了这种大型复杂疾病中的一种因素。

以阿尔茨海默病为例，这种因素就是淀粉样蛋白（也有较少部分因素是 tau 蛋白）。目前已有明确证据表明淀粉样蛋白与阿尔茨海默病有关。几十年前，当我们发现阿尔茨海默病的早发型基因早老素 1、早老素 2 和 APP 时，就已经验明了淀粉样蛋白斑块。在疾病发展的过程中，淀粉样蛋白显然会在某种水平上进行着扩张，但仍有许多平行进程会导致阿尔茨海默病，比如炎症、氧化、葡萄糖调节异常和脂质调节异常。

在阿尔茨海默病的疾病进程中，我们仍对淀粉样蛋白以及 tau 蛋白有所困惑。早在 20 世纪 90 年代，一些研究者就认为 tau 蛋白神经纤维缠结与认知衰退症状更为密切相关。新的证据表明，tau 蛋白缠结发生于疾病进程后期，与淀粉样蛋白相比，tau 蛋白是更好的阿尔茨海默病预测物。2017 年，梅约诊所的研究者们在《大脑》（*Brain*）期刊上发表的一篇科研论文得出这样的结论：可能正是 tau 蛋白开启了认知衰退的过程，这意味着靶向淀粉样蛋白的药物可能并不足以治疗或治愈这种疾病。

　　尽管我们目前已经知道了这些证据，但部分科学家仍盲目地专注于淀粉样蛋白，忽略了其他所有不符合这种单分子方法的发现。他们不情愿（或者不能够）去正视阿尔茨海默病，即它是一种需要复杂的多因素方法来解决的，复杂的、多因素的、长时程的疾病。缺乏对阿尔茨海默病的复杂性的理解，已经使人们浪费了数十亿美元，并将这种疾病的痛苦延长了数十年。

不恰当的模型

　　阿尔茨海默病的治疗药物已经在动物模型（大部分动物模型是大鼠或基因改造小鼠）中进行了开发和测试。在某种意义上，用这些动物模型来研究人类疾病是比较合适的，因为我们和鼠类拥有许多共同的基因。迄今为止，科学家们已经对人类和小鼠中的大约 4000 个基因进行了研究，而这其中只有很少一部分是小鼠或人类所特有的。正是这些独特的基因导致了二者生物学差异，无论是基因的开启或关闭方式，抑或是寿命等重要的特质。小鼠的生命大约为两三年。这样的寿命不允许它们如人类一样承受长达七八十年的压力。它们不会像人类一样遭受炎症、氧化、胰岛素抵抗和血管疾病的侵扰，也无法重复人类大脑中所发生的与阿尔茨海默病相关的复杂生物学过程。

基因改造小鼠的另一个主要问题在于，它们被设计成用于表达淀粉样蛋白积累和海马萎缩等阿尔茨海默病晚期病理学状态的样子，而无法反映同样与其相关的任何一种长期疾病进程（即炎症、氧化、葡萄糖调节异常和脂质调节异常）。小鼠模型或许可以体现相同的疾病结果，但病因可能并不相同。研究者们已经充分意识到，在通路方面，基因改造小鼠和人类并无共同之处，但他们仍然采用这种有缺陷的模型来进行研究。这也是许多临床试验最终走向失败的原因：我们的动物模型表现出来的样子并不能反映我们试图治愈的疾病的状况。

近些年来，阿尔茨海默病的模型在某种程度上有所进展，尤其是在诱导多能干细胞（iPSCs）方面。无论是心脏、肝脏、胰腺还是大脑细胞，iPSCs 这种成人细胞在经过基因遗传学操作后可分化成我们想要研究的任何一种类型的细胞。我们现在可以在阿尔茨海默病患者身上提取新生细胞并将其转化为神经元。科学家们可通过这些神经元创造出所谓的神经晶格（neuro lattice），即由真实人体组织生长而成的微型大脑。尽管获得一种人类遗传学模型实属不易，但这些神经晶格仍缺乏真实大脑的三维结构以及遗传学外的所有生物学过程，比如饮食、锻炼和压力，等等，而这些过程对于阿尔茨海默病等慢性疾病而言至关重要。

我们当前使用的任何一种模型都无法准确地代表这种复杂的疾病。在小鼠模型中，人造的淀粉样蛋白病变导致了错误的结果。在神经晶格模型中，不完整的疾病图形导致了不完整的治疗方式。任何一位科学家都知道，不准确的模型只会导致不准确的结果。

假定清除等于恢复

阿尔茨海默病研究的另外一项不足之处就是假定清除淀粉样蛋白和 tau 蛋白就可以恢复认知功能。研究人员设计的药物是用于攻击淀粉样蛋白的，而小鼠模型就是用于表达淀粉样蛋白的，这有助于我们弄清楚移除这种蛋白的不同方法。但随着淀粉样蛋白和 tau 蛋白在大脑里不断积累，已经有成千上万的神经元死亡了。大脑结构已被永久性地改变，而大脑的整体容量也下降了。尽管移除淀粉样蛋白和 tau 蛋白可能对认知功能有些许暂时性的影响，但是这种方法永远不可能是治愈疾病的良方。一旦这种损伤发生，那么恢复重要的认知功能的概率就非常低了。在大多数临床研究中，轻度至中度的阿尔茨海默病患者均接受了治疗，而淀粉样蛋白和 tau 蛋白开始积累后，大脑其他结构面临的损伤就开始了。这也是目前治疗阿尔茨海默病的药物均不能改善认知功能的原因。如果想要治疗这种疾病，就必须更早地进行干预，而且要认识到淀粉样蛋白和 tau 蛋白只是这种复杂疾病中的一小部分，就像是身体的损伤是几年甚至几十年积累的后果一样。

———————

考虑到当前主要的研究模型存在的诸多缺陷，也难怪阿尔茨海默病的临床试验失败率如此之高。迄今为止，唯一能够影响认识衰退曲线（或者说减缓阿尔茨海默病疾病进程）的方法就是改变生活方式，这正是我们即将在第 2 章中介绍的"神经元计划"的基础。不是清除淀粉样蛋白的药物治疗，也不是多年来花费几百万美元在有缺陷的小鼠模型上反复测试出来的治疗方式，而是生活方式的改变。我们有办法解决阿尔茨海默病，而且我们也有证据能证明它。所以我们为什么不着手开展这项工作呢？为什么这种最有希望预防和缓解阿尔茨海默病的方法却几乎被科研中心和临床医生们完全忽略掉了呢？

一个简单的答案就是：长期以来，人们都认为大脑这种如此复杂的器官是不可能受到生活方式影响的。大脑好歹也是独立于身体而存在的，遵循着一套不同的法则。然而这种想法却让我们误入歧途。正如我之前在本章中介绍的一样，大脑是负责接收来自其他身体系统的所有压力与创伤的"末端器官"。本书每章中介绍的生活方式都会向你展示大脑与身体是如何连成一体的，当我们以不健康的生活方式伤害身体时，便会让大脑受到更深的伤害。

而更令人不安的答案就是，尽管许多研究人员现在已经知晓生活方式会影响阿尔茨海默病，但科研中心甚至连试都没试就放弃了生活方式干预这种治疗方式。美国国立卫生研究院、美国国家科学基金会及其他主要研究机构明确否决了生活方式改变的可能性。他们就是认为这不值得尝试。他们认为这种干预方式对于公众而言很难实施，而且生活方式总是无法进行持久的改变。尽管有少量的资金可用于简单的干预，从而研究生活方式对认知健康的影响（比如特殊饮食或者基本的日常锻炼），但这些干预仍不够全面，因而也绝对无法阐明生活方式的重要作用。大部分资金仍被投入单分子研究中，而我们此前也已经讨论过这些方式的重大缺陷。有些研究人员即使想要更进一步地研究这种疾病，也无法为这种多层面、多变量的研究争取充足的资金。把持科研资金的当然是对专利药物感兴趣的制药公司，或被独家授予各种资助的坚信慢性疾病单分子模型的研究者。

对主治医生或神经学家有所了解的人都知道，这种情况也遍及临床领域。医生们所接受的训练并非针对疾病预防。他们接受了超过 12 年的有关疾病诊断与管理的高级训练，却可能只修过一两门有关疾病预防的必修课。这种轻视整体健康水平的教育方式令医生们无法相信任何超出所学范围的内容，这也是大多数医生都会忽视疾病预防和行为改变的原因。大多数医生都从没见过设计良好、高效的生活方式干预，而医疗保健制度也使得他们没有时间或机会去进行尝试（主治医生平均花费在每位患者身上的时间为 10 至 15 分钟）。少数确实想要处理生活方式问题的医生根本没有时间去做（或者说就是不知道如何做）。人们应该让每位面临着认知衰退问题的患者知晓与生活方式有关的各种风险因素，但往往事与愿违。由于医生们自认为对于医疗无所不知并奉行顽固的行医模式，患者们通常也不敢畅所欲言。

尽管面临诸多障碍，但仍有些勇敢的科学家们对生活方式进行过研究和探索，而我们当前所掌握的数据也煞是引人注目：合理的营养和锻炼可显著降低由轻度认知损伤发展为痴呆的风险，同时也能够降低认知衰退的发生概率。但这些内容引起的媒体报道和科学兴趣可谓少之又少。这并不是个阴谋，只是一种文化脱节。研究有缺陷，临床应用有缺陷，而我们对疾病的理解也有缺陷。但我们如果能够改变认识，破解对阿尔茨海默病的谬见与误解，就能深切地改革人类对抗这种疾病的方式。

显而易见的出路

尽管人们对阿尔茨海默病有着诸多谬见与误解，也有失败的临床试验和误入歧途的医疗理论，但我们仍有前进的道路。有研究明确指出，生活方式干预正是认知衰退的治愈方式。在行为对大脑的健康与复原能力的影响方面，我们的认识与日俱增。人们已经对传统的医疗方式感到沮丧，尤其在面对阿尔茨海默病和痴呆症时。意识正在崛起，而系统也正在改变。进步的医疗工作者越来越感兴趣于寻找疾病的病因，而不仅仅是用药物治疗症状和控制风险因素。几乎所有慢性疾病的根本原因都可追溯到一种不健康的生活方式。当患者们改变自己的生活方式后，各类慢性疾病的疾病进程都有所减缓。

在研究生活方式改变及其在临床环境中的实施方面，我们也有先例可循。多亏了1990年迪恩·奥尼什（Dean Ornish）实施的生活方式心脏试验，我们现在才能知道美国的"头号杀手"心脏病不仅可以预防，而且在大多数情况下还可通过植物性饮食、适度锻炼和压力管理的方式进行逆转。另一项研究发现，遵循健康生活方式的人们患上心脏病的风险降低了90%以上。这种方式同样适用于糖尿病。目前，研究表明植物性饮食可以降低罹患糖尿病的风险，并且改善血糖水平。2002年发表在《新英格兰医学杂志》（*New England Journal of Medicine*）上的一项里程碑式的研究表明，在降低糖尿病风险方面，生活方式干预要比标准的医学治疗方式更加有效。4年后的一项随访研究表明，即使在生活方式辅导完全结束后，实验参与者也能坚持这种改变，同时糖尿病患病风险也降低了。换句话说，他们坚持着自己的新生活方式，并且获得了更健康的生活。新研究还发现，生活方式对癌症的治疗和预防也具有同样的影响。

现在，正有上百项研究项目和大量资金集中于生活方式、心血管疾病、糖尿病和癌症的研究上，而医生们通常建议具有较高慢性疾病患病风险的患者进行生活方式的改变。至于要在生活方式与阿尔茨海默病的关系上得到相同的结果，应该只是个时间问题，而在下一章中，各位将会看到能证明这种联系的无可争辩的研究事实。

我们在生活方式对心血管疾病和糖尿病的影响的研究中看到了希望。我们在人们对慢性疾病并非遗传的广泛认可中看到了希望。我们更是在大多数患者中看到了希望。我们并不认为人们无法改变或惰于改变。我们每天遇到的患者都十分恐惧，他们肯做任何有利于改善病情的事。在罗马琳达医学中心工作时，我们观察到了人们对于阿尔茨海默病的积极态度：那就是正面应对这种疾病并采取控制手段。但问题就在于，我们的患者总是把力气用在错误的方向上。他们坚信为大脑提供维生素和过量的营养物质是一条出路。他们在智力游戏上花费了上亿美元。他们参加精心炮制的密集型锻炼项目，但实际的锻炼时间平均到每天只有20分钟。他们带着自己的爱人去知名医院，向国家顶级的神经学家问询，却不知道所有的出路都在家里、在自己的冰箱里。没有人和他们说过这些。没有人教他们进行持续的行为改变。没有人相信他们足够自律、积极或睿智，可以过上完全健康的生活。

这本书将提供一个完全不同的角度。我们知道当前的治疗方式行之无效，而且已经没有时间可以浪费了。为什么要忽略我们已经掌握的所有对生活方式的研究呢？为什么要假定人们无法改变？为什么认定一项精心设计的生活方式方案不能在阿尔茨海默病等慢性疾病上引领一种新的思考方式呢？美国国立卫生研究院提出的"生活方式干预很难实现"的看法是对的，但正如我们将在后续章节中所介绍的那样，这是维护大脑健康的唯一出路。在我们的"神经元计划"的帮助之下，每个人都能做到这一点。

第 2 章

生活方式医学的力量

一想到我们正在浪费着巨额时间与金钱成本以及无数医生、患者与护理人员，就会觉得关于阿尔茨海默病和痴呆症的谬见与误解实在让人难以应对。

在这章中，我们将会用令人信服的数据证明阿尔茨海默病深深受到生活方式因素的影响，比如我们所吃的食物、锻炼的频率、睡眠的质量，等等。尽管将阿尔茨海默病这种毁灭性疾病的病因归咎于单基因可能更容易些，但这种错误的观念正在屠杀百万名患者。事情的真相让人更加难以接受——我们每天做出的选择正在邀请阿尔茨海默病进入我们的日常生活中。但这种真相也是值得庆幸的，因为这意味着疾病的控制权又回到了我们手中。

罗马琳达

我们注意到的第一项因素就是食物。在罗马琳达大学的面试结束后，我们便停留在医院的自助餐厅里，期望能看到一些常规食物。去过美国医院的人都知道，大多数自助餐厅的食物都非常不健康。餐厅里通常肯定会有个沙拉台，但是你也可以点汉堡、薯条、油腻的比萨、含糖的甜点，这些基本上都是大家平日里所能选择的最不健康的食物，在生病的时候更不该吃。但在罗马琳达却是另一番景象，餐厅里有烤蔬菜、有机三明治和各种靓汤，所有食物都是素食，最健康的餐点还会被标上"天然健康生活"（living whole）以便人们做出明智的选择。

穿过马路，我们来到了罗马琳达市场，这里提供多种新鲜果蔬以及成箱的坚果、谷物和豆子。商店里并没有肉类柜台。几步远的地方矗立着我们见过的规模最大、设备最齐全的健身房，而在整个社区的正中心则是一座教堂。教堂的大门打开着，我们得以见到各个年龄段的人们从一天当中抽出一点时间来实践那支撑着他们的信仰。

接下来，我们访问了一家当地的私人疗养院，并且见到了102岁高龄的玛格丽特，那时她还保持着每天步行4.8千米的习惯。她当然不仅仅是散步，而是快走。她还会为自己的杂货铺进行采购，在基督复临安息日会做志愿者，并且知晓所有护士和其他住户的名字。许多八九十岁的老年人都会表现出明显的思维迟缓，但玛格丽特与人交谈时却和年过半百之人一样敏锐。她所呈现出的完全就是一种健康的生活方式——每天采取植物性饮食、进行日常锻炼、为自己的社区服务，而且她周围的人也都像她一样，能在九十多岁以后仍过着充满意义的生活。

位于加利福尼亚州的罗马琳达是距离洛杉矶96.6千米远的一座小城市，这座城市一直被广泛认为是世界上最健康的地区之一。在大约25 000名居民中，有1/3的人的信仰与健康、保健密切相关。这个地区奉行素食主义、每日锻炼、压力管理和社区服务。抽烟、酗酒甚至摄入咖啡因都是不被鼓励的。与普通人相比，这些非同寻常的健康生活方式令这些人的寿命平均延长了 10 年，并拥有更加健康的身体，这组统计结果也使得他们名扬世界。自 20 世纪 50 年代起，美国癌症协会、美国国立卫生研究院等组织已经对罗马琳达进行了研究，慢性疾病虽已席卷全球，却似乎遗忘了这个社区。他们想要弄清楚应对慢性疾病的方法。这项历经几十年的研究让我们深入了解到生活方式、长寿与避免慢性疾病之间的关联：

- 2007 年的一项研究发现，与非素食主义者以及食用鸡蛋的素食主义者相比，采用不含鸡蛋和乳制品的植物性饮食者罹患肥胖症的风险更低。在素食主义者中，糖尿病的发病率为 2.9%，而非素食主义者则为 7.6%。总之，与非素食主义者相比，素食主义者一生中罹患糖尿病的概率大约降低了 50%。

- 另一项关于素食群体的研究发现，素食主义者患上各种癌症的概率都要低于非素食主义者。在素食主义者中，女性特有癌症的患病风险降低了多达 34%。

- 在 2003 年发表于《美国临床营养学杂志》（*American Journal of Clinical Nutrition*）的一项研究中，来自罗马琳达大学的研究者们将 6 项有关少肉饮食及寿命的研究与纯素食者健康研究进行了对比，后者则是在超过 96 000 名受试者中进行的关于生活方式与疾病关系的一系列长期研究。他们发现，在其中的 4 项研究中，主要采取植物性饮食的人群的寿命都要更长（而另两项研究并没有得出肉食与寿命之间存在正负相关）。

- 1993 年，一项名为"痴呆症发病率与动物产品摄入"的研究发现，在一组超过 3000 名受试者的人群中，食用肉类的人（包括仅食用家禽肉和鱼类的人）罹患痴呆症的风险是素食主义者的2 倍。

许多其他研究也在罗马琳达生活方式和避免我们最害怕的疾病之间发现了类似的结果。

罗马琳达同时也是美国唯一的"蓝色地带"，这个词因丹·比特纳（Dan Buettner）讲述的生活方式与他的畅销书《蓝色地带》（The Blue Zones）而流行起来。蓝色地带就是世界上拥有长寿人口占比最高的地区，这里的居民因最适宜的营养、锻炼、压力管理和社会支持而生活得更加健康。正如比特纳所说，蓝色地带健康生活的 9 大秘诀就是：①全天自然运动的生活方式；②深层次的目的或使命感；③有技巧的压力管理；④避免过量饮食和深夜饮食；⑤主要采用植物性饮食；⑥与朋友小酌两杯（尽管基督复临派信徒戒酒）；⑦接触信仰团体；⑧家庭融洽、找到终身伴侣；⑨拥有可支撑健康生活的社会网络。满足如此复杂的健康生活方式的群体极其罕见。世界上仅有5 处这样的蓝色地带，分别是意大利的撒丁岛、日本的冲绳、希腊的伊卡利亚岛、哥斯达黎加的尼科亚和美国加利福尼亚州的罗马琳达。针对这些多样性文化之间所存在的共同行为模式，比特纳进行了开创性研究，这也激发了许多研究者去调查其中的科学奥秘。世界上的许多城市已经开始效仿蓝色地带的生活方式的一些特征，希望能令当地居民减少慢性疾病风险并拥有同样难以置信的健康、长寿生活。

发现罗马琳达这座城市时，我们正处于医学职业生涯的十字路口。我们从医学院一路走来，深知神经学就是我们的使命以及自己将在实习和奖学金的帮助下接受最佳临床训练并参与前沿科研。我们当时仍然相信，阿尔茨海默病这样的慢性疾病的唯一希望是药物治疗。我们两人都专注于阿尔茨海默病的个体、机械角度（这和我们在第 1 章中介绍的科研方法缺陷是一致的），但我们越来越对此感到不安。

艾伊莎当时是加利福尼亚大学圣迭戈分校一项研究的研究助理，这项研究采用功能性磁共振成像（fMRI）来检查大脑中与阿尔茨海默病相关的变化。具有痴呆症家族史的受试者会在五六十岁时接受测试，尽管阿尔茨海默病可能会随着疾病的发展而被发现，但研究内容中并不包括任何干预或治疗。在检查大脑扫描图时，艾伊莎发现其中一些人已经具有了阿尔茨海默病的早期征兆，但她却什么也做不了。她知道这些人最终会患上阿尔茨海默病，并且疾病会不断恶化直到夺走他们的生命。我们却没有任何办法让疾病停止甚至是减缓它。她身边的每个人总是重复着她所学到的内容：阿尔茨海默病是无法预防的。

迪恩在美国国立卫生研究院的实验治疗学部门工作时，也有着一段类似的幻灭经历。在大量的临床试验工作中，他发现机械的治疗模式并不能考虑到整个人体、疾病的全貌以及随着时间而发生的完整复杂的疾病进程。他给阿尔茨海默病患者开出的药物是靶标单个通路的，但他和所有研究者都知道这种疾病的复杂程度远非如此。他关心那些遭受着多种类型痴呆症折磨的患者［其中也包括进行性核上性麻痹（progressive supranuclear palsy），这种神经退行性疾病具有帕金森病和痴呆症的特征］。然而所有试验都失败了——无论是药物、抗体或侵入性的大脑手术，所有方法都不奏效。

一天晚上，当我们还在圣迭戈时，我们听了伊丽莎白·巴雷-康纳博士（Elizabeth Barrett-Connor）的一场讲座；她是伯纳多农庄心脏与慢性疾病研究（the Rancho Bernardo Heart and Chronic Disease Study）的创建者和主要研究者。在长达二十余年的时间里，她和她的研究团队收集了两性在生活方式与认知功能方面的数据。他们发现认知发生衰退的老年群体中存在性别差异，还发现了痴呆症与吸烟、酗酒之间的关联。那晚，坐在听众中听着康纳博士的讲座，我们都被科学家们所发现的使人们深陷阿尔茨海默病高患病风险中的行为习惯所吸引。我们想要知道，究竟有多少文献已经报道过认知衰退的风险因素。

我们开始在同行评审的期刊中对文献进行系统的回顾，收集几十年来有关生活方式与心脏病、脑卒中、糖尿病、癌症等慢性疾病的相关性的研究，希望有助于理解阿尔茨海默病的风险因素。一项研究表明，食用坚果可以降低心脏病的患病风险；另一项研究则认为食用水果可以降低肺癌的患病风险。护士健康研究（the Nurse's Health Study）和健康专业人员随访研究（the Health Professionals Follow-Up Study）表明，每提高一些水果和蔬菜的摄入量，脑卒中的风险便会降低 6%。护士健康研究的一项单独分析发现，与主要采用西方饮食方式（富含糖类和加工食物）的女性相比，主要采用地中海饮食方式（富含水果、蔬菜、豆类、坚果和鱼类）的女性患上脑卒中的概率要低 29%。心血管健康研究（the Cardiovascular Health Study）表明，患肥胖症的中年人罹患痴呆症的风险将增加 40%。哥伦比亚大学的研究人员总结发现，胰岛素处于高水平的老年人在阿尔茨海默病患者中的占比为 39%。

所有慢性疾病间似乎都是有关联的。对心脏和肾脏有益的食物也会对大脑有益。在对抗每一种慢性疾病时，天然健康的植物性饮食是迄今为止最好的饮食模式——可没有哪项研究指出了吃肉有益处。我们越深入思考，越觉得这意义重大。人体是一系列相互连通的系统的合集，而大脑自身就是一个系统。它怎么可能不会受到饮食、锻炼以及整体健康状态的影响呢？生活方式更加健康的人通常可以避免其他慢性疾病。是不是也有一种办法可以避免阿尔茨海默病呢？

几个月后，我们读到《蓝色地带》这本书时才发现，健康生活的核心就近在咫尺。已经有无数文献刊载过罗马琳达与心脏病、糖尿病甚至是癌症的关联的研究，但是很少有与痴呆症相关的。将近十年来，还没有研究调查过罗马琳达居民罹患阿尔茨海默病的情况。我们很好奇是否有人进一步研究过认知衰退与生活方式之间的关系。重复先前研究的结果或者研究哪种健康行为能够提供最大程度的保护是否可行？以及这之间是否有着明确的联系？我们为什么到现在还不清楚这些内容？

我们知道，研究生活方式的想法可能与科研中心的政策背道而驰。我们的导师提醒我们，这是在拿临床医师和研究人员的职业生涯与名誉冒险。但与此同时，我们也知道，如果投身于同样目光短浅的研究模式，我们绝对无法创造出有价值的内容，也无法实际帮助我们的患者。身为医生，不调查可行性、不了解这对于对抗阿尔茨海默病的意义似乎太不负责任。所以我们甘愿冒着巨大的风险，带着好奇但保守的心理预期来到罗马琳达。我们将在研究中保持客观与坚定。要真正做到相信生活方式的力量，我们必须非常坚信研究结果。

着手工作

我们在罗马琳达大学医学中心的记忆与衰老研究中心工作，同时它也为我们提供了进行研究的机会。我们采取标准血液测试来检查维生素 B_{12}、叶酸、HDL（"好"）胆固醇、LDL（"坏"）胆固醇、全身性炎症、葡萄糖、胰岛素、糖化血红蛋白（衡量 3 个月内的葡萄糖水平）、甲状腺激素等生物标记物，同时进行了全面的神经心理测试和神经成像，以确定患者衰退的程度和本质。此外，我们还收集了患者的详细生活信息，因为他们的日常生活以及生活方式选择很有可能影响其罹患阿尔茨海默病的风险。我们针对饮食、身体活动、睡眠模式、压力和整体心理健康（包括抑郁症）制订了详细的调查问卷。

在诊所里，我们还将家庭视为一个单位。每位到访的人必须携带至少两位家属，当然我们也鼓励大家带更多人来。我们知道对于阿尔茨海默病患者来说，家庭是必不可少的支撑系统，而且生活方式选择也通常来自家庭。我们如果能更好地了解一个家庭单位内的营养和锻炼模式，就可以获取更多影响认知健康的行为的信息，甚至有可能避免其他家属患上阿尔茨海默病。在家庭成员中，配偶尤其重要。正如我们之前所说，痴呆症患者的伴侣自己也患病的风险比其他条件类似的人要高出 600%，而且造成这一点的原因不仅是压力。共有的生活方式风险是影响长期伴侣健康状况的一个主要因素。我们当前在罗马琳达的研究的主要内容之一就是调查配偶的疾病发生率差别，作为研究对象的夫妻中至少有一人发生了认知衰退。

在罗马琳达，老年人随处可见。在清晨，我们会去学校里最先进的健身馆，那里九十几岁的人二头弯举做得比我们还要多。在镇子上随便逛一逛，你就会发现罗马琳达的长寿统计数据在真实生活中上演。我们觉得在招募患者时不会有什么困难。我们开门营业，成了罗马琳达社区里唯一一家痴呆症诊所，由于诊所的人受过良好的教育并且都从事卫生保健工作，所以我们觉得患者会找上门来。我们开始等待，并且一直在等待。

在最初的日子里，我们也在更深入地了解生活方式与阿尔茨海默病的关联。我们想要了解已经发表的所有内容。与此同时，我们也就营养与三种最流行的大脑疾病（痴呆症、帕金森病和脑卒中）的关系进行了综合回顾。哥伦比亚大学的研究者在一项研究中发现，与采用标准美式饮食的人相比，坚持地中海饮食方式的受试者罹患阿尔茨海默病的风险要低 40%，而美式饮食富含肉类、乳制品、加工谷物、糖类和脂肪，同时蔬菜和水果含量极低。这些研究者还调查了饮食模式与轻度认知功能障碍患病风险间的关系。同样，地中海饮食可将轻度认知功能障碍风险降低 28%，而已经确诊轻度认知功能障碍的患者发展为阿尔茨海默病的概率也被降低了 29%。我们综述中的另一项研究在帕金森病中发现了类似的模式：富含植物性食物的地中海饮食令帕金森病的患病风险降低了 14%。2012 年发表在《运动障碍》（*Movement Disorders*）期刊上的一项研究将 249 名帕金森病患者与正常的年龄匹配人群进行了对比。研究者们发现，多摄入富含维生素 E 的食物可将帕金森病的患病风险降低 55%。据我们所知，世界上没有哪一种药物可以达到这种效果。

我们在这里还能够获取素食者健康研究（the Adventist Health Studies）的数据库，这也是罗马琳达社区里许多令人难以置信的生活方式研究的来源。我们调查了曾经接受过加利福尼亚州言语学习测试（California Verbal Learning Test）的众多受试者，这种牢靠的神经心理学测试可用于确定言语学习和记忆能力。在控制了年龄、种族和教育水平等变量后，我们发现在进行测试的两种认知变量上，采用植物性饮食的个体发生认知损伤的风险平均降低了28%。素食主义的测试结果要比鱼素者和杂食者更好。摄入的动物蛋白及其对大脑的影响是有一定关联的：你越少吃肉，随着时间的流逝，大脑的健康状况就保持得越好。

诊所里开始呈现出一种模式。据我们观察，素食者中的阿尔茨海默病患者人数很少，而我们接诊的人数越多，这些比邻而居的人及其认知健康就越让我们感到好奇。我们开始和较大的社区就健康老去、我们的诊所和我们的研究进行交流。一天下午，迪恩在罗马琳达郊区的一个社会经济水平较低的社区圣贝纳迪诺天主教堂做讲座。听众非常多样化，教堂里挤满了人。讲座结束后大家排起了长队，每个人都有问题要咨询。当迪恩逐个解答问题时，他意识到这正是非健康生活不可避免的结果。阿尔茨海默病或其他形式的痴呆症几乎已经影响到了他遇到的每位老人。一位年老的非洲裔美国人告诉迪恩，他和妻子都确诊了痴呆症。如果说在基督复临派社区里，健康长寿显而易见的话，那么这里的人就给他一种慢性疾病泛滥成灾的印象。这两个群体之间的差异明显得过于惊人：美国最健康的社区就坐落在最病态的社区旁边。

　　我们很快就发现，圣贝纳迪诺的居民们饱受糖尿病、心血管疾病、脑卒中和痴呆症的影响，其程度要比罗马琳达的邻居们严重得多。他们造访医院的频率更高，死亡年龄也更早。在对阿尔茨海默病的流行有着重要影响的种族因素方面，这片地区也有着明显的差异。2010 年，阿尔茨海默病协会发现，与白种人相比，非洲裔美国人罹患阿尔茨海默病的概率要高 2 至 3 倍，西班牙裔美国人罹患阿尔茨海默病的概率则高出近 1 倍。造访了越来越多的教堂和社区中心之后，我们发现不健康状态就像是串起当地居民的线轴。在圣贝纳迪诺的浸信会教堂进行的一次健康老去（Healthy Aging）讲座当中，我们注意到处于领导地位的都是女性。迪恩追问男性都在哪里，牧师解释说，在场 14 位女性中有 5 位的丈夫都已死于中风和心脏病，还有一些人已患上了痴呆症。他们的健康意识非常差，尤其不关注认知衰退。而涉及生活方式时，圣贝纳迪诺的居民也毫无相关知识和资源，他们更多的是感到困惑。

　　不久后，我们便每个周末都去做志愿服务，想要和每个人分享我们所了解的生活方式。越来越多的患者来到诊所，尽管其中几乎没有来自基督复临派社区的人。我们最常见到的是来自周边社区的患者，这些都是我们在讲座中见过的人，或者罗马琳达社区中不参加教堂活动、不注重健康生活的居民。诊所里的许多患者都采用富含肉类及加工食品的饮食。他们通常不会锻炼，也遭受着高血压和高胆固醇等风险因素影响，而据我们所知，这正是会加剧其认知衰退症状的因素。

　　与此同时，我们也发现越来越多的研究为影响大脑的其他生活方式因素提供了深入的见解：

- 弗雷明汉纵向研究（the Framingham Longitudinal Study）是针对马萨诸塞州弗雷明汉居民进行的一项著名的纵向研究，该研究发现每天坚持快步行走，可使今后患上阿尔茨海默病的风险降低 40%。

- 研究显示，慢性应激可降低脑源性神经营养因子的水平，而脑源性神经营养因子正是负责制造新的大脑细胞的主要蛋白质。

- 华盛顿大学（Washington University）的研究人员发现，失眠人群的大脑中有更多的淀粉样蛋白斑块。

- 自 20 世纪 90 年代中期以来，研究发现正规教育与阿尔茨海默病发病率之间有着负相关，这表明持续的复杂认知过程可保护大脑免于正常衰老。

我们还读到了在拉什大学完成的一项杰出研究，研究者们比较了不同的饮食模式，并测试了 DASH 饮食（一种适用于高血压患者的专门饮食）、地中海饮食和 MIND 饮食（DASH 饮食和地中海饮食的结合版）。结果表明这三种饮食方式都可以降低阿尔茨海默病的患病风险，但即便不严格坚持 MIND 饮食方式，大脑健康也会得到改善。这意味着面向生活方式转变的每一小步都会产生显著的效果。艾伊莎搜索了其他的数据库，想看看这种健康饮食在大脑的血管健康方面能否带来同样重要的影响。她分析了加利福尼亚州教师研究，调查了将近140 000 名女性的饮食模式并采用一项基于饮食的评分系统来衡量受试者坚持于某种健康饮食的程度（比如，摄入每种水果和蔬菜都会得到加分，而摄入甜食以及富含饱和脂肪的食物则会被减分）。她发现，分数每增长一个单位，脑卒中的风险就降低 10%，这证明日常选择对大脑慢性疾病有着重要影响。这项研究对于生活方式医学领域而言极其重要，艾伊莎因此而获得了美国心脏协会（AHA）颁发的女性健康之心血管疾病研究的奖项。

我们坚持收集来自患者的数据，随着生活方式和痴呆症之间的关系愈发清晰，我们的实践也在发生转变。除了追踪会导致痴呆症的行为与生活方式外，我们也开始将生活方式当成一种治疗手段进行实验。我们自己的以及来自世界各地的研究都十分引人注目，所以我们并不想等待随机的临床试验。生活方式干预已被证实在治疗中非常有效，甚至可以逆转心血管疾病。为什么不将同样的逻辑应用于大脑的慢性疾病中呢？我们开始考虑将生活方式当作一种治疗认知衰退的非常规疗法。我们发现，这能够帮助我们的痴呆症患者生活得更加健康、快乐，至少它不会对患者造成任何伤害。

我们一直知道，家庭不仅是患者的情感支撑，还是生活方式干预的必要因素。它们可以让我们更好地了解患者的生活（比如整天坐在电视机前或因比萨吃得太多而导致肥胖），从而帮助我们判断干预措施。患者得到的支持越多，疗效就越好，同时，来到诊所的每个人自己也能学习避免患上痴呆症。我们一直鼓励患者尽可能多带些家属过来。有一位女士曾带来了 14 位家属，迪恩找遍了整个诊所才找到足够多的椅子。

在问诊方面，我们现在只花费 5 分钟时间进行常规的神经学检查，而另外 25 分钟时间都花费在生活方式干预上。我们根据自己和他人的研究结果制作了基本手册，向我们的患者明确地展示如何饮食、锻炼和生活才能获得更健康的大脑。后来，艾伊莎又在手册中添加了健脑食谱。我们打印上千份用于追踪生活方式干预的工作表的事，诊所里无人不知无人不晓，这份工作表稍后也会出现在第二部分的神经元计划中。我们发现，鉴别一位患者独特的优缺点对于行为改变而言必不可少。所以一定要进行随访。我们打电话给保险公司询问患者的表现，查询了超过六个月或者一年时间的门诊承保范围。我们知道，如果我们不能密切监控患者的进展，那么生活方式的改变就很难完成。随着方法的不断改进，这一过程也变得更加个性化和更加精准。随着时间流逝，尽管患者仍可能被确诊患病，但我们能够看到他们在精神状态上的改变。你经常能在我们的诊所里听到笑声。我们感觉自己是在发明一种全新的锻炼方式——一种接触人群并帮助他们改善生活的方式。

正如我们帮助诊所里的患者一样，我们同样也在帮助着圣贝纳迪诺的居民。迪恩就如何在视不健康生活为常态的地区实施生活方式的改变进行了研究。他和阿尔茨海默病协会、商店老板、老年人、家属、中心高级主管、疗养院负责人、当地医生以及宗教领袖和社区领袖都进行了交流。他询问每个人，哪种方案可能与他们所接触的人群关系更大？考虑到社区的独特资源、限制和长处，哪种干预方式会更加有效？我们该如何实施那些至少有一丝成功机会的干预措施呢？居民们该在哪里获取信息和指导？他们最信赖谁，为什么？我们的目标并不是让每个人都生活得与基督复临派信徒一样。正如艾伊莎对脑卒中的研究表明，每一个积极步骤都会带来认知健康方面的影响。无论身处哪种文化或饮食风格中，我们都能尽量做到加大蔬菜的摄入，并且减少糖类、饱和脂肪和油炸食品的摄入。我们都能在自己家里进行某种形式的锻炼。外界支持和知识可以来源于社区自身。生活方式干预只要足够精准，体现个性化和文化特异性，就能适用于每个人。

如果说我们的发现改变了我们身为医生的一生，那可能有点轻描淡写了。我们的发现改革了我们关于痴呆症、认知健康以及阿尔茨海默病治疗的整体思维方式，不仅如此，我们还写下了这本书想和各位分享。我们在诊所中见到的大约 2 500 位痴呆症患者中，只有 19 位患者是严格遵循健康生活方式的素食主义者，这一比例不到 1%。罗马琳达相关社区的这种内在化的生活方式已经推动了针对心脏病、糖尿病及癌症的开创性研究，这对于大脑而言同样十分重要。采用植物性饮食、定期锻炼、进行压力管理、拥有高质量睡眠并生活在强大团体中的人，都能通过这种行为将自己从其他慢性疾病中拯救出来，并预防认知衰退。这一切就展现在我们眼前。总之，我们的全面回顾、研究和临床数据在营养学和生活方式方面取得了显著的成果，而这些都是此前在阿尔茨海默病领域从未发现过的。我们现在可以肯定的是，阿尔茨海默病的出路并不是某种药物，而正是我们的生活方式。

迪恩：数量上的优势

在圣贝纳迪诺的教堂进行演讲并且见证了不健康生活的惊人影响之后，我决定做更多的事情。分享我们每天在诊所了解到的知识只是一个良好的开端，但人们需要更多的支持，这远远不是办社区讲座能做到的。我不想在诊所门口等待患者自己找上门来——我想在他们患病之前就在社区里看到他们。这是罗马琳达大学医学实践的核心理念之一，也是与我们遇到的其他医疗体系不同的地方：尽最大的努力让患者无须入院。

当时，我在罗马琳达大学健康中心担任记忆与衰老研究中心主任以及神经科的研究主任。虽然没有太多闲暇时间，但我还是接受邀请，担任圣贝纳迪诺衰老部门的社区负责人。我知道这里存在着认知健康危机，但如果我没有解决这个社区性的问题，就会有更多人遭受巨大的痛苦。我每周三（有时是周五）会过去开会，一直持续到深夜。会上我会见到牧师、商界领袖、市长和政策制定者。我告诉他们社区对健康的生活有多重要。城市中设有散步空间，居民会更乐于运动。居民应该能够买到新鲜水果和蔬菜，就算杂货店没有，社区花园也应提供。教会和学校应当教授减压技巧。领导者可以通过改善居民的日常生活来支持认知健康。

通过参加这些会议，我意识到社区居民有着诸多困惑并且缺乏知识，但也有许多人致力于帮助他们。我想知道怎样才能最好地分享关于生活方式重要性的信息以及我们诊所的见解。经过更多的会议和热烈的讨论，我决定组织健康思想计划（Healthy Minds Initiative）。2013 年 9月，我们在罗马琳达首次举办了"健康生活，健康老去"会议，旨在传播认知健康和生活方式的意识。会议的口号就是："健康并非来自医院，它始于客厅。"

但我们在诊所里也有其他发现——说起来简直令人难以置信。我们的一位患者有吃饼干和蛋糕的坏习惯。她的糖化血红蛋白水平为 13（糖化血红蛋白血液检测可测量过去 3 个月内人体的平均血糖值）；该指标达到 6.5 以上则意味着患有糖尿病。她开始忘记别人的名字，工作中的简单任务也需要费力完成，这两件事都使她极其焦虑。我们帮助她重塑饮食习惯，3 个月后，她的糖化血红蛋白就下降到了 6。更令人震惊的是，她说她的脑雾已经消失了。另一位患者则开始坚持每天早上在附近散步，他报告说自己的头脑在这几十年来都没这么清楚过。一项后续的神经心理学测试证实，他的记忆力确实得到了改善。有一位处于认知衰退早期的妇女患上了白质病变（脑组织中白质的恶化）。在她采用植物性饮食一年后，磁共振成像显示她的海马尺寸有所改善。我们的患者一次又一次地向我们展示，生活方式不仅可以延缓阿尔茨海默病的进展，甚至可以逆转认知症状。生活方式不仅是预防，它就是一种潜在的治疗方案。

艾伊莎：神经学主厨

在哥伦比亚大学进行脑卒中和流行病学的研究工作时，我意识到，在所有统计分析的背后、在备受尊敬的期刊上年复一年发表的论文背后，所有的科学都是餐桌上的食物。人类长期健康的最大影响因素就是我们每天吃的三四顿饭。无论是在诊所还是在科学研究过程中遇到患者，我们从来都没有讨论过如何计算饮食分数，也没有提到过我们的导师哥伦比亚大学的尼古拉斯·斯卡尔米思（Nikolaos Scarmeas）、哈佛大学的沃尔特·威利特（Walter Willett）的开创性论文。当我试图说服脑卒中、认知障碍以及阿尔茨海默病患者食用健康食品时，刚刚提到的那些因素都起不到作用。如果食物不好吃，他们就不会坚持营养计划。

你可能觉得我对食物很有热情。我过去确实常看烹饪节目，但怎样才能使食谱更健康呢？对于脑卒中或认知衰退患者而言，我不推荐肉类中的胆固醇。添加盐会使血压升高，黄油会引起淀粉样蛋白斑块，而糖会导致胰岛素水平升高。但是，我如果能找到一种方法让健康的食物同样引发人的食欲，可能真就会影响患者的健康。

　　我实在是好奇，最终便加入了天然美食烹饪研究室（Natural Gourmet Institute），这是一所以教授健康烹饪课程为荣的烹饪学校。我记得当时连手术服都没顾上脱就急急忙忙赶去上课，总是迫不及待地想开始下一堂课。我学会了如何制作酱料和调料，如何正确地切割和准备蔬菜——羽衣甘蓝在切成薄片并经过适当的腌制后会更好处理；温暖的沙拉有时比冷沙拉口感好；坚果可以做一种非常美味的沙拉酱。为了深入研究，我还在烹饪视频网站 Rouxbe 上参加了一个线上的植物性食物烹饪项目。

　　我在早期临床工作中就了解到让人们放弃奶酪到底有多困难。然而，奶酪是人体饱和脂肪的主要来源之一，对中风患者来说，它即使不致命，也是十分危险的。我想如果我能制作出一款奶酪替代品，对生活方式干预来说便是迈出了第一步。所以在厨房里忙活了几个小时后，我做出了一款白乳酪酱料，可以淋在蔬菜上、拌通心粉或在其他菜中替代白奶酪或切达奶酪。我这款植物性"奶酪"是由腰果、营养酵母、柠檬、杏仁乳和大蒜制成的，完全不含饱和脂肪，但含有腰果中的健康脂肪和其他维生素、矿物质，营养酵母同时也是维生素 B_{12} 的丰富来源。更重要的是，我父母很喜欢这款奶酪。我还开发了一些原味沙拉酱，因为我知道把商店买来的高脂肪、高糖酱料淋在沙拉上就白费了蔬菜的健康功效。我在厨房里屡次尝试，继续开发食谱。这个过程中肯定有一些失败，但这激励我在不对配料健康性做出让步的情况下使健康食品更加美味可口。健康的生活始于食物，我发现开食谱通常比开处方药有效得多。

　　我们有数以百计的精彩故事，并将在本书的第二部分和各位分享其中的一些，各位也会在这些故事中找到关于生活方式促进或预防神经退行性疾病的方法的研究。随着新的生活方式研究的发表，随着我们根据每一位患者、每一种积极行为来改进我们的方案，我们确信健康生活的这些方面对于维持和优化认知健康是必不可少的：

- 食肉不利于大脑健康。富含蔬菜、水果、豆类、全谷物和健康脂肪的天然植物性饮食才是大脑苗壮成长所需要的。
- 锻炼身体可以增加大脑细胞以及细胞间连接的数量。
- 慢性应激将大脑置于高度炎症的状态中，会导致结构性损伤并损害其清除有害废弃产物的能力。
- 恢复性睡眠对于认知和整体健康而言必不可少。
- 接受高等教育以及从事其他复杂的认知活动甚至可在晚年保护大脑免于衰退。
- 社会支持和有意义的持续性社区活动对于大脑老化的方式而言有着不可否认的影响。

最新的生活方式研究也支持了我们对于大脑健康的全面研究。芬兰科学家在 2015 年发表的预防认知功能损伤与障碍的残疾老年医学干预研究（FINGER）中，与接受标准医疗护理的受试者相比，坚持以植物性食物为主、经常锻炼、从事富有挑战性的认知活动并化解了如糖尿病、高血压、高胆固醇等代谢和血管危险因素的受试者在整体认知能力上的评分明显较高。这项大规模的临床试验首次证明，即便在阿尔茨海默病高危群体中，我们也可以通过一套综合方案来预防认知功能衰退，这样的干预不仅对长期的认知健康至关重要，而且对我们每一个人而言都是可行的。

走向成功的计划

通过协作与努力，我们已经重新设想了阿尔茨海默病的解决方案。我们正在进行目前为止最为全面的研究，以探索生活方式的风险因素和神经退行性疾病的发展。我们在罗马琳达大学的生活方式项目是目前世上最先进的——我们拥有最先进的成像技术，最新的生物标记物和神经心理学测试以及最为周密、最为个性化的行为干预方案。艾伊莎已经成长为一名营养学、压力管理和恢复性睡眠方面公认的专家，而迪恩则专精于锻炼，他通过认知和社会活动优化大脑的无穷力量并将这些习惯带到家庭和社区中去。

我们独特的神经元计划的核心就是由健康生活方式的如下 5 方面组成的：

营养：天然的植物性饮食，糖、盐及加工食品成分低。

锻炼：每小时都运动一次的积极生活方式，而不是久坐一天后在健身房稍做停留。

放松：冥想、瑜伽、正念呼吸训练、自然接触以及强社会性支持等形式的压力管理。

恢复：通过加强睡眠卫生、治疗睡眠障碍以及管理对睡眠产生不利影响的食品及药物，而实现 7 至 8 小时常规的缓解性睡眠。

优化：可挑战大脑，并占用多种大脑功能的多模式活动（比如音乐）以及有意义的社会活动。

利用这 5 方面，我们可以创建高度个性化的生活方式计划，这也正是我们将在接下来的章节里引导大家去做的事。根据个人资源及能力，每次制定一两项挑战。不久之后，大家就能见证我们这套全面的方案所带来的几乎万无一失的，个性化、渐进式的变化过程。

如何用好这本书

在各位开始在自己的生活中实施神经元计划之前，我们想要分享一些改变生活方式的基本原则，它们称得上是必不可少的工具。

全身的协同作用：只有让身体整体保持健康，才能实现大脑的健康。当你面对高血压、高胆固醇、微血管病变等血管风险因素时，你需要保护的不只是心脏和肾脏，还有你的大脑。当你努力达成代谢与激素的平衡，进而预防糖尿病、营养缺乏和免疫疾病时，你也在降低认知衰退的风险。健康是具有协同作用的：任何对身体健康有益的事物都对大脑有益，反之亦然。正如你将在第二部分了解的那样，了解你的个人健康风险对于保护和优化大脑而言必不可少。

个性化是关键：依照个性化方案治疗阿尔茨海默病是未来的趋势。我们正在步入精准医学，这是一个新兴的疾病治疗和预防领域，它将基因、环境、慢性损耗、保护性因素和个人生活方式之间的相互作用纳入考察范围。基于个体差异（正如神经元计划中举例说明的方法）而展开的阿尔茨海默病预防工作将成为未来护理的标准。在阅读本书第二部分时，请各位基于自身的独特需求继续探索个性化的方案。请参考后文中"痴呆症之路的 7 个阶段"和"阿尔茨海默病出路的风险评估"两部分内容来确定最佳的开始阶段。

对自己负责任：生活方式的改变需要专注和努力。只有不间断、密集地尝试才会形成习惯。在临床工作中，我们与患者密切合作，通过完善个人信息，进行月度评估和季度全面检查使其对自身负责。你可以通过使用我们在第二部分中提供的工具和技术来完成这些工作。这样做（比如，在客厅的白板上写下你所取得的进步）可以帮助你保持专注和积极性。

找到一个群体：预防阿尔茨海默病最有效的方法是密切关注自己与周围人的生活方式。你们会一起吃什么？你们会一起进行哪些锻炼？你们鼓励彼此一起过健康的生活吗？当你开始进行神经元计划时，我们建议你争取家人和朋友的支持。他们将帮助你获得成功，同时也能学会保护自己免受认知下降的影响。宗教团体、社区活动中心、志愿团体和网络团体也是极好的支持来源。我们认识一位女性，她没有能提供支持的家人或朋友，所以决定在教堂启动一个健康老去组织。她非常成功地组织了一个支持社区，我们也能够在其他十几个教堂复制她的计划。如果你无法找到或发展一个群体，可以在网上找到许多社区。

在多年的研究和临床工作中，也许我们产生的最深远的认知就是：追求认知健康不仅是为了避免阿尔茨海默病。年龄上的增长并不意味着心智的衰退。实际上，大脑会随着我们变老而扩大，使我们具有更复杂地看待世界的能力，让我们真正了解自己以及周围的人。衰老可以是一个美丽而迷人的过程。事实上，研究表明，身体健康的老年人比其他年龄段的人都感到更加幸福和满足。

我们的目标是改造智慧的概念。我们希望每个人步入晚年时带着好奇而非恐惧。我们不仅要把生活方式当成抵御神经退行性疾病的护盾，还要把它变为一种更好的、使人长寿的方式。患者们以及我们自己的生活都证明了这一切是可能的。本书将把具体的做法告诉你。

痴呆症之路的 7 个阶段

爱罗斯·阿尔茨海默在如今已非常著名的患者身上观察到了晚期阿尔茨海默病的几项经典症状：偏执、情感爆发、意识错乱、（社会）退缩。但疾病的第一个迹象到底是什么？在绝大多数情况下，阿尔茨海默病的早期症状是短时记忆（尽管在部分阿尔茨海默病的变体中最早出现的症状主要是视觉空间、语言或行为类问题）出现问题。随着时间的推移，疾病逐渐进展到情绪波动、定向障碍（disorientation）、语言困难以及无法进行基本的活动，如洗澡、穿衣等，而在更晚期的阶段甚至连走路和吞咽都无法完成。根据定义，一个人如果难以完成一项或多项日常活动（如驾驶、服药、打电话、做饭或管理财务等），即可被诊断为痴呆症患者。

痴呆症之路的 7 个阶段

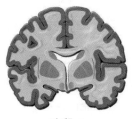 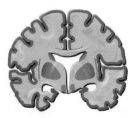 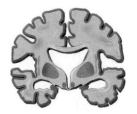

阶段 1　　　　　　阶段 4　　　　　　阶段 7

从阶段 1 到阶段 7，大脑变化的物理表现

痴呆症所有阶段的共同点就是焦虑。即使是处于早期阶段的痴呆症患者也会感到非常焦虑，因为他们害怕病情进一步恶化。到了最后阶段焦虑往往有所减少，这也许是自身病情意识下降，甚至是自我意识下降的一种迹象。同时，一些研究者认为中年时的心理变化，如焦虑、固执、悲伤和好斗，可能是认知衰退的早期指标。通常这些情况都会得出神经精神障碍的诊断，而其根本原因可能是与早期神经退行性疾病和神经血管病理有关的大脑变化。

虽然疾病的进程和发展速度对每个人来说都是独特的，但痴呆症一般会经过以下 7 个阶段。想要改变自己的健康状况，就需要了解你在这些阶段中所处的位置。在进行本章结尾处的风险评估之前，我们建议你回顾一下痴呆症的各个阶段，因为我们将在第二部分和神经元计划中提到这些内容。

阶段 1：潜伏期

尽管淀粉样蛋白斑块和 tau 蛋白神经纤维缠结可能已在大脑中累积了起来（阿尔茨海默病和其他痴呆症往往在发病前几年，甚至几十年前就开始形成），但处于潜伏期的人不会面临大脑损伤、记忆障碍或认知障碍等问题。炎症、血管改变以及大脑某些部位的萎缩可能会发生，但不足以引起明显的症状。

这一阶段可能持续 20 年或更久。处于潜伏期的患者可以从神经元计划中获取全方位的益处。适当的营养可以减缓可能已经发生的炎症、氧化问题和血管损伤。运动能促进神经元连接再生并增加大脑的血流量。营养和运动都能降低胰岛素抵抗。压力的减少可以让大脑自

阶段 1：潜伏期

　可持续 20 年或更久

　　· 表现正常，偶尔健忘

阶段 2：轻度衰退

　可持续 20 年

　　· 偶尔健忘；他人或许会注意到

　　· 仍可进行日常活动

阶段 3：轻度认知功能障碍

　持续 1 至 3 年

　　· 表现出会被他人注意到的健忘
　　　症状

　　· 可能焦虑；工作困难

　　· 仍可进行日常活动

阶段 4：轻度至中度痴呆

　持续 2 至 3 年

　　· 通常已正式确诊

　　· 驾驶困难

　　· 焦虑、好斗或沉默寡言

　　· 或许有财务上的困难

阶段 5：中度至重度痴呆

　持续 1.5 至 2 年

　　· 已存在财务上的困难

· 无法驾驶

· 焦虑、好斗或沉默寡言

· 明显的意识混淆；经常忘记地
　址和数字

· 卫生状况受到影响

阶段 6：重度痴呆

　持续 2 至 2.5 年

· 无法进行任何日常活动

· 需要专业护理

· 个性的改变（好斗或沉默）

· 有时无法认出亲属

· 一定需要护理者

· 睡眠周期受到严重影响

阶段 7：痴呆的最终阶段

　持续 1 至 2 年

· 需要人帮助进行所有日常活动

· 可能变得毫无反应

· 经常拒绝进食

· 行走困难

· 很少说话或不说话

· 大小便经常失禁

· 通常感到轻度焦虑

愈，而睡眠是大脑最终的排毒方式。优化认知活动也将恢复并进一步增强神经元连接。

阶段 2：轻度衰退

到了阶段 2，一些轻微的记忆变化开始出现。患者仍可以像往常一样做事。他们的财务、驾驶和工作职责尚未受到影响，家属也还没有注意到任何变化。

在症状恶化之前，这种早期症状还可以持续最多 20 年。和潜伏期患者一样，已发生轻度衰退的患者也能从神经元计划中获得同样的好处。如果能在早期改变生活方式，该阶段许多患者的症状都能够逆转。

阶段 3：轻度认知功能障碍

朋友和家人可能开始注意到该阶段患者的记忆和思维的变化。实际上，患者可能会对此进行否认，声称自己只是发生了轻度的短时记忆问题。轻度认知功能障碍患者会遗忘更多事情、更频繁地丢东西、更费力地去完成他们以前很容易完成的任务。如果神经科医师对其进行认知测试，患者也会注意到一些变化。唤词能力、组织和规划能力、视觉空间能力往往会产生困难。

轻度认知功能障碍有两种类型：与长时记忆（在大脑中的存储更广泛，从而在早期阶段更具弹性）相比，遗忘型轻度认知功能障碍会不成比例地影响短时记忆（在大脑海马中进行处理），并且与阿尔茨海默病密切相关；多认知领域型轻度认知功能障碍会同时影响几种认知领域（控制语言、注意力、执行功能、行为及其他认知功能的特定方面），并且与血管性痴呆症相关。人们普遍认为，每年约有 10% 至 15% 的轻度认知功能障碍患者转变为痴呆症，而这一比例最终将达到 50%。这一阶段完全有可能逆转，即使对其中肯定会患上痴呆症的 50% 的人来说也是如此。

平均而言，这一阶段会持续 1 至 3 年。轻度认知功能障碍患者也可以和处于前两阶段的患者一样受益于神经元计划。

阶段 4：轻度至中度痴呆

患者到了这一阶段会在认知和记忆上遇到更多困难。他们忘记了自己的一部分生活经历，也记不起上星期做过什么。患者的短时记忆受到显著影响。看过神经科医师展示的由 5 个单词组成的列表后，该阶段的患者通常无法回忆起来。通常他们在开车时会更紧张（避开高速公路的现象也十分常见），而且他们在财务问题上也会犯些错误。根据定义，处于这一阶段的患者在进行财务管理、做饭或者自己服药等一项或多项日常活动时会有困难。阿尔茨海默病的正式诊断通常发生在阶段 4。许多患者会自觉或不自觉地逃避现实，因为他们在记忆和谈话管理方面着实费力。这一阶段尤其危险，因为大多数患者仍在否认疾病并想要维持对日常生活的控制。

阶段 4 平均会持续两三年。轻度至中度痴呆患者也将受益于神经元计划的各个方面。压力管理对于减少焦虑而言特别重要，而处于这一阶段的所有患者都会表现出某种形式的焦虑。恢复性睡眠对这些患者也很有帮助，因为他们的睡眠模式可能会开始发生显著变化。目前为止，阶段 4 中最重要的因素就是社会活动：如果患者不能积极地与周围人进行接触，他们的衰退率就会上升。

阶段 5：中度至重度痴呆

现阶段的患者已需要人协助。混淆现象也开始出现，患者越来越难以回忆起电话号码和地址等细节。个人卫生也开始受到影响：患者需要别人提醒自己洗澡、刷牙、上厕所。这一阶段的焦虑有时可表现为沮丧和愤怒。

阶段 5 通常会持续一年半到两年。正如阶段 4 一样，减轻焦虑对于这些患者来说非常重要。他们还能受益于认知和社会活动，这些活动有助于他们维持并加强神经元连接。经常锻炼十分关键。从阶段 5 开始直至疾病的最终阶段，阿尔茨海默病患者跌倒并发生髋部骨折的风险是常人的 3 倍。有证据表明，通过锻炼保持肌肉力量和平衡可大大减少受伤的机会。

阶段 6：重度痴呆

该阶段的患者需要专业护理。患者会感到困惑，不知道自己身处何处，也会经历重大的性格变化——有时会变得好斗，有时整个人完全回避现实。处于该阶段的患者可能认不出亲密的家属。患者通常会依赖于一位非常亲密的家属（往往是配偶或子女）以寻求安全感。如果这个人离开房间，患者会立刻变得焦虑起来。这样的话，该阶段的

患者就完全依赖于照顾者。然而，患者有时会患有卡普格拉综合征 [①]
（Capgras syndrome），他们相信某个熟悉的人完全是个骗子。睡眠周
期也受到了严重影响。如果事先没有设置正确的防护措施（佩戴手
链、携带证件、锁门），患者在此阶段可能到处游荡。

这一阶段大约会持续两年到两年半。重度痴呆症患者仍可受益于
低糖及低饱和脂肪的饮食，但他们需要有人来监督自己的饮食计划。
由于患者身体虚弱，疾病通常在这一阶段会加速发展，简单的日常散
步或在家中锻炼，都是减缓疾病进程的极好方法。由于重度痴呆症患
者的睡眠周期通常不稳定，所以睡眠卫生技术特别有用。压力管理也
有助于减轻焦虑，但这个阶段的重点应该是创造一个熟悉和放松的环
境（而不是冥想或瑜伽）。

阶段 7：痴呆的最终阶段

患者的食欲很差，存在吞咽困难和行走困难，几乎不说话——虽
然会有片刻的清醒，但这通常与患者最强烈的记忆和联想有关（详见
"优化"一章）。值得庆幸的是，许多患者在这个阶段会经历较少的焦
虑和侵略性，这是自我意识下降的迹象。现阶段的患者在所有日常活
动上都需要帮助。

痴呆的最终阶段可以持续一两年。减少焦虑并进行功能性睡眠模
式仍然有助于该阶段的患者。即使是在阿尔茨海默病的最后几年，身
处熟悉环境中的患者也能从社交活动中受益匪浅。

①　又称凯卜葛拉斯综合征、替身综合征，是一种妄想症，患者不能正确识别人物或者对象，
认为这些都是冒名顶替的。——编者注

————————

虽然了解痴呆症的各个阶段起初可能非常困难，但弄清楚自己或亲人正处于哪个阶段是非常重要的，这样你就可以根据个人需要来调整神经元计划。知识就是力量。正如我们将在第二部分中证明的那样，你如果正处在认知衰退的早期阶段，就完全可以扭转自己的症状，即使痴呆症状已经出现了，你也可以做很多事情来显著地减缓未来几年甚至几十年的疾病进展。

痴呆症的其他类型

痴呆症在习惯上可分为可逆或不可逆，然后再进一步分为神经退行性痴呆症和非神经退行性痴呆症。这些分类实在混乱，也没有考虑到我们对所谓的不可逆型痴呆症的影响。相反，我们更倾向于根据我们对疾病的影响程度来对痴呆症进行分类。事实上，我们对各种类型的痴呆症都有治疗影响，但影响程度不尽相同。

受我们影响较大的几类痴呆症与以下因素有关：抑郁、特定药物（如癫痫、头痛、精神疾病药物）、维生素和矿物质的缺乏（尤其是维生素 B_{12} 和叶酸）、激素紊乱（特别是甲状腺疾病）、感染（细菌、病毒、真菌）、谵妄（由于医疗条件、脱水或极端环境的影响）以及药物和酒精滥用［缺乏维生素所导致的疾病往往可以逆转；显著的脑结构损害和环境毒素（铅和 PCB 接触）所导致的疾病往往不可逆转］。

尽管阿尔茨海默病占痴呆症病例的 60% 至 80%，并且是我们重点治疗的对象，但还有许多其他类型的痴呆症也可受益于神经元计划。

　　血管性痴呆症：血管性痴呆症通常在严重卒中后发病，但也可能是大脑中多种轻度中风，甚至是海马或丘脑等关键部位的一次中风所引起的。认知、记忆和思维都受到影响，患者完成日常活动也有难度。许多人会表现出思维迟缓和行动迟缓。生活方式的改变可为血管性痴呆症的治愈提供一种最好的机会，前提是在痴呆症潜伏阶段（即"血管性认知障碍"）就确诊。很大一部分人患有这种痴呆症，尤其是糖尿病、高胆固醇和高血压患者。

　　路易体痴呆症：这种形式的痴呆症可损害视觉系统，它使高达30% 的患者出现幻觉，并导致认知缺陷和极端情绪波动。帕金森病的症状也很常见，包括步态异常、震颤和僵硬。罗宾·威廉姆斯（Robin Williams）在去世之前被发现患有路易体痴呆症。他的妻子苏珊·施耐德·威廉姆斯（Susan Schneider Williams）在《神经病学》（Neurology）期刊上发表的一封信中描述了他虚弱的症状："现在他的左手震颤会持续发生，而且他的步态缓慢，拖着脚步。他痛恨自己在谈话中想不起该说的话。他晚上会剧烈扭动，而且严重失眠。有时，他会发现自己以某个姿势僵硬着，无法移动，摆脱这种状态后他会很沮丧。他开始在判断距离和深度上出现视觉和空间能力方面的问题。他丧失了基本的推理能力，这也使得他的困惑性与日俱增。"威廉姆斯总是痴迷于心灵的疾病。不幸的是，他最终屈服于其中之一。

　　帕金森病痴呆：帕金森病患者中有相当一部分患有痴呆症。一些研究已经调查了这两种神经退行性疾病之间的联系。一项研究发现，48% 的帕金森病患者在 15 年后被诊断为痴呆症；另一项研究的总结中，帕金森病患者罹患痴呆症的风险增加了 6 倍。美国拳王穆罕默德·阿里（Muhammad Ali）患有帕金森病三十多年，并且在晚年也患上了痴呆症，这影响了他的记忆力和推理能力。

额颞叶痴呆：这是一种更为常见的痴呆症，患者主要是额叶和颞叶受到影响。额颞叶痴呆症主要有三类早期症状：行为（患者往往更顽固、好辩，并容易举止失常）；语言（患者或不能理解语言，或有表达语言的困难）；执行功能（难以处理多任务和复杂行为）。记忆力减退在所有病例中都很常见。当额叶受到影响时抑制力会降低，有时在早期的创造性活动中面临困难的患者会表现出艺术能力。在其他患者中，抑制解除可导致剧烈的人格改变，包括不明原因的愤怒、情绪爆发，甚至是暴力行为。这种痴呆症与 ALS（肌萎缩侧索硬化症）这种致命的运动神经元疾病有关：50% 的 ALS 患者都有额颞的行为改变，并且 10% 的患者会发展为额颞叶痴呆。

正常颅压脑积水：这是由于大脑内脑脊液（CSF）缓慢增长而引起的一种潜在可逆性痴呆症。脑脊液挤压大脑的脑室壁通常会引起一系列症状，包括尿失禁、失衡和认知能力下降。可通过腰椎穿刺来诊断这种痴呆症。经过大量脑脊液（40 至 60 毫升）引流后，患者的步态、平衡甚至认知能力都能有所改善。这种形式的痴呆症必须及早发现，以便在永久性损伤发生之前缓解症状。

阿尔茨海默病的出路之风险评估

现在各位读者已经了解了阿尔茨海默病的疾病进展，最重要的是了解了自己关于神经退行性疾病的可变及不可变风险因素。我们都有各种风险因素，知晓自己的具体风险将揭示你为什么会面临各种症状、如何控制或逆转症状以及如何改变自己的健康轨迹。以下这份基于年龄和基因特征（不可干预风险）的评估文件能使你了解自身所具有的风险。我们也会对在任何年龄段都可以进行调整的风险因素（可干预风险）进行评估。我们相信第二项评分（生活方式选择的结果）要比第一项重要得多。请注意，评分较高（正值）表示阿尔茨海默病的患病风险更大，而评分较低（负值）则表示针对阿尔茨海默病的保护性更强。下面每个因素所分配的数字并不代表真正的风险值或风险有所降低。我们还远不知道在特定个体中这些变量的相对权重。这项评估是基于我们的研究和临床经验所做的尝试，它可以权衡生活方式选择的风险与益处。它尽管不是完美的风险表示方法，但仍然是一项非常实用的工具，可以便于大家了解有可能导致神经退行性疾病的多种因素。

以下这些问题能很清楚地解释各位的风险因素所在，以及如何最大限度利用我们的治疗方案。

不可干预风险

年龄和基因类型构成了阿尔茨海默病的不可干预风险。请使用以下信息计算每个分类的得分。

年　龄

年龄越大，阿尔茨海默病的患病风险就越大。请用你目前的年龄来确定你的风险。

年龄	分值
<65	1
65 至 69	2
70 至 74	4
75 至 79	8
80 至 84	16
≥ 85	32

示例：如果你现在 73 岁，那么当前这一年龄按照 4 分计算。

_____ 合计

基因特征

将每个问题的得分相加，便是基因特征的分数。请注意直系家属指父母和兄弟姐妹。

家属在 65 岁以后患有阿尔茨海默病或痴呆症

_____ 父亲（＋4）

_____ 母亲（＋4）

_____ 其他直系家属（每人＋2）

家属在 65 岁之前患有阿尔茨海默病或痴呆症

_____ 父亲（+ 8）

_____ 母亲（+ 8）

_____ 其他直系家属（每人 + 2）

家属患有血管性疾病（包括脑卒中、心脏病、周围性血管疾病）

_____ 父亲（+ 2）

_____ 母亲（+ 2）

_____ 其他直系家属（每人 + 1）

基因分型（针对进行过基因测试的家属；若没进行过，请跳过该部分）

_____ 1 APOE4 基因（增加 3 倍患病风险）（+ 6）

_____ 2 APOE4 基因（增加 10 至 12 倍患病风险）（+ 24）

_____ 1 APOE2 基因（降低 40% 的患病风险）（− 24）

_____ 2 APOE2 基因（降低 60% 的患病风险）（− 34）

_____ PSEN1、PSEN2 或 APP（均会增加患病风险，尤其是 PSEN1）（每个 + 30）

累加以上所有分值以计算你的遗传风险。

示例：如果你的父亲在 65 岁之后确诊患有阿尔茨海默病（+ 4），你的母亲患有心脏病（+ 2），你的基因测试结果表明你携带 1 个 APOE4 基因拷贝（+ 6），那么你的基因类型得分为 4 + 2 + 6 = 12。

_____ 合计

将年龄得分与基因类型得分累加得到不可干预风险得分。

示例：年龄得分（4）＋基因类型得分（12）＝16

这个数字就是你的不可干预风险，这些风险因素是你无法控制的。

_____ **总计**

可干预风险

可干预风险由营养、运动、压力、睡眠、智力活动、社会活动以及可干预疾病病史的得分构成。这些风险因素在你的控制之中，并可被生活方式的改变所化解。

营　养

请选择你在过去的 2 年里每天消耗的食物和饮料，并累加相应的分数。

_____ 1 杯豆类（－2）

_____ ½ 杯浆果（－2）

_____ 2 至 3 杯绿色蔬菜（－2）

_____ 2 至 3 杯其他蔬菜（－2）

_____ 1 至 2 杯水果（－2）

_____ ½ 杯坚果（－2）

_____ ½ 汤匙种子（－2）

_____ 2 至 3 份全谷物（－2）

_____ 每天 6 茶匙或更多糖（＋4）；如果你每天摄入超过 6 茶匙糖，每多摄入 1 茶匙额外加 1 分（1 茶匙相当于 5 克；如果每天摄入超过 25 克糖请再加 4 分）

_____ 每周食用肉类超过一次（+3）

_____ 奶制品（1 杯牛奶或酸奶，或者 125 克奶酪或黄油）/

蛋类（每周超过 1 次）（+4）

_____ 预包装食品（+2）

_____ 补充剂：DHA/ω-3（-2）

_____ 补充剂：姜黄（-2）

_____ 350 毫升酒精饮料（如果你每周饮用超过 4 次）（+2）

_____ CAGE 标准或其他标准诊断的酗酒史（+6）

_____ **合计**

锻　炼

请对你的身体活动水平进行评估以确定锻炼风险。

_____ 终生范围内，每周至少 120 分钟令你气喘吁吁的剧烈有

氧运动（-10）

_____ 去年内，每周至少 120 分钟的剧烈有氧运动（-5）

_____ 上个月内，每周至少 120 分钟的剧烈有氧运动（-2）

_____ 在过去的 5 年里，每天久坐 3 小时以上（+5）

_____ **合计**

压　力

请对你的压力水平进行评估以确定压力风险。

_____ 在过去 10 年里，每天至少冥想 / 专注放松 / 呼吸 20 至

30 分钟（-10）

_____ 在过去 2 年里，每天至少冥想 / 专注放松 / 呼吸 20 至 30

分钟（-5）

_____ 在过去 10 年或更久时间内，每周至少远足散步 120 分钟

（-10）

_____ 在过去 2 年里，每周至少远足散步 120 分钟（-5）

_____ 终生感到压力（+10）

_____ 在过去 5 年里感到压力（+8）

_____ 在过去 2 年里感到压力（+2）

_____ **合计**

睡　眠

请对你的睡眠质量进行评估以确定睡眠风险。

_____ 在过去 10 年里，每晚至少 7 至 8 小时的恢复性睡眠

（-10）

_____ 在过去的 2 年里，每晚至少 7 至 8 小时的恢复性睡眠（-5）

_____ 多年来不使用 CPAP[①] 便会出现睡眠呼吸暂停（+16）

_____ 多年的睡眠障碍（+4）

_____ 多年使用睡眠药物（+4）

_____ **合计**

智力活动

请对你的智力活动水平进行评估以确定智力活动风险。

_____ 终生保持重要的智力活动（日常智力挑战）（-20）

---

① 持续气道正压通气（英语：Continuous positive airway pressure，简称：CPAP）是一种在呼吸道施加压力的人工呼吸器。——编者注

_____ 进行复杂工作（非重复性的、挑战思维能力和推理能力的工作）超过 10 年时间（-16）

_____ 过去 10 年里，每天进行几小时的挑战性智力活动或大脑游戏（-10）

_____ 在过去 10 年或更长时间里缺乏智力活动（+10）

_____ 在过去 2 年里缺乏智力活动（+4）

_____ **合计**

社会活动

请对你的社会活动水平进行评估以确定社会活动风险。

_____ 在过去 10 年或更长时间里保持有效水平的社会活动（非同一天内与多个人进行每周不少于 3 次或以上的深入谈话）（-16）

_____ 在过去 2 年里保持有效水平的社会活动（-6）

_____ 在过去 10 年或更长时间里进行最小限度的社会活动（非同一天内与多个人进行的深入谈话少于每周 3 次）（+10）

_____ 在过去 2 年里缺乏可带来积极情感的亲密关系（+2）

_____ **合计**

可干预疾病病史

请累加未接受治疗的可干预疾病的分值。

_____ 长期糖尿病（控制不良）（+10）

_____ 在过去 2 年里，未对糖尿病加以控制（+6）

_____ 目前患有高血糖或临界性糖尿病（+4）

_____ 高胆固醇（＋4）

_____ 轻度中风史（＋4）

_____ 短暂性脑缺血发作病史（＋2）

_____ 心脏病／冠心病史（＋4）

_____ 心房颤动病史（＋1）

_____ 慢性阻塞性肺病（COPD）／肺部疾病史（＋4）

_____ 长期抑郁（＋6）

_____ 在过去2年里，抑郁（＋2）

_____ 长期焦虑（＋6）

_____ 在过去2年里，焦虑（＋2）

_____ 甲状腺疾病（＋2）

_____ 目前吸烟（＋2）

_____ 吸烟超过10年（＋4）

_____ 维生素 B_{12} 缺乏或水平较低（＋2）

_____ 身高体重指数（BMI）超过30（＋4）

_____ **合计**

累加以上每类的分值。最大数字代表风险最高的生活方式。我们建议针对该因素开始你的个性化神经元计划，然后再逐渐加入其他因素。

把所有子分数加在一起来计算可干预风险的总分。

_____ **总计**

现在比较下你的不可干预风险和可干预风险。不可干预风险较高意味着尤其需要生活方式干预。可干预风险较高意味着你有许多机会降低阿尔茨海默病的患病风险。

需就诊症状

健康刚开始发生变化时，你或许并不需要医生指导，但是如果出现了认知衰退或轻度认知功能障碍的症状，我们建议你去看神经科医生。以下症状通常会伴随阿尔茨海默病、正常颅压脑积水、帕金森痴呆、路易体痴呆症、代谢紊乱等认知疾病产生，并导致认知能力下降、抑郁或仅仅是焦虑。持续发生两种或以上如下症状意味着你应该尽快就医。

☐ 唤词困难

☐ 完成语句困难

☐ 记忆人名困难

☐ 重复问题

☐ 重复故事

☐ 容易分心

☐ 多次忘记关灯 / 关电视 / 关水 / 关门 / 关壁橱

☐ 多次忘记约会或计划

☐ 与以前相比，更需要依赖他人来完成约会和计划

☐ 与以前相比，更需要记录提醒事项

☐ 与以前相比，更容易丢东西或放错东西

☐ 忘记自己把车停在哪里

☐ 在过去的几个月里，谈话时多次忘记自己在想什么

☐ 去不太熟悉的地方时难以确定方向（在过去的一年里超过一处）

☐ 去熟悉的地方时难以确定方向

☐ 不止一次难以完成做饭或驾驶等曾经能轻易完成的事情

☐ 注意力持续时间大不如 10 年以前

☐ 不知不觉就忘记吃饭

☐ 引发小型或大型交通事故

☐ 毫无原因地更加好斗、好辩和顽固

☐ 在过去的几个月到几年里较少讲话

☐ 长时间的悲伤

☐ 处于紧张和焦虑时期，且影响活动 / 睡眠

☐ 平衡或灵活性问题（被绊倒、摔跤或掉东西）

☐ 在过去几年里，嗅觉、味觉丧失或减弱

☐ 四肢不正常地运动

☐ 偏执狂（觉得有人在跟踪你或者试图从你那里偷走东西、过度恐惧或者在现实中毫无依据地产生类似想法）

☐ 幻觉（看到或听到不存在的东西）

☐ 视觉空间能力障碍（尽管视力正常，但需要更长时间来处理视觉提示，或者出现驾驶甚至是行走困难）

☐ 食欲变化（食欲减退、无意中体重减轻、比以前更容易减轻体重、食欲增加、体重增加或吃过多甜食）

☐ 延迟享乐困难

☐ 在过去几年里发生尿失禁

☐ 无法完成复杂任务

□ 生活似乎毫无目的

如果你身上并未持续出现两种及以上的症状，但仍处于高风险状态（无论风险是可干预的还是不可干预的），请与初级保健专家讨论如何降低自身风险。

第二部分

神经元计划

The NEURO Plan

既然各位已经进行了风险评估并确定了自己所处的阶段，也该重视自己的大脑和身体中每个系统的健康了。接下来的 5 章将指导各位进行恢复和预防，包括关于日常选择的最新研究及其对罹患阿尔茨海默病风险的影响。

　　正如我们在第 2 章中介绍的，预防阿尔茨海默病和认知衰退的 5 种关键生活方式因素分别是营养、锻炼、放松、恢复和优化。简单来说就是，你需要吃得好、以正确的方式运动、管理慢性应激、创造安静的恢复性睡眠模式并优化大脑功能。虽然这听起来像是一次重大的人生转折，但我们向你保证，有利于大脑健康的生活方式值得你付出努力。想象一下你不必担心患上阿尔茨海默病。想象一下你在七八十岁的年纪仍能把你所喜爱的事情做好。想象一下你永远不会忘记别人的名字、丢掉钥匙、不断重复自己的话，或者依靠亲人来照顾你。想象一下你能够扭转已经开始发生的症状，并且帮助你的亲人缓解其认知衰退的症状。我们已经见证了数百位患者通过采用我们的神经元计划逆转即将确诊的阿尔茨海默病。

　　个性化是神经元计划的基础。按照评估的结果，每个人罹患阿尔茨海默病、痴呆症和认知衰退的风险就像指纹一样独特，不同的生活经历使大脑面对着一系列独特的挑战、症状和保护因素。预防阿尔茨海默病的唯一方法就是确切地了解健康的生活方式对每个人的意义。为此，我们的方案设计如下：

本部分的每一章首先会深入探讨每种生活方式因素（营养、锻炼、放松、恢复、优化）及其对认知健康的影响。内容囊括了最新研究的成果、先前研究的重要发现、我们在临床中遇到的代表性患者的故事以及启动计划所需的干预策略。每一章的结尾都附有方案细则，包括自我评估、每日进步的详细清单、最佳实践、克服障碍并推动你继续前进的策略，等等。我们建议大家从"营养"一章开始，因为这是最重要的生活方式因素（但如果风险评估显示解决其他因素对你来说更重要，那么请从相应的章节开始）。总之，针对5种基本生活方式的方案将帮助你恢复健康，令大脑在老年时仍保持敏锐和弹性。

第 3 章

营　养

食物决定着身体的命运，决定着我们如何成长、如何衰老、如何死亡。我们每天摄入的食物创造并重铸着人体细胞和它们的支撑结构。食物摄入不足会导致营养匮乏，并对身体造成压力和伤害。虽然大脑的重量只占身体总重的 2%，但它消耗了人体多达 25% 的能量，而且因为食物就是能量，所以大脑尤其容易受到每一种营养选择的影响。

我们可以把食物看作一种环境暴露（environmental exposure），借此构建自身健康或得病的趋势。你所选择的食物要么能创建出一个让大脑茁壮成长并自我修复的环境，要么便创建出促进其衰退的环境。一些研究人员认为，阿尔茨海默病在本质上是一个垃圾处理的问题，大脑已无法应对我们在一生中供给它的物质。营养不良会在诸多方面损害大脑：它会导致炎症和氧化副产物的堆积、堵塞血管，并剥夺大脑强化神经元、神经元连接以及关键支撑结构所需的营养物质。

鉴于在维持和再生身体方面的基本作用，食物是我们对抗阿尔茨海默病的一项最伟大的工具。作为生活方式医学的医生与研究人员，我们不会夸大食物对于大脑健康的重要性：它是迄今为止最重要的生活方式因素。我们每天所做出的饮食选择都会影响认知衰退的预防、延缓或进展。我们的临床研究一次又一次表明，对于所有年龄段、所有程度的神经退行性疾病患者，坚持健脑饮食都能增强认知水平。事实就是如此简单。

但这真的简单吗？我们都知道自己应该吃得"健康"。我们知道蔬菜是比蛋糕更好的选择，知道应避免饮用碳酸饮料、含糖饮料和任何"快餐食品"。我们大多数人都知道，过去几十年来加工食品消费的稳步增长导致了肥胖、心脏病和糖尿病的流行。但是许多人都不理解食物和大脑之间的直接联系。正如我们在第 1 章中所述，科学家、研究人员，甚至医生们都假设大脑太复杂，以至于不会受到人们日常行为的影响，或者说大脑并不是身体系统的一部分。我们的许多患者都认可富含饱和脂肪的饮食会导致心血管疾病，饮酒会损害肝脏。研究已经证明吸烟会导致肺癌。然而，大多数患者都难以接受他们所经历的认知症状可能仅仅是食物导致的。本章以及本章结尾的个性化计划的主要目标就是清楚地阐明食物和大脑健康之间的联系。正如我们将在接下来的几页中讨论的，大脑由于营养方面的不良选择而成倍地受损，考虑到大脑辛苦的工作方式、消耗的能量以及清除废物的数量，这种受损程度要比其他所有的身体系统更加糟糕。本章将证明认知健康与整体健康有着内在联系，无法滋养自己的身体时，我们就也无法滋养大脑。反之亦然：为身体提供正确的食物就可以保护并加强我们的大脑。

在神经元计划中，营养因素十分特别，与其他生活方式因素相比，它能够创造更多的焦虑和迷惑性。了解过关于营养的大量矛盾信息之后，你几乎不可能想出一个让你自信地认为有助于整体健康的计划，就更不用说大脑健康了。有的网站告诉你要戒除碳水化合物。你的医生总是匆匆忙忙地，没有多少时间详细解答问题，他告诉你应该少吃肉，但究竟多少是"少"？然后你又读了一本书，它告诉你部分（但不是所有的）碳水化合物是必不可少的。你的好朋友告诉你人们现在认为脂肪是健康的。杂志上的一篇文章声称素食并不能提供人体所需要的全部蛋白质。你尽管屡屡受挫并且生活得忙忙碌碌，但还是尽力做到最好。你采用有利于心脏健康的饮食。你试着减肥。你费心费力做到多吃蔬菜、少买预包装食物，希望这样能达成目标。你如果正处于这场斗争中，那就来对地方了。本章向大家提供了一种清晰科学的健脑饮食方法，它已经帮助我们的患者成功预防和逆转了认知衰退的症状。尽管当前的研究提出了一种有利于大脑健康的理想饮食（含有较少肉类和奶制品的天然、植物性、低糖饮食），但也有大量的研究证明循序渐进地转向健脑饮食有着巨大的好处。请在阅读时记住这一重要概念。我们的目标不一定是为了大脑而采用完美的饮食，而是要根据经过验证的研究和自身的独特环境为自己找出最可持续的最佳饮食。

伊芙琳

提到营养，不幸的是我们之中很少有人以一种能最大程度提高大脑健康和恢复力的方式来进食。如果我们遇到的患者知道自己有着糟糕的饮食（快餐、比萨、油酥糕点、预包装甜点以及最常见的碳酸饮料），那么我们的工作就相当简单了。这些患者承认自己的饮食需要改善，也知道这很可能会影响自己的健康。然而，我们经常遇到那些已经自行进行过营养学研究的患者，他们自己对每天吃什么有着清醒的决定。这些患者读过几本书、几篇文章，认为自己见多识广。他们坚持纯素食、原始饮食或无麸质饮食。他们认为自己采用的是健康饮食，并且正在为自己的身体做出正确的营养选择，但他们仍然面临着认知衰退和其他健康问题。在这种情况下，作为医生的我们需要进行双重工作：首先需要告知这些患者为什么他们选择的饮食并不能改善他们的认知，然后还要向他们展示如何采用已证明能保护大脑免于衰退和疾病的饮食模式。

以伊芙琳为例，她在患上抑郁、焦虑和记忆障碍后来艾伊莎处就诊。就诊前两年多的时间里她的记忆便已经衰退了，最近情况则更为严重。伊芙琳是一位 61 岁的律师，她的工作涉及频繁出差、会见许多陌生人并进行高强度的谈话。她一向很有权威、很有控制力，而且非常能干。但最近她感到一种挥之不去的困惑和疲惫。她比以前更暴躁了。她开始事后批判自己的决定，在冰箱上贴便签来防止自己忘掉会议和电话。她弄丢了第一把、第二把房门钥匙，接着却在冰箱里发现了一把。记住别人的名字一直是伊芙琳引以为傲的一件事，这也是她业务上的过人之处。但在过去的几个月里，她已经忘记了两位重要客户的名字。而后，伊芙琳要给伦敦的一组同事进行一场重要的讲座，她一如既往地勤勉准备着。尽管她也会感到压力和焦虑，但伊芙琳知道该如何保持专注和冷静。这场讲座有个很好的开始，但中途她的大脑却一片空白，不知道自己讲到了哪里。她费力地查找备注，度过了紧张的一分钟，才恢复了镇静。几分钟后她的大脑又出现了一片空白。伊芙琳以前从未经历过这种事情，她习惯了高强度的工作环境，这绝对不是焦虑。一定是有其他问题了。

在第一次就诊的那个下午，艾伊莎注意到伊芙琳看起来无精打采的。她坐在女儿身边，尽全力回答着有关阿尔茨海默病家族史的问

题，却很难集中注意力。伊芙琳一直很注意年度体检。初级护理医师
告诉她当前的身体状态存在血压波动（但没有高血压）、临界性糖尿
病、胆固醇偏高（但还无须药物治疗）等问题，并建议她减少碳水化
合物的摄入并且多吃高蛋白食物。艾伊莎询问了她的饮食，比如三餐
大概都吃些什么。伊芙琳和她的女儿都很沮丧。"我很了解自己的饮
食，"伊芙琳直截了当地说，"我的食物没有问题。"

这几乎就是我们每次询问营养状况时所遇到的反应。患者不想谈
论他们的饮食，做过一些研究并确信自己的饮食没有问题的患者尤其
如此。相反，他们来到诊所是希望能有一种可以治愈其认知症状的药
物。他们想要某种医疗途径，并且经常带着他们在网上找到的药物和
补剂来就诊。他们那时还不知道，生活方式（尤其是营养因素）就是
最好的治疗方法，这也是我们通过治疗方案教给他们的内容。营养的
影响比任何药物都大得多，尤其对阿尔茨海默病这样的老年性疾病来
说。生活方式（主要是营养）是唯一一种已被证明能减缓甚至逆转认
知衰退的医疗方式。所以食物才成了我们的独特方法中的主要内容，
也是我们在神经元计划中首先要展示的生活方式因素。

伊芙琳勉强同意接受艾伊莎的饮食检查。根据她自己进行的调
研，伊芙琳采用的是高脂肪、低碳水化合物的原始饮食。这种饮食模
式源于旧石器时代的人类基因与现代生活不兼容的假设。原始饮食理
论认为，我们应该采取人类祖先的饮食（富含蔬菜、水果、坚果、植
物根茎和肉类），并避免乳制品、谷物、豆类、加工油、糖、酒精和
咖啡。虽然我们赞同所有人都会受益于摄入更多天然未加工的食物，
特别是蔬菜、水果和坚果，但现实情况就是许多遵循原始饮食的人都
会食用大量的肉类以及其他含有饱和脂肪的食物。这种对原始古哲学

的误解几乎是我们每天都会遇到的情况。就伊芙琳而言，她主要食用红肉、鱼肉、鸡肉、鸡蛋和蔬菜，"偶尔"吃些甜点。她很少吃水果，因为她担心糖分会影响她的血糖水平。她还戒除了土豆和其他高碳水化合物的蔬菜以及扁豆等豆类。伊芙琳是个非常自律的人。在过去的 3 年里，她虔诚地坚持着自己的饮食计划，甚至减了 6.8 千克体重。她在时间和生活方式的改变上做出了如此大的努力，以至于她非常确信自己的饮食是有益的，问题一定是别的原因引起的。尽管伊芙琳的确尽了最大的努力，但她努力错了方向。

大脑与肉类摄入

肉类饮食的真相就是：它会导致认知衰退。罗马琳达大学曾在 1993 年进行过一项名为"痴呆症发病率与动物产品摄入"（the Incidence of Dementia and Intake of Animal Products）的研究，正是这项研究在十几年前首次引领我们调查罗马琳达的人口。通过对一组超过 3 000 人的受试者进行研究，科学家们发现肉食者（包括仅食用家禽肉和鱼肉的人）罹患痴呆症的风险是素食者的 2 倍。在心脏病、癌症和糖尿病的研究中，肉类和慢性疾病之间这种令人不安的关联得到了反复确认。与此同时，大量流行病学研究表明，减少动物产品摄入的结果恰恰相反：与摄入较少植物食品、摄入更多脂肪动物产品的人相比，采用富含绿叶蔬菜、普通蔬菜、水果和坚果饮食（含极少的红肉和奶制品）的人患阿尔茨海默病的风险最低。在 2017 年发表的一项最新研究中，哥伦比亚大学的研究人员发现，在为期 6 年的实验中，采用植物性饮食的人的认知能力下降的概率要比采用标准美式饮食的人更低。

为什么健康状况的差异如此明显？肉类在引发这些后果中发挥了怎样的作用呢？

多年来的研究表明，肉类、蛋类和乳制品中的胆固醇及饱和脂肪与阿尔茨海默病的典型退化密切相关。下面是一些最重要的发现：

· 芝加哥健康与老去计划（the Chicago Health and Aging Project，一项关于慢性疾病的纵向研究）发现，在 2 500 名受试老年人中，摄入更多饱和脂肪和反式脂肪的人在为期 6 年的研究过程中罹患阿尔茨海默病的风险更高，而摄取源于植物的脂肪的人患病风险则较低。

· 科学家调查了凯萨医疗机构北加利福尼亚州集团（Kaiser Permanente Northern California Group）中将近 9 900 名患者，发现中年时期胆固醇偏高的人在晚年患上阿尔茨海默病的风险会增加 57%。即便是达到高胆固醇边界值也会将阿尔茨海默病的患病风险提高 23%。

· 哈佛大学女性健康研究（the Women's Health Study）的科研人员对大约 6 000 名女性进行了为期 4 年的调查，他们发现饱和脂肪摄入较高与认知功能较差有关——准确来说，这类人记忆衰退得更快。饱和脂肪摄入量最高的女性发生大脑功能消极变化的风险要高出 70%。而饱和脂肪摄入量最低的女性其大脑要比同龄人年轻 6 岁。

这些权威研究将胆固醇及饱和脂肪摄入与阿尔茨海默病直接联系起来，而我们也有证据表明食用肉类会增加阿尔茨海默病的许多风险因素，包括高血压、高甘油三酯、高炎症和高 LDL 胆固醇。你可能已经意识到了，这些风险因素也与心血管疾病有关。这意味着从饮食与心血管健康的研究中，我们也能洞察某些食物是如何影响认知健康的。在 2016 年发表于《美国医学会杂志》（*Journal of the American Medical Association*）的一项里程碑式研究中，研究人员调查了护士健康研究（1980—2012 年）以及健康专业人员随访研究（1986—2012年）中共计 131 342 名受试者的饮食模式。他们发现用植物蛋白替代动物蛋白可以降低心血管疾病和 Ⅱ 型糖尿病的患病风险。具体地说，该研究的结论如下：增加 10% 的动物蛋白摄入将使总死亡率和心血管疾病死亡率分别提高 2% 和 8%；然而，增加植物蛋白摄入则使得总死亡率和心血管疾病死亡率分别下降 12% 和 10%。艾奥瓦女性健康研究（The Iowa Women's Health Study）也发现了植物蛋白摄入量与心血管疾病死亡率之间的负相关性——也就是说，多采用植物性饮食，心血管疾病患病率会下降。当受试者用植物蛋白替代动物蛋白后，心血管疾病导致的死亡率也大幅下降了。此外，2003 年发表在《新陈代谢》（*Metabolism*）杂志上的一项研究发现，用蔬菜代替肉类摄入的受试者的 LDL 胆固醇水平在几周内平均下降了 61 个百分点。包括这些研究在内的许多研究都表明，动物蛋白摄入，特别是胆固醇和饱和脂肪的摄入，会通过同一种途径损害大脑和心血管系统。

并非所有脂肪都有害。实际上，脂肪对于大脑健康至关重要。脂肪在大脑中的占比超过六成，而大脑在重建细胞和其他支撑结构的过程中会不断地使用脂肪。重要的是你摄入脂肪的种类。正如先前研究所述，源于动物的饱和脂肪会明确地增加阿尔茨海默病的患病风险。但植物性脂肪，比如坚果、种子、鳄梨、橄榄等食物中的单不饱和脂肪和多不饱和脂肪，则有利于降低阿尔茨海默病及其他痴呆症的患病风险。ω-3 脂肪酸（存在于坚果、种子、海藻和鱼类中）对大脑健康尤为重要。这些分子是大脑生长和神经递质合成的组成成分，是抗炎症和抗凝途径的基础。阿尔茨海默病患者血液中的 ω-3 脂肪酸水平往往较低。UCSF 研究人员在 2014 年进行的一项研究中发现，血液中 ω-3 脂肪酸水平较高的受试者在 8 年后的大脑萎缩程度较小。而在弗雷明汉纵向研究中，波士顿大学的研究人员发现，ω-3 脂肪酸水平较高的人认知衰退的过程也更缓慢。另一项随机对照试验表明，对健康的老年人来说，6 个月的 ω-3 脂肪酸补剂摄入可改善认知功能、减少脑萎缩并使大脑保持更好的结构（特别是白质）。

ω-3 脂肪酸的最佳来源

尽管鱼类的确富含 ω-3 脂肪酸，但养殖鱼类和大型掠食性鱼类（如长鳍金枪鱼、旗鱼、大比目鱼、红鲷鱼、马鲛鱼、梭子鱼、马林鱼和鲈鱼）同时也富含汞、多氯联苯（PCBs）等对大脑有害的工业化学物质。为此，我们建议限制鱼类的摄入。如果你一定要食用鱼肉，请选择污染较少的小型野生鱼类，比如沙丁鱼、鲑鱼和凤尾鱼。富含 ω-3 脂肪酸的植物包括核桃、奇亚、亚麻、麻籽以及羽衣甘蓝、球芽甘蓝、菠菜等绿叶蔬菜。然而，坚果、种子和绿色蔬菜中的短链 ω-3 脂肪酸不容易被人体吸收。因此，不含毒素、未被污染，同时又能被人体高度吸收的 ω-3 脂肪酸的最佳来源是海藻。请查找含有 DHA 和 EPA 这两种长链 ω-3 脂肪酸的优质藻类补剂。我们建议每天至少摄入 250 毫克 DHA。

在了解了所有关于动物产品、神经退行性疾病与心血管疾病风险因素之间关系的权威研究，以及 ω-3 脂肪酸等食物有利于改善认知水平的研究后，你可能很想知道你的医生为什么没有告诉你这些研究结果。正如我们在第 1 章中解释过的，在疾病预防和行为改变方面，当前的医学实践中仍存在着某种犬儒主义。医生不仅没有研究疾病预防和生活方式干预，而且还被告知这是不可行的方案。许多医生都不了解最新的营养学研究，也不知道该如何在临床实践中践行这些发现。这一章乃至整本书的看法都与之相反。各位应当被告知日常选择所引发的后果，应当有权获取能帮助你改变生活的技术和策略。

关于肉类摄入对认知影响的现有研究已足以让我们开始在诊所中推荐天然植物性饮食，但是直到我们在罗马琳达大学完成了自己的生活方式研究后，我们才开始完全相信二者之间的联系。我们的研究结果就动物产品与认知衰退的直接关系阐述了一个类似的故事。各位会想起第 2 章中提到的，在罗马琳达诊所中，遵循我们所建议的生活方式（那就是天然植物性饮食、规律运动、压力管理、高质量睡眠，以及有意义的认知和社会活动）的患者仅有不到 1% 的人罹患痴呆症。这再一次表明，生活方式（特别是营养）能大幅度降低阿尔茨海默病的患病风险。艾伊莎在 140 000 名女性中进行的饮食模式与脑卒中风险研究也展示出了逐渐转向健康饮食所带来的明显益处。这是一个非常重要的发现，因为它证明了即使是轻微的饮食变化也有明显的积极影响，向健康生活迈进的每一步都值得努力。在第 2 章中也提到过，我们就加利福尼亚州语言学习测试（CVLT）进行的正式研究发现，采用植物性饮食的人的认知障碍风险平均降低了 28%。这项研究连同我们的临床工作都提供了进一步的证据，表明饮食选择的确可以预防或加剧神经退行性疾病。

———————

考虑到伊芙琳的重肉食饮食，她的测试结果会表示出存在痴呆症关键风险因素就一点也不令人惊讶了。她的胆固醇、C-反应蛋白以及同型半胱氨酸水平都很高，这些都是炎症的生物标记物。尽管她已经在饮食中减少了大部分的糖分摄入，但她的空腹血糖仍然过高，并患有临界性糖尿病。许多患者没有意识到肉类会提升胰岛素水平，因为饱和脂肪水平大大超过了胰岛素受体的承受量。也就是说，肉类和纯糖一样能提高血糖。艾伊莎还进行了神经心理学评估，发现伊芙琳不仅短时记忆受损，专注力和注意力情况更糟。

"那我读的这些书又该怎么解释？"在艾伊莎解读了测试结果后，伊芙琳不禁这样问道。"我觉得我一直在做对大脑有益的事情。"她的语气里明显带着沮丧。

艾伊莎解释道，推销原始饮食等理念的畅销书都很有说服力，但我们已经有非常明确的证据表明天然植物性饮食具有益处。最重要的事情就是仔细地调查这些研究和结论。从历史角度来看，在采用原始饮食的旧石器时代，人类的平均寿命仅有 20 至 30 岁。几百万年以来，在人类存在的 99.99% 的时间里，我们的目标就是早早地传递基因然后死去，这样资源有限的生态系统才能在下一代中延续。在这种模式下，人类没有任何动力活过繁殖点，当然也没有动力活到 90 岁而不患上慢性疾病。然而现在，我们正在不断推动寿命的界限，并且见证了终身采用富含胆固醇和饱和脂肪饮食的不幸后果。虽然肉类可以快速为我们提供能量，但人类消化肉食的方式却并不利于我们的长期健康。在久远的旧石器时代，我们并不是卓越的猎人——有很多动物都跑得比人类更快，而且人类也不擅长爬树。植物对我们来说更容易收割和食用，所以人类进化成能够有效消化植物的样子。研究人员还指出，原始的旧石器饮食仅仅研究了过去 200 万年里的人类饮食模式，但我们已经进化了 2500 万年。当你考虑另外 90% 的进化过程时，就会发现人类 95% 的食物都是植物。我们是天生的草食动物。因为我们没有进化出每天要吃两三次肉的身体，所以特别容易受到胆固醇和饱和脂肪的不良影响。

椰子油

我们的许多患者都问我们椰子油是否对大脑有益。我们的答案是否定的。椰子油是一种含有饱和脂肪的稀有植物油。它还会增加 LDL 胆固醇。因为血管健康对认知健康至关重要，所以我们强烈推荐植物和坚果脂肪，它们含有不饱和脂肪酸并且能够切实降低胆固醇水平。几年前，有一些传闻证明椰子油能够减缓阿尔茨海默病的疾病进程。儿科医生玛丽·纽波特博士决定给确诊阿尔茨海默病的丈夫食用椰子油。她声称自己观察发现椰子油有所帮助，但是这种说法从来没有经过任何合法的科学研究证实。研究人员目前正在研究中链脂肪酸（椰子油的一种成分）对大脑的影响，但我们目前还没找到有力的证据。如果你正在采用有利于大脑健康的饮食，最好选择坚果、种子、鳄梨、橄榄和其他含单不饱和脂肪酸和多不饱和脂肪酸的植物，以上这些物质都已被反复证实可预防认知能力的下降。

对因纽特人群体的里程碑式研究也打破了长期以来关于肉食者健康长寿的神话。最普遍的误解是，因纽特人更长寿并且有较低的心脏病发病率，尽管他们的低碳水化合物饮食几乎完全由肉和鱼组成。但是格陵兰岛国家公共卫生研究所的研究人员与加拿大科学家合作发现了不同的结果。解剖分析表明，因纽特人明显承受着动脉粥样硬化和心脏病的痛苦。在《加拿大心脏病学杂志》（*Canadian Journal of Cardiology*）发表的开创性论文中，这些研究者总结认为，与其他西方人口相比，因纽特人因心脏病而死的概率更高，更现代的饮食和生活方式实际上降低了他们的心脏病死亡率。其他许多研究也证实了这些发现：长期的重肉类饮食会使我们生病、寿命缩短。

听完这一切，伊芙琳更愿意接受饮食改变了，但她不知道该从哪里开始。艾伊莎告诉她内容其实很简单，因为我们就饮食所做的研究已被科学证实可预防认知衰退。在所有经过研究并针对大脑研究进行过评估的健康饮食中，植物是所有饮食的基础，而以天然植物为基础则完全是黄金标准。20 世纪 50 年代，流行病学家安塞尔·季斯（Ancel Keys）对西班牙、法国、意大利和希腊等地的人群进行了研究，他发现住在地中海附近的人患有老年疾病（心脏病、癌症以及痴呆症）的风险非常低，并且通常能够活到八九十岁。季斯也研究了其他生活方式因素，但结论就是迄今为止饮食是整体健康的最大促进因素。地中海地区的饮食主要由蔬菜、豆类、水果、全谷类、坚果和种子组成。脂肪的主要来源是橄榄油。鱼大约每周食用一次，一年只吃一两次肉。

现在，在将近 70 年后，关于地中海饮食对痴呆症和认知能力衰退的影响，我们已找到多种文献，而且研究表明这种饮食的绝大部分益处都归功于其植物成分。多种研究表明，高度依从地中海饮食与阿尔茨海默病的风险降低有关；饮食的依从程度越高，患痴呆的风险越低。在一项研究中，哥伦比亚大学的研究人员研究了地中海饮食对轻度至中度阿尔茨海默病患者的影响。他们发现，采用地中海饮食的人死亡率更低，并且生活质量更高。高度依从的患者死于阿尔茨海默病的概率降低了 73%，而对于那些轻度依从的人来说，死亡率则降低了 35%。10 年后，低依从性人群中有 90% 的患者死亡。在历时 12 年的研究结束时，研究人员发现坚持地中海饮食的人的平均寿命还要高出 4 年。

有机产品更好吗？

有机水果和蔬菜在营养密度和农药水平方面可能要比无机食品更健康些，但目前并没有数据表明有机食品对认知健康方面有显著影响。你如果能获取并负担得起有机产品，当然要以它为主。但是，在任何情况下都不应因为无法选择有机产品而缩减水果和蔬菜的摄入量。不管是如何生长的，它们都是健脑饮食的基础。

此外，另两种饮食（均由原始的地中海饮食演变而来）也被证明可以降低认知衰退的风险。在 20 世纪 90 年代，美国国立卫生研究院为高血压患者制定了一款叫作 DASH 的食谱，即阻止高血压的饮食方法（the Dietary Approaches to Stop Hypertension）。这种低钠饮食强调大量摄入植物性食物、鱼类、家禽、全谷物和低脂乳制品。在对 124 名高血压患者进行临床试验时，研究人员发现，与那些吃西餐的人相比，采用 DASH 饮食的患者记忆力、推理能力、计划能力和解决问题能力都较高。而 MIND 饮食则是芝加哥市拉什大学的流行病学家开发的地中海饮食与 DASH 饮食的结合体。其特点是富含绿叶蔬菜、浆果、坚果、豆类、全谷物和橄榄油等健脑食品，并限制红肉、黄油、人造黄油、奶酪、糖、盐以及任何油炸食品或快餐食品的摄入。一天要吃 3 次全谷物；一周至少吃 3 次浆果，每隔一天吃一次豆类。在一项涉及大约 1000 名年龄在 58 至 98 岁的老年人的研究中，严格遵守 MIND 饮食使阿尔茨海默病的患病风险降低了 53%。即使中度依从 MIND 饮食也可降低 35% 的疾病风险，这再次证明了向健康饮食做出的每一步努力都可预防认知能力的衰退。高依从性的参与者的认知功能相较其他人要年轻 7.5 岁。阿尔茨海默病患病风险的这种大幅度降低甚至不涉及运动或与认知衰退有关的其他任何生活方式因素。也有越来越多的证据表明，MIND 饮食和地中海饮食与认知衰退的进程减慢有关。最近研究的结论表明，对大脑健康来说这些饮食最关键的两个方面就是蔬菜摄入量高以及不饱和脂肪酸与饱和脂肪的比例（即植物脂肪与动物脂肪比例）高。总的来说，研究表明天然的植物性饮食对认知健康的影响最大。

家禽与红肉

有些人认为不吃红肉转而吃家禽会给他们带来像吃素一样的好处，毕竟白肉比红肉健康得多，对吧？但事实证明，家禽是人类饱和脂肪和胆固醇的主要来源之一。一项研究表明，当人们的肉类摄入由红肉转变为白肉时，其体内的 LDL 胆固醇并没有明显降低。另一项研究发现，对于每天摄入大约 20 克鸡肉（相当于一份炸鸡块或者每两周一次鸡胸肉）的人来说，其身高体重指数会显著增加。家禽和红肉一样，都会增加血管疾病和痴呆症的患病风险。

伊芙琳同意尝试 MIND 饮食，但她需要艾伊莎来帮助她减少肉类摄入。她们一起列出了伊芙琳每天食用的肉类产品清单。她早餐吃培根煎蛋，午餐则是鸡胸肉或鸡肉三明治，晚餐通常吃一盘奶酪、一些蔬菜和三明治用肉（通常是火腿和火鸡肉）。虽然艾伊莎知道应该从饮食中去掉培根这种加工过的肉类，但这也是伊芙琳最喜欢的食物。立刻戒掉最喜欢的食物可能会让患者感到沮丧，以至于完全放弃 MIND 饮食。于是艾伊莎转而开始剔除三明治用肉，因为这些中间步骤会令整个过程有可持续性，并达到最终效果。艾伊莎要求伊芙琳在饮食中加一份富含蛋白质和纤维的豆类，以及一杯全谷物（糙米、大麦、藜麦或她喜欢的任何全谷物）。艾伊莎还鼓励她尽可能采用低糖蔬菜，比如花椰菜、西蓝花、胡萝卜、芦笋、甘蓝、洋蓟和甘薯。伊芙琳虽然失去了 1 种选项，但又获得了 3 种新选项。这是我们在饮食变化上的主要哲学思想之一：不要光把食物剔除，而要增加健康美味的替代品。如果几个星期后，伊芙琳发现自己比较容易适应这种最初的变化，那么她就可以再戒除鸡胸肉，换上豆子、谷物和蔬菜。她要缓慢而有条理地进行改动，以便能够衡量自己的进步。

艾伊莎也给伊芙琳列出了以下 21 种经过科学证明的健脑食品以及 10 种我们已知会增加阿尔茨海默病风险的食品。我们鼓励伊芙琳在逐步改动饮食时以此为参照。

21 大健脑食品

1. 鳄梨： 这种水果富含不饱和脂肪酸，可支持大脑结构和血流量。

2. 豆类： 豆类富含抗氧化剂、植物营养素、植物蛋白、铁以及其他矿物质，并已被证明能增加寿命并降低中风风险（中风是 4 种最常见的神经退行性疾病之一，并且与阿尔茨海默病有许多共同的风险因素）。豆类可以降低胆固醇，即使在摄入多小时后也可调节血糖，因此有"第二餐效果"的说法（即某些食物可在随后的膳食中影响血糖和胰岛素水平）。

3. 蓝莓： 在哈佛医学院对 16 000 名护士开展的一项纵向研究中，浆果（特别是蓝莓和草莓）的摄入与认知衰退的风险降低有关。具体而言，研究表明经常食用浆果可将认知能力的衰退推迟 2.5 年。

4. 花椰菜： 富含叶黄素、玉米黄质和类胡萝卜素等抗氧化剂，这些物质可穿过血脑屏障并逆转自由基和正常老化造成的损害。哈佛医学院对 13 000 多名女性进行的一项大型研究发现，食用花椰菜等十字花科蔬菜的参与者随年龄增长发生记忆衰退的情况较少。

5. 咖啡： 咖啡中的咖啡因是一种腺苷受体拮抗剂，并可刺激乙酰胆碱的产生（乙酰胆碱是大脑中已知的神经保护剂）。咖啡还含有多酚和绿原酸等有效抗氧化剂。

6. 黑巧克力： 未经加工的黑可可或可可豆是巧克力最纯粹的形式，富含黄烷醇这种植物营养素，并已被证明可帮助放松动脉以及为大脑供应氧气和营养。事实上，吃黑巧克力的人中风风险较低。

7. 特级初榨橄榄油： 可采用少量特级初榨橄榄油代替饱和脂肪，是单不饱和脂肪酸和多酚的极好来源。

8. 亚麻籽： 含有最高量的植物来源 ω-3 脂肪酸，已被证明可减少炎症并降低 LDL 胆固醇水平。亚麻还含有木脂素类化合物，这种物质可保护血管免受炎症损伤。

9. 草药茶： 薄荷、蜂蜜花和木槿茶是三种最具抗炎作用的饮料。冰镇一下，凉茶（可添加甜菊糖或赤藓糖醇）就可以很好地成为夏季含糖饮料替代物。

10. 药草： 与坚果和浆果相比，香菜、莳萝、迷迭香、百里香、牛至、罗勒、薄荷等新鲜或晒干的药草含有多达十倍的抗氧化物质。即使是少量的药草也能增加你每日的抗氧化物摄入量。

11. 绿叶蔬菜： 富含多酚（可对抗自由基的植物源抗氧化剂）、叶酸、叶黄素、维生素 E、β-胡萝卜素以及所有与大脑健康相关的营养物质。

12. 蘑菇： 不论是新鲜的、晒干的还是粉末状的，蘑菇都能提高整体免疫力，并减少大脑血管的炎症。双孢蘑菇是很好的维生素 B_{12} 植物来源，这已被证实可降低阿尔茨海默病的患病风险。

13. 坚果： 坚果是健康不饱和脂肪的最好来源，在多项研究中已被证实可降低阿尔茨海默病的患病风险。

14. ω-3 脂肪酸（从藻类中摄取）： 高性能的植物性 ω-3 脂肪酸，可减少炎症并激发免疫系统。

15. 藜麦： 营养最丰富的食物之一。藜麦是唯一可提供完整蛋白质的谷物（大部分谷物都缺乏亮氨酸和异亮氨酸）。它还含有丰富的纤维、维生素 E 和矿物质，如锌、磷和硒，这些都是脑细胞及其支持结构的基本组成部分。

16. 种子（奇亚籽、葵花籽）： 富含维生素 E 和其他促进大脑生长的矿物质。

17. 香辛料：与其他食物相比，在质量相同的情况下，香料中的抗氧化剂含量最高，而且非常适合于大脑天生的排毒系统。肉桂、丁香、墨角兰、多香果、番红花、肉豆蔻、龙蒿等香辛料都应成为我们日常饮食的一部分，而不只是一次性的食物。

18. 甘薯：富含植物营养素、纤维、维生素 A/C 和矿物质，这种块茎实际上有调节血糖的能力。它的抗炎作用在许多研究中也有记载。

19. 绿茶：绿茶中含有儿茶素，这是另一种可激活毒素清除酶的多酚类物质。

20. 姜黄：姜黄的提取物之一姜黄素是一种同时具有抗氧化、抗炎和抗淀粉样蛋白作用的物质。对动物和人类的研究均表明，姜黄素能直接降低 β-淀粉样蛋白的含量。

21. 全谷物：含有降低胆固醇的纤维、复合碳水化合物、蛋白质和 B 族维生素。燕麦、荞麦、小米、高粱、苔麸和苋属等全谷物中的淀粉是最有益处的复杂碳水化合物，它可同时为肠道内的有益细菌和大脑提供极好的可持续能源。

避免食用的 10 大食品

1. 加工食品：薯片、饼干、速冻餐和白面包都含有大量的盐、糖和饱和脂肪，它们会堵塞大脑的动脉，直接损害脑组织。

2. 加工肉类：培根、意大利腊肠、熏肉、热狗等肉类充满了防腐剂、盐和饱和脂肪，会促使大脑发生炎症并萎缩。

3. 红肉：养殖或草饲的牛肉及野生动物肉中含有高浓度的饱和脂

肪。与加工肉类相比，红肉可能造成较少的炎症，但它们仍然会在血管和细胞水平上造成相当大的损害。

4.**鸡肉**：标准美国饮食中胆固醇的主要来源。鸡肉的脂肪含量是蛋白质含量的 3 倍，这也是导致肥胖的主要原因。

5.**黄油和人造黄油**：富含饱和反式脂肪，会阻塞动脉并收缩大脑。

6.**油炸食品和快餐食品**：反式脂肪含量高，会减少大脑体积，导致认知能力下降。

7.**奶酪**：饱和脂肪含量高，可损伤脑血管。

8.**糕点和糖果**：高糖，易引发炎症和脑损伤。

9.**含糖饮料**：标准美国饮食中的主要糖源，可引起炎症和神经元损伤。

10.**过量酒精**：酒精具有神经毒性，可直接损害脑细胞。

当伊芙琳在两个月后回到艾伊莎的办公室时，整个人焕然一新。她精力充沛，专注力和注意力也都明显提高了。第二套实验室检测表明，伊芙琳的血压下降，LDL 胆固醇下降了 50%。她的炎症标志物（C-反应蛋白和同型半胱氨酸）也显著下降，而糖化血红蛋白（衡量为期 3 个月内的平均血糖水平）则下降了 20%。由于新的饮食习惯，她体重减轻了 4.5 千克。她女儿说，全家人都注意到了伊芙琳的进步。伊芙琳自己也被她所拥有的能量震惊了。她告诉艾伊莎，她一直担心少吃肉会使她感到疲惫和虚弱，但她现在的感觉要比 10 年前还棒。

伊芙琳的神经心理学测试结果表明她的认知症状方面同样发生了改善：她的短时记忆得分增加了 30%，注意力得分增加了 50%。她曾经毫无疑问地走在痴呆症的道路上，但营养因素的改变可以扭转她的症状。回想起伊芙琳第一次来见艾伊莎时的身体状况，这些结果真的非常了不起，并且这也是早期阿尔茨海默病发生病理逆转的好迹象。经过 3 个多月的健康饮食，伊芙琳变得更加专注和警觉。她说自己从来没有感受到过如此强大的健康与精神状态。

伊芙琳不断提到自己的进步是一个"奇迹"。艾伊莎解释说，这并非奇迹——仅仅是滋补大脑并令其自我疗愈的结果。人们似乎认为，大脑在某种程度上超出了我们能管控的范围，能对其产生良好影响的方法只能是魔法甚至奇迹。但事实恰恰相反：我们每天都在做出决定我们的认知命运的选择。这似乎是我们许多人错过的一条简单信息。

糖：21 世纪的头号毒药

如果非要列出在阿尔茨海默病的发生和发展中起着最大的作用的某个食物，那一定就是糖了。许多研究都表明，糖摄入量与认知障碍、阿尔茨海默病以及包括癌症、糖尿病、抑郁、焦虑、中风在内的许多其他慢性疾病有关。糖通常被称为"空卡"，也就是说糖不含微量营养素，它对人体的消化和利用没有任何价值。但我们并不认为糖真的是空卡，它在身体的每一个部位都会造成严重的后果。糖剥夺了我们的认知能力和血管健康。它诱发并加重所有与代谢综合征相关的疾病，这些代谢综合征正是诱发心脏病和脑疾病（高血压、高甘油三酯、胰岛素抵抗和糖尿病）的危险因素之一。糖对肝脏的毒性作用类似于酒精引起的损害。它还通过破坏脂质、蛋白质甚至是 DNA 来加速衰老过程。糖是我们能摄取到的最具破坏性的化合物之一，纵观人类历史，我们目前的糖摄入量可谓历史之最了。

在 1900 年，人类平均每人每年消耗 2.25 千克糖。那时我们主要的糖源是水果，即便如此，我们也只能吃到少量的季节性水果。但是到了 2010 年，人类每年的糖消耗量猛增到 86 千克，其中大部分是以精制糖的形式存在的，这是糖类中最危险的一种。

1900 年与 2010 年食品趋势的人均年消耗量

食物	1900 年	2010 年
糖	2.25 千克	86 千克
油和脂肪	1.8 千克	33.6 千克
奶酪	900 克	13.6 千克
肉类	63.5 千克	95 千克
水果和蔬菜	59.4 千克（家产）	5 千克（家产）
软饮料	0	200 升
日均能量	2100 卡	2757 卡

来源：USDA, Food Review, Major Food Trends: A Century in Review

糖摄入量的惊人变化是人类饮食中的加工食品直接带来的结果，它提供给我们的热量要比过去习惯的多得多，而营养价值也少得多。糖是标准美国饮食的基础，它经常伪装成高果糖玉米糖浆、水晶葡萄糖、蔗糖和许多其他听起来很学术的名称。因为我们的食物已经经过了高度的加工和精炼，与食物原本的品相和口味相去甚远，以至于我们甚至没有意识到自己在摄入糖类。意式面食酱料、酸奶、沙拉酱、燕麦棒、卷心菜沙拉，甚至番茄酱中都含有添加糖。糖无处不在。

糖的多种名称

糖可能潜藏在你最喜欢的食物中。以下就是需要注意的糖的多种形式：

龙舌兰糖浆	转化糖	乳糖	麦芽糖
红糖	玉米糖浆	玉米甜味剂	麦芽糖浆
葡萄糖	枫糖	果糖	糖蜜
浓缩果汁	D-果糖	粗糖	糖
蔗糖	蜂蜜	高果糖玉米糖浆	

来源：https://www.nia.nih.gov/health/publication/whats-your-plate/solid-fats-added-sugars

芭芭拉

和许多人一样，芭芭拉对自己每天的糖摄入量一无所知。她当时 58 岁，有两个已成年的孩子，也是一名骄傲的祖母。她在一所学术型医院担任研究助理，在过去的一年里开始注意到自己的记忆问题。她会突然找不到笔记、文件和文件夹，认错自己认识多年的病人。多任务处理几乎是不可能的。她的丈夫也注意到了这些变化。他给芭芭拉讲了一个故事，可过了几个小时她就不记得了。这些变化都使芭芭拉感到沮丧。她对自己的工作越来越缺乏安全感，并在自己认为无法治愈的疾病面前败下阵来。

像往常一样，艾伊莎通过询问芭芭拉的饮食来开始调查。早晨，芭芭拉会喝一杯 350 毫升的橙汁、红糖燕麦片或者食用三明治配鸡蛋和香肠。午餐通常是鸡肉沙拉或三明治。她会选择燕麦棒、酸奶、水果或低脂饼干作为零食。晚餐时，芭芭拉会食用鸡肉或奶酪意式面食，有时还会吃一顿在烤箱里加热 15 至 20 分钟的速冻餐。由于工作日程过于繁忙，芭芭拉想要做饭的确很困难。她每周会叫三四次外卖，大部分是中餐、泰国菜或餐车食品。她每周会吃几次甜点（一块蛋糕、冰激凌或布丁）。

艾伊莎让芭芭拉填写一份食物频率调查表，以了解她的食物摄入量。当艾伊莎计算出每种食物的糖含量时，她发现芭芭拉每天会消耗大量的糖：

橙汁（1 杯 350 毫升）= 28 克

红糖燕麦片（1 汤匙）= 13 克

咖啡中的未精炼原蔗糖（1 包）= 5 克

千岛酱（2 汤匙）= 4.6 克

燕麦棒（1 份）= 8 克

水果酸奶（1 份）= 17 克

低脂饼干（2 份）= 14 克

意式面食酱料（½ 杯）= 5 克

中餐外卖 = 10 至 14 克（主要是酱汁）

奶酪蛋糕（中份）= 35 至 40 克

胡萝卜蛋糕（中份）= 12 至 15 克

美国心脏协会规定，男性每日添加糖的最高摄入量为 38 克（9 茶匙），女性为 25 克（6 茶匙）。在普通的一天里（不算甜点和外卖），芭芭拉的添加糖摄入量已经达到了 95 克。这大约相当于每天 24 茶匙的糖，是推荐摄入量的 4 倍。如果芭芭拉吃中餐的话，那么她的糖摄入量就高达 104 克（26 茶匙）。如果吃甜点，则摄入 105 至 130 克（27 至 32 茶匙）。如果同时吃外卖和甜点的话，糖摄入量则为 119 至 144

克（30 至 36 茶匙），这样每天的糖摄入量几乎是推荐标准的 6 倍。

神经心理学测试表明芭芭拉患有轻度认知功能障碍，这种疾病会不成比例地影响短时记忆，使人们处于阿尔茨海默病的高患病风险中。艾伊莎还进行了蒙特利尔认知评估，在此期间芭芭拉需要记住一个列有 5 项内容的清单。几分钟后，她只能回忆起一件事。芭芭拉的血液检查显示她患有高血糖、高甘油三酯和高血压。芭芭拉知道自己血压升高，并试图通过限制盐的摄入量代替药物来控制血压。磁共振成像结果显示，她脑部中央的脑室周围有白色斑点，这正是长期高血压、血管炎症、高胆固醇和糖尿病引起的。尽管从未接受过诊断，但芭芭拉实质上患有糖尿病。似乎她的医生并未密切关注她的血糖水平，也没能确定她何时从前驱糖尿病转为糖尿病。正如在第 1 章中所介绍的，这两种疾病都令我们处于痴呆症的高患病风险中。

糖是如何造成这些损伤的呢？简单地说，糖迫使我们去处理过多的能量，对人体造成了细胞水平的压力。再次强调下，这归结到我们的身体是如何进化的，以及我们的饮食在过去的 50 年里发生的巨大变化。作为一个物种，人类从未获得过像现在这样多的糖分。我们可以在任何季节买到我们想要的水果；可以在加油站停下来买一个糖棒，这可比我们一个月里应当摄入的糖分还要多；早上可以用加工过的谷物做早餐，晚上可以享用一份冰激凌再入睡。这些食物中的糖都与我们身体进化出的消耗能力相差甚远。

糖是自然界的终极兴奋剂。它给我们快速、高效的能量。当大脑的多巴胺中心遇到糖时，它们就会活跃地发光。它们识别了可将人体维持在繁殖状态的快速能量。但是快速的能量并不健康，尤其从长远角度来看。快速能量本是为了生存：熬过干旱时期、逃离大型动物追捕、漫游陆地来寻找食物。快速能量的消耗会导致系统性炎症，我们知道这与认知衰退有关。糖也会致使与动脉硬化有关的有害脂质增加（即动脉壁的硬化和增厚），进而降低大脑关键区域的血液供应。大量的糖还会导致氧化增加，令自由基从蛋白质和脂肪中窃取电子，从而破坏细胞壁甚至DNA。我们的线粒体可以产生细胞能量，但却因为糖的存在而完全被压垮。也有证据证明糖会破坏我们的去乙酰化酶（sirtuin），这是一种会影响衰老、程序性细胞死亡等多种细胞过程的生物化学物质，也会改变代谢状况从而增加罹患阿尔茨海默病以及多种癌症的风险。或许最重要的是，糖改变了我们的胰岛素抵抗系统，使细胞对葡萄糖的反应严重受损。这就是为什么许多著名科学家称阿尔茨海默病为"Ⅲ型糖尿病"或"大脑糖尿病"。

糖是这样改变我们的大脑功能的：这一切都始于胰岛素，这种胰腺分泌的激素对身体中所有细胞（包括神经元）的保健至关重要。在我们进食后，消化系统会将食物分解成葡萄糖。一旦葡萄糖进入血液中，胰腺就会释放胰岛素，帮助各种不同类型的细胞摄入葡萄糖。当胰腺分泌出足够的胰岛素，但是由于细胞受体的数量减少以及对胰岛素的脱敏使细胞不能适当地做出反应时，胰岛素抵抗就会发生。正如我们在第1章中所解释的，胰岛素无法穿透细胞膜来促进葡萄糖的转运。胰腺在不断地超额工作，但不管它产生多少胰岛素，葡萄糖总是持续地在血液中积累，最终导致高血糖。当高胰岛素和高血糖的某个特定阈值发生交叉时，患者即被诊断为Ⅱ型糖尿病。

在大脑中，胰岛素抵抗会使神经元因缺少葡萄糖而无法获得能量，并启动了炎症应激和氧化损伤的级联反应。由此产生的副产物对大脑功能主要有以下4方面的影响：①损伤线粒体等细胞器（即细胞中的小型结构）；②损伤神经元内及神经元间的交流；③迅速放大炎症反应；④使通常为可溶性的淀粉样蛋白变为不溶性。不溶性的淀粉样蛋白不能像可溶性蛋白一样会轻易被降解和冲刷掉。结果就形成了棘手的淀粉样蛋白斑块，即阿尔茨海默病的病理学特征。

奶酪和巧克力——我们是如何改变饮食的

大约 12 年前，我们在第一次见面时并没有执行真正健康的生活方式。迪恩是个很能吃肉的人。他坚信高蛋白质含量的饮食是最健康的选择，所以每顿饭都会吃肉。他常吃的早餐是香肠、鸡蛋和奶酪三明治。他曾经也是无论什么牛排或奶酪汉堡都吃。住在匹兹堡时，他会仅仅为了吃一份奶酪三明治开车去费城。另一方面，艾伊莎则痴迷于糖果和巧克力。不是黑巧克力，而是甜甜的牛奶巧克力，而且越甜越好。在她的成长过程中，她父母家里到处都是糖果；读书时，她养成了在背包和汽车手套箱里藏巧克力的习惯。她根本无法离开甜食。

现在回顾过去，才意识到我们曾经多么的不健康以及我们对自己的饮食和身体感受之间的联系知之甚少。迪恩每周至少会发生一次偏头痛。头痛严重到会导致呕吐，甚至视野周边都闪烁着光。长期的偏头痛与认知衰退和大脑血管疾病有关，而迪恩几十年来一直遭受着这种折磨。艾伊莎知道自己嗜好甜食，然后她得知自己的血糖略有升高，这样的话，她将来患糖尿病的风险会很大。她有时也感到头晕，这是葡萄糖代谢的另一个痛苦迹象。

通过临床工作，我们了解了更多的营养知识，比如糖对大脑的影响，咸肉、奶酪和高脂肪食物是偏头痛的主要诱因之一。我们都觉得是时候做出改变了。对于迪恩来说，这意味着戒除红肉。在最开始时，他允许自己在每周中的一天里享用某种形式的红肉或奶酪，因为这些是他最喜欢的食物。几个月后，他可以通过添加更多的鱼肉、火鸡、素食汉堡、蘑菇及其他美味的食品来完全戒除红肉。这些食物尝起来都不如他心爱的牛排，但也足以帮助他度过这段过渡期。在最初的几个月里，他的低密度脂蛋白下降了40%，发生偏头痛的情况也少得多。最后，他戒除了所有的家禽肉，偏头痛也彻底消失了。艾伊莎则系统地确定了自己生活中所有的糖果来源——存放巧克力和饼干的所有地方，会去买糖果的餐馆和商店以及在紧张的一天结束时会吃些糖的坏习惯。她把甜味牛奶巧克力替换成糖含量少得多的黑巧克力。虽然两者完全不同，但是也足够替代她所习惯的甜味和质地，来帮助改善饮食。艾伊莎改变了每天的通勤方式，这样就不会中途停下来吃甜点了。她还在白天添加了更多的零食，这样晚上就不容易受到甜食的诱惑。她发现浆果有一种令人满意的甜味，而且富含健康的抗氧化剂。经过几个月的努力后，她完全戒除了巧克力。当她再次测试血糖时，血糖已经恢复到正常范围内。她也因此减掉了一些体重，这是她从青年时代一直在努力做的事。

改变饮食并不是失去食物——而是获得食物、替换成健康而美味的食物，从而不再面临更大的神经退行性疾病风险。对我们来说，无论是红肉或巧克力，一种元素的成功足以给予我们完全改变饮食方式的动力。当然，我们偶尔也会失败。艾伊莎有时也会想吃巧克力，迪恩偶尔也会臣服于炸洋葱圈。但是我们每天都感觉很健康，而且我们知道自己正在采取正确的步骤来优化大脑，保护大脑抵御将来的衰老。

这种现象与认知衰退密切相关。各位请记住，淀粉样蛋白是衰老过程中的正常组分。对于葡萄糖代谢正常的人来说，这种蛋白质可以被分解和移除。而对于高胰岛素和高血糖的人来说，蛋白质则会聚集成斑块。酶也在斑块形成的过程中发挥着作用。胰岛素降解酶（IDE）负责分解胰岛素和淀粉样蛋白。当人体处于高胰岛素水平时，这种酶会发生功能缺陷，无法正常发挥功能。它被大量的胰岛素压倒，无法完成清除淀粉蛋白的次要功能。

许多研究发现，葡萄糖调节异常、胰岛素抵抗和阿尔茨海默病之间有着直接联系。2017 年，一项关于弗雷明汉纵向研究的报告发现，高糖摄入量与海马和总脑容量低相关。在两年的研究过程中，摄入更多糖分的个体也经历了更大的脑容量损失。艾奥瓦大学的科学家于 2015 年发表的另一项研究则探讨了胰岛素抵抗与认知功能之间的关系。他们发现，胰岛素抵抗越强，大脑中整体葡萄糖的使用就越低，特别是在左内侧颞叶这块与记忆密切相关的大脑区域里。左内侧颞叶葡萄糖摄取量最低的个体在即刻和延迟记忆表现上得分最低。在对美国国家营养与健康调查（NHANES）这份全国性样本的分析中，我们也证明了胰岛素抵抗的增加与老年人发生的认知功能受损有关。

艾伊莎很清楚，芭芭拉的糖消耗量必须大幅减少。而芭芭拉很惊讶自己竟然一直吃得这么不健康，毕竟她已经努力在工作时吃健康的零食，并且尽可能避免在晚上吃甜点。她不仅仅害怕测试结果，还担心自己因患有轻度认知功能障碍而无法在饮食上做出大的改变。艾伊莎向她保证会陪她一起想出一个易于遵循的日常计划，帮助她走向成功，并保证她所做出的每一步努力都有助于对抗认知衰退的进程。

大脑的葡萄糖需求

健康的大脑靠葡萄糖运转；不健康的大脑则被高糖饮食所破坏。我们到底需要多少糖？为了获得最佳的认知功能，人类的大脑每天需要多达 6 份复杂碳水化合物。这不是指白糖，而是天然碳水化合物与纤维的结合，在这种方式下释放和加工的糖分才不会导致危险的血糖峰值。

复杂碳水化合物的健康来源

全谷物，如燕麦、藜麦和大麦

富含纤维的蔬菜，如绿叶蔬菜、南瓜和甜椒

水果，尤其是浆果

根用蔬菜，如红薯、胡萝卜和芜菁甘蓝

碳水化合物的不健康来源

所有的精制糖

果汁：果汁是不含整果中的水果纤维的纯糖分

"天然糖"：龙舌兰、蜂蜜和枫糖的升糖指数可能比精制糖低，但大脑中的葡萄糖激增水平却是相似的。如果我们患者的饮食中一定要加甜味剂，那么我们会推荐甜菊糖或赤藓糖醇，它们不会使大脑随着时间的推移而垮掉

艾伊莎建议芭芭拉注意两个关键点。第一点是每顿饭都要添加蔬菜。富含蔬菜的饮食已被证明可以降低 II 型糖尿病的风险。纤维对于葡萄糖代谢和血糖水平的平衡尤为重要，并且可以降低系统性炎症。

我们在本章开头曾经介绍过的护士健康研究和卫生专业人员随访研究均得出结论，富含未加工的植物性食物（并且动物食品含量低）的饮食可以降低近 20% 的患糖尿病风险。艾伊莎希望通过增加芭芭拉每天的蔬菜摄入量来扭转高糖饮食造成的部分损害。

　　芭芭拉计划的第二点就是逐步减少添加精制糖。目标很简单：通过替换法戒除尽可能多的糖。芭芭拉遵循的具体操作如下：

　　避免橙汁：消除 28 克糖。用水、咖啡或茶代替。

　　避免在咖啡中加糖：消除 5 克糖。用甜菊糖或赤藓糖醇代替。

　　避免在燕麦中添加红糖：消除 3 克糖。用浆果或香蕉代替。

　　戒除加工色拉酱：消除 4.6 克糖。用柠檬和橄榄油做色拉调料，或者用坚果或种子为基础的调味料（如柠檬芝麻酱，见"食谱"一章）。

　　避免燕麦棒：消除 5 克糖。用一把未经腌制的烤坚果代替。

　　避免水果酸奶：消除 17 克糖。用香蕉、蓝莓或其他浆果代替。

　　避免"健康"饼干：消除 14 克糖。用一个苹果代替。

　　避免瓶装意式面食酱料，或者检查标签确保不含糖：消除 5 克糖。每两周自制一次酱汁并冷冻保存，或尝试红扁豆酱（见"食谱"一章）。

　　避免食用含浓重酱汁的中餐：消除 10 至 14 克糖。用糙米和佐以豆腐的蒸 / 炒蔬菜代替。如果需要酱料，可以选择柠檬、低钠酱油或无糖热酱汁（检查标签 / 询问厨师）。

　　尽量避免蛋糕和甜点：消除 12 至 40 克糖。选择一碗水果或者蓝莓酥（见"食谱"一章）。

饮食中添加了：

¼ 杯坚果：抗氧化剂、健康脂肪和维生素。

1 至 2 杯浆果：抗氧化剂、维生素、多酚。

1 份苹果或香蕉：抗氧化剂、维生素、多酚。

除添加糖外仍需戒除的食物：

甜点和饼干中的饱和脂肪。

沙拉酱、意式面食酱料和中餐酱汁中额外的盐。

这项新计划将使芭芭拉的添加糖摄入量几乎降为零。她坚决而又紧张地离开办公室。头两天，她没注意到有什么不同。第 3 天，她开始头痛，感到焦虑和不安。她身上也发生着轻微的震颤，下午她的脑雾实在难以忍受时，她打电话给艾伊莎说自己已经准备要退出计划了。艾伊莎向她解释道：身体正在进行戒断，因为它需要重新调整到更健康的糖摄入量。这是人体愈合过程中的一种常见的重要过程。对一些人来说，这种不适只会持续一天，而有些人则会持续一周。她建议芭芭拉服用泰诺来缓解头痛，多喝水，并且当晚早点上床睡觉。第 4 和第 5 天还是一样。尽管困难重重，但芭芭拉还是坚持了下来。

第 7 天截然不同。芭芭拉的头痛突然消失了。她感到精神焕发，神清气爽。芭芭拉发现自己的注意力也有所提高。专注于自己的呼吸、专注于打字时手镯磕碰键盘的声音，这种感觉十分奇特。芭芭拉直到现在才注意到这些每天都在发生的事情。

从第 7 到第 20 天，艾伊莎无法通过电话联系到芭芭拉。她每隔一天留言一次，担心自己是否把芭芭拉逼得太紧了。这些饮食变化对于芭芭拉来说已经无法承受了吗？她似乎很有动力，但又感到害怕和不安。艾伊莎担心自己辜负了芭芭拉的期望。

电话正在这时响起。芭芭拉的声音里透露着新的活力。"我对周围的事物有了新的认识，"她告诉艾伊莎，"我感觉更清醒了，下午也不觉得累了。"芭芭拉说自己仍然记不住故事和名字，但如果她停下来尽可能去集中注意力，就通常能回忆起她忘记的事情。

上周末，芭芭拉去了长滩码头的一家时装店，和店主挑选了一些从印度进口的漂亮纱丽。那天晚上，她正在告诉丈夫这家商店的事，她忽然意识到几周前的自己不可能做到这些事。她甚至还记得店主的名字。她的丈夫也同样感到惊讶。芭芭拉虽然很怀念晚上的甜点，但也发现自己睡得更香了。深夜甜点对她的高质量休憩能力产生了负面影响。戒除加工食品也改善了她过去 20 年来的便秘。

2 个月后，芭芭拉的实验室检测结果显示出了一定的改善：她的空腹血糖从 124 下降到 93；甘油三酯从 2.14mmol/L 下降到 1.74mmol/L；平均血压由 145/95 降至 130/79。她也减掉了 3.6 千克体重，尽管这并不是主要目标，而是健康饮食的偶然副作用。当艾伊莎在后续问诊中重复蒙特利尔认知评估时，芭芭拉已经可以记起 5 项内容。更重要的是，她又能开始舒适地工作了。事实上，当上司分配额外的项目让她管理时，她急切地接受了挑战。芭芭拉深受这些变化的驱使，并且开始在生活中尝试其他的健康改变，比如自己烹饪更多的食物以及参加冥想课。

肥胖与认知健康

肥胖与认知衰退的联系究竟有多紧密？2016 年发表在《衰老神经生物学》（*Neurobiology of Aging*）上的一项研究发现，肥胖参与者大脑中的白质体积有所减少。白质是大脑中的一条高速公路——白质水平的降低意味着信号传导和处理变慢，这是认知衰退的主要体现之一。也许最令人震惊的是，研究人员发现，在白质体积相当的人群中，肥胖者的年龄要比精瘦者小出 10 岁。由于肥胖对大脑和整个身体产生的压力，它极大地加速了认知衰退的过程。

随着年龄的增长，肥胖也遵循一种反直觉的模式。与阿尔茨海默病有关的大脑改变早在症状出现前的 20 至 30 年就开始发生了，其中受影响最早的一些区域就是调节食欲和饥饿的大脑区域。结果就是，中年时期患有肥胖症的人在进入阿尔茨海默病前的认知衰退阶段时便逐渐开始减重，这通常发生在疾病迹象和症状出现的 10 年前。我们很少见到阿尔茨海默病晚期患者仍处于肥胖状况。到那时，大脑的变化使他们对食物无动于衷。尽管晚年时期的体重下降有助于预防其他慢性疾病，例如心血管疾病和糖尿病，但不幸的是，由于体重下降的根本原因，大脑无法从中受益，而炎症、氧化、血管疾病和神经退行性疾病等一系列反应将遮盖体重下降所带来的一切益处。

一年后，艾伊莎采用神经心理学测试评估了芭芭拉的记忆力。她的认知能力在某些方面有了很大提高，特别是执行功能（计划、判断和解决问题的能力）。她的回忆能力评分在有无提示的情况下分别提高了 65% 和 75%。这种明显的症状逆转与患者确诊轻度认知功能障碍

一年后通常表现出的下降趋势正好相反。尽管芭芭拉的大脑中仍然存在白质病变，但疾病并未恶化，她的大脑结构也得以维持（在没有生活方式干预的情况下，大脑会继续萎缩，病变也会继续发生）。芭芭拉和艾伊莎一起制订了更全面的生活方式计划（包括每天的锻炼和社交活动），并且每年都通过检查芭芭拉的记忆力来监测她的进步。

关于营养的谬误

椰子油对大脑有益：椰子油富含饱和脂肪。虽然研究人员目前正在调查椰子油潜在的认知益处，但根据我们现在所了解的内容，最好避免食用椰子油。

碳水化合物对人体有害：复杂的碳水化合物对身体，尤其是大脑来说是必不可少的。简单碳水化合物（糖）会产生有害的能量激增，但是蔬菜、豆类、坚果和全谷物中的复杂碳水化合物是促进大脑健康的良好选择。

素食显然是一种健康饮食：如果采用加工过的大豆食品、薯片和精制碳水化合物来代替肉类，结论也并非如此。来自亚洲的数据表明，富含非健康脂肪的饮食、油炸食品以及糖类不仅抹杀了素食的益处，还会造成严重的伤害。

水果含有过多的糖：水果中的糖可与纤维相结合，使其能够缓慢释放到体内。整果形式的水果是纤维、维生素、矿物质和抗氧化剂的极好来源。另一方面，果汁中的纤维被剥离，其效果与精制糖类似。请记住，有些水果的含糖量天然较高（如杧果和葡萄），而有些水果则含有较少的糖（如浆果、柠檬和酸橙）。

脂肪对大脑有害：并非所有脂肪都是有害的，这取决于脂肪的来源。动物脂肪几乎完全由有害的饱和脂肪组成，而橄榄油、坚果、种子和鳄梨中的脂肪是维持大脑功能所必需的。

酸奶和谷类食品是健康的：通常这些包装产品都充满了糖、饱和脂肪和有害防腐剂。事实上，一款广受欢迎的酸奶麦片混合物中就含有人工色素，这种色素与多动症和注意力缺陷障碍有关。

无脂沙拉酱是健康的：沙拉酱骗过了很多人。普通沙拉酱含有的脂肪酸和糖的热量比它想要替代的许多非健康食品还要多。无脂沙拉酱也没有好到哪里去：它们通常由水、糖、简单淀粉、人工色素和调味品制成。糖和添加剂会对大脑产生显著的负面影响，特别是对我们的注意力中心。

偶尔可以松懈，一切适度即可：适度是一个主观词语，这对每个人来说都是不同的。如果你以前一天吃 5 次比萨，那么减少到一天 3 次就是适度饮食。但是，吃这么多比萨仍然会让你非常非常不健康。我们所主张的是一种衡量每个人最佳健康状态的方法，这样才知道向着正确方向努力的每一步都会产生好结果。通常我们会认为自己已经在适度饮食了（例如一周只吃几次冰激凌或戒除红肉），但是我们需要了解什么是对大脑健康有益的饮食，才能真正定义适度饮食。

关于补剂的真相

托马斯有备而来。他走进艾伊莎的办公室时，手里拿着一大包维生素，他每天都服用这些维生素来对抗认知衰退。他报告说自己相当健康，尽管他的胆固醇偏高，并在过去的 6 年里一直服用药物。托马斯当时 64 岁，他的父亲在 65 岁时确诊了阿尔茨海默病。他没注意到自己的记忆力有问题，就是偶尔健忘，还有无法像以前一样同时完成多项任务。工作时，他总是把眼镜或者钢笔落在会议室。有时他会把手机丢在洗手间里，或者把夹克放在椅子上一整夜。他从来不善于记人名。办公室里的人开玩笑地叫他"呆滞托"和"走神先生"。托马斯起初一直不当回事，但最近他开始相信自己出了问题。他告诉妻子，他担心自己会像他爸爸一样患上痴呆症。

随着对阿尔茨海默病患病焦虑的增加，托马斯开始在网上搜索并发现了一些被称为记忆增强剂的补剂。他认为这些补剂是没有坏处的，如果还对大脑健康有好处，则是值得付出努力和代价的。每一款补剂都声称自己的产品是基于"研究"制成的，但托马斯并没有查看任何来源。他的一个朋友也向他推荐了自己通过商业广告了解到的补剂。这款特殊的补剂被包装成供亿万富翁使用的保健品，在一些杂志中还被描述为一种"革命性"的脑力丸。它含有配方特殊的脂肪酸和一种罕见的南美超级食物粉末。托马斯决定将这款补剂添加到自己的服用列表里，其他补剂还包括维生素 A/C/D/E/K 以及 B 族复合物；铁、铜及其他矿物质；色氨酸、左旋肉碱、磷脂酰丝氨酸以及其他用于改善记忆力的所谓的天然抗氧化剂。起初，他精力充沛，能够集中精力，但一个月后他开始感到紧张不安。他很难入睡，夜尿频多。他也有消化不良和胃痛的问题。起先在注意力方面获得的些许改善也已消磨殆尽。

托马斯来见艾伊莎那天似乎非常焦虑。他告诉艾伊莎，父亲患病后他不再信任医生和医院。医生们没能让他父亲的病情发生任何改善，托马斯担心自己也会走向同样的结局。然而，他的妻子还是说服了他去检查身体，弄清楚他为什么健忘。艾伊莎向他保证，她会尽最大努力找出他的症结所在。

血液检查表明，托马斯的胆固醇虽然偏高，但仍然处于正常范围，可是他的C-反应蛋白和同型半胱氨酸（二者都是炎症标志物）非常高。与上次测量相比，他的血压已经上升了12%。他的神经心理学测试结果是正常的，但他在注意力和复杂执行功能中的表现"几乎不正常"。检查结果还显示托马斯患有胃溃疡。

艾伊莎研究了他服用的"革命性"脑力丸，发现其主要成分是咖啡因（含量相当于5杯咖啡）。这款补剂中还含有大量的银杏叶提取物。几乎可以肯定，托马斯的神经过敏、睡眠问题以及胃痛是药丸中大量的咖啡因导致的。艾伊莎敦促他停止服用补剂，并且开始打理他的饮食。

艾伊莎向托马斯解释说，只要饮食得当，他不仅会摄入对身体而言更容易吸收、更耐受的抗氧化剂，而且还能够自然地将胆固醇水平降低到不需要服用药物的程度。然后，艾伊莎向他展示了维生素的最新研究结果：虽然有一些小型研究发现某些微量营养素具有潜在的益处，但最近的一项荟萃分析显示，没有任何一种维生素或补剂对正常的大脑老化、轻度认知功能障碍或痴呆症有任何显著的影响。在托马斯的案例中，艾伊莎特别关注维生素的毒性。正如她告诉托马斯的，一些维生素和补剂可能是有害的。例如，大剂量的维生素E有时会导致肌肉无力、疲劳、恶心和腹泻，甚至会导致流血和中风。绿茶有益于大脑健康，但绿茶提取物会增加罹患肝癌的风险。维生素A会导致头晕、双重视野、头痛、易怒和极度混乱，维生素K则会影响血液凝固。进一步的测试表明，托马斯的维生素D水平偏高，这可能导致血液中的钙积累以及恶心、呕吐、食欲不振等症状。他的维生素 A 水平也很高。维生素 B_{12} 的水平虽然处于正常范围内，但已经是可接受的最低值了。

艾伊莎决定开一份维生素 B_{12} 补剂（每周 5 000 微克）和一份 ω-3 补剂，这两种微量营养素已被证明可在身体中协同作用以促进大脑健康。在最近的一项研究中，有 266 名轻度认知功能障碍患者在 2 年的研究时间内分别服用了高剂量的 B 族维生素或安慰剂。研究人员发现，当受试者血液中的 ω-3 脂肪酸浓度较低时，维生素 B 对认知衰退的治疗没有影响。但是对于那些 ω-3 脂肪酸处于正常范围的个体而言，维生素 B 则减缓了认知衰退的进程。在这项研究中，微量营养素之间是协同作用的，ω-3 的存在增强了 B 族维生素的作用。但情况并非总是如此。有时微量元素的吸收也存在竞争关系，比如即便稍稍过量的锰也会加剧铁的缺乏。主要的原因是微量营养素的关系非常复杂。我们目前没有足够多的研究来了解它们是如何被身体吸收并被大脑利用的。但是我们知道，营养的自然结合是至关重要的，而且天然食物要比药物中单独的维生素形式更重要。这就是天然的植物性饮食可以确保你获得所需要的营养和维生素的原因。

艾伊莎也告诉了托马斯，这些处方药物可能会对认知功能产生负面影响。例如，质子泵抑制剂（PPIs）是美国最常见的处方药物之一。质子泵抑制剂常用于治疗胃溃疡、消化不良、胃炎和胃酸反流，其药效机理就是降低胃部的酸性。虽然质子泵抑制剂可以改善许多患者的胃功能，但它也会将痴呆症的患病风险提升 40%。一些研究人员推测质子泵抑制剂会影响与 β-淀粉样蛋白斑块有关的蛋白质。尽管最近的一项荟萃分析对这种推论提出了质疑，但我们仍然相信，任何影响胃酸产生或改变胃肠道环境的药物一定会影响营养的消化和吸收，并最终影响大脑功能。

益生菌与大脑

伊朗最近进行了一项着眼于饮用富含乳酸菌属益生菌的发酵酸奶会产生的效果的研究。研究人员发现，饮用酸奶可在一年内减缓认知衰退。尽管这篇论文还没有被其他实验证实，但对于肠道微生物会直接影响大脑我们并不感到惊讶，因为我们知道身体的健康决定了大脑的健康。我们正在诊所里等待更明确的研究结果，从而深入了解这一重要的联系。

鉴于已知的研究结果，我们建议把重点放在天然食物而不是药物上。富含天然蔬菜纤维的植物性饮食可以提升肠道中健康细菌的水平。韩国泡菜及其他发酵蔬菜也是极佳的天然益生菌来源，并且不含酸奶及其他乳制品中的饱和脂肪和糖类。

他汀类药物可降低 LDL 胆固醇，在美国有超过 40% 的人在使用这种药物，但它也可能对大脑产生不利影响。尽管最近的一份指导方针声称，没有足够的证据表明他汀类药物会损害认知功能，但一些研究表明，短期和长期使用他汀类药物可能与受损的认知功能影响有关。他汀类药物可以系统地降低胆固醇，从而增强动脉并保护身体免遭心血管疾病困扰，但对大脑而言这却是个问题。胆固醇对于神经元髓鞘至关重要，并有助于神经冲动的传递。然而，他汀类药物会降低胆固醇的合成并干扰髓鞘的形成与运转。对于高血管疾病风险的患者而言，他汀类药物可能会降低阿尔茨海默病的患病风险，因为这种药物可以改善造成认知衰退的血管病理。但对于那些中年时没有血管疾病高危风险的普通人而言，胆固醇降低可以通过生活方式的改变来实现，所以我们相信选择生活方式医疗、摒弃药物治疗总是更加有益的。

托马斯承认，尽管做了许多研究，但他从未想过去研究医生开给他的药物。他还对微量营养素的讨论感到好奇，想要了解自己服用的药物中到底有多少对认知功能没有任何影响。在艾伊莎的指导下，他同意停止服用除维生素 B_{12} 和 ω-3 补剂以外的所有药物。

托马斯的饮食改善的确是个挑战。他没有充足的时间来准备健康的饭菜。事实上，他这辈子就没做过饭。他喜欢吃熟食三明治和大份的意大利面条。他还喜欢通心粉、奶酪和所有意大利肉酱面。平日里，他只吃这几样食物：三明治、薯条、碳酸饮料、意大利面和比萨。虽然意识到这些选择并不是最健康的，但他并没有动力去改善饮食。

关于药物和大脑的更多内容

下列药物也与认知衰退有关：

雄激素剥夺疗法：最新研究发现，雄激素剥夺疗法被广泛用于前列腺疾病（肥大和癌症预防）的治疗，这与阿尔茨海默病患病风险增加有关。

苯二氮䓬类药物：2016 年发表于《神经流行病学》（*Neuro-epidemiology*）的一项研究得出结论，用于治疗焦虑的苯二氮䓬类药物与痴呆风险显著相关。需要更多的研究来确定确切原因和机制。

抗抑郁药物： 这些常用药物也与认知障碍有关。然而，抑郁症的诊断可能会显著增加认知障碍的风险。因此，服用抗抑郁药物的决定应视情况分析，并且需要进一步的研究来理解这种联系。

如果你正在服用这些药物，一定要向医生询问是否存在认知方面的副作用。

艾伊莎决定依据托马斯的喜好列一张食物清单。她的目标是通过提问来扩大托马斯的饮食范围："如果没有比萨，你会选择什么？"她在寻找替代品，以便托马斯可以每周合理摄入三四次。这些菜品不仅要很丰盛，还得能在 20 至 30 分钟内准备好。她向托马斯解释说，除非去特卖餐馆和专卖店，否则很难找到他喜欢的食物的"健康版本"。但是，只要稍加练习，在家里准备食物也可以既简单又省时。最终，他们确定了 3 种主要的替代餐，每种餐品都不超过 10 种食材：

用扁豆辣椒代替比萨： 托马斯需要的所有食材仅仅是 3 种罐装豆类、香辛料和番茄酱（低钠，不含添加糖；见"食谱"一章）。

用健脑恺撒沙拉代替熟食三明治： 这款沙拉采用富含抗氧化剂的羽衣甘蓝和菠菜。托马斯不再去商店购买酱料，而是学会了用腰果和芝麻酱制作一款植物性的恺撒沙拉酱（均富含维生素 E 和其他矿物质），里面再掺上一点大蒜、柠檬汁和续随子。他不再食用油煎面包块，而是每周烘焙一次鹰嘴豆，并用其补充蛋白质（见"食谱"一章）。

用正念芝士通心粉代替通心粉和奶酪：即使对于托马斯这样的奶酪爱好者来说，白腰豆也是完美的奶酪替代品。在 30 分钟内制作好这道菜是很容易的（见"食谱"一章）。

艾伊莎还给了托马斯一份详细的杂货清单，这样他就可以轻松地购买每周需要的食材。她还拍摄了这些简单食谱的制作视频。托马斯同意对新计划做一番尝试。

几个月后，托马斯来复诊。他报告说，最初制作这些菜品花费的时间比他想象得长一些，但几周后，他就能在 20 分钟内全部完成了。他之前总认为需要使用特殊工具和设备，耗上很长时间才能做出美味佳肴，但是这个计划改变了他的想法。他承认自己确实喜欢艾伊莎给他的食谱，久而久之他已经能够远离肉类和奶制品了。他的炎症标志物现在已经降低到正常范围内，胆固醇药物的剂量也在 3 个月后减半，并且在 6 个月后完全戒除。就认知健康而言，他在工作时的注意力有了明显改善，此前的各种副作用也完全消失了。他刚刚参加了一项复杂的营销活动，这在 6 个月前是完全不可想象的。在再次进行的神经心理学测试中，托马斯的注意力和执行功能得分有了显著提高。这是我们第一次在注意力和饮食干预方面看到如此惊人的结果。通过引导托马斯食用天然食物、远离饱和脂肪和糖类并且优化补剂成分，我们很有可能避免了神经退行性疾病的发生。

总　结

营养是许多人的困惑之源，但它也是我们对抗阿尔茨海默病的最大资源。天然的植物性饮食已经一次又一次地在保护大脑抵御衰退和疾病上表现出了自己的实力，而且这同样有益于人体的整体健康。改变饮食习惯时，戒除精制糖是大家可以采取的最重要的措施之一。同样重要的是，要记住没有任何一种药物或补剂可以弥补长期的不良饮食。通过持续的努力，大家可以学会以健脑的方式进食。和往常一样，这又是一件设定清晰可达的目标并随着时间推移而不断进步的事情。

你的个性化营养方案

各位现在已经知道，营养是迄今为止最重要的生活方式因素。下面的营养方案将告诉你如何设计属于自己的健脑饮食计划，同时也为饮食长期变化的执行提供了建议与对策。请从下面的自我评估开始，并按照自己心里的特定目标、挑战和症状来逐渐完成这个计划。方案中涉及的所有菜谱都可以在书末所附的食谱中找到。

自我评估

对健脑饮食计划的设想进行评估，并找出可能有助于或阻碍你努力的因素。

设想：什么是理想的健脑饮食？新的饮食有助于缓解什么症状？你希望通过健脑饮食来达到什么效果？哪些食物对你来说是最难从饮食中去除的，但是去除这些食物又能获得哪些好处？

优点：有哪些优点和资源可以帮助你完成设想？

缺点：你的设想有哪些障碍？

1. 你将如何受益于更好的营养？

示例：我的血压会降低。我的胆固醇和血糖水平将会降低。我的短时记忆能力会提高。我会更容易集中注意力。我会有更多的精力。

2. 哪一方面是你最需要努力的？

示例：我想消灭油炸食品。我需要多吃水果和蔬菜。我想少吃肉。我需要清理我的食品储藏室并补充更健康的食物。我需要一些新的食谱，这样我就能学会更健康的烹饪方法。我需要想出一个在餐馆和聚会上吃得健康的计划。我想在工作时吃上健康午餐。

3. 有哪些障碍可能阻碍你吃得更健康？

示例：我的配偶会在冰箱里放冰激凌。我旅行时会被迫每周在餐馆吃几次饭。我经常匆匆忙忙吃东西，而且没有健康选项。我很难在聚会上拒绝食物。我家附近没有保健食品店或合作商店。

4. 什么能帮你吃得更健康？你有哪些资源？

示例：我可以在晚上准备一份健康早餐。我的配偶可以和我一起去杂货店购物，帮我找到健康的食物。我可以带上健康午餐去上班。我可以成批地准备蔬菜，这样每顿饭都可以方便食用。我可以在附近找到价格合理的新鲜农产品。

5. 谁能帮助你？怎样帮助？

示例：我的配偶愿意和我一起努力。我的几个同事都对健康饮食很感兴趣。我常去的教堂里有一个健康饮食小组。我发现互联网上的论坛中有很多人分享食谱和策略。

6. 你打算什么时候开始？

我们的建议：尽快开始，但一定要确认好资源并做好成功的准备（例如清理食品储藏室，或者自带午餐以避免去吃自助餐厅的食物）。选择一个非假期、非重大节日的日子来开始新的营养计划。当你想要开始重大的生活变化时，那些事件会带来巨大的挑战。

清理好冰箱、储藏室，还有你的胃！

努力消灭和替换

甜食：戒除所有甜食、含糖糖浆、普通汽水或无糖汽水、加工果汁（不含果肉或纤维）、冰激凌和其他冷冻甜点。

替换成不会激增血糖的赤藓糖醇、甜菊糖、苹果酱或整枣。尝试用对大脑有益的巧克力曲奇（见"食谱"一章）作为替代甜点。

加工垃圾食品：加工食品经过改良，所以其中的有益成分减少而有害成分增多。这些食物通常富含盐、糖和饱和脂肪。正如迈克尔·波伦（Michael Pollan）所说："如果是来源于植物就吃；如果是来源于工厂就别吃。"

替换成坚果、新鲜水果、豆酱和蔬菜片等休闲食品。

含糖谷物：扔掉所有每份含糖量超过 6 克的谷类食品。

替换成苋属燕麦粥（见"食谱"一章）。

饼干、蛋糕、麦片条和烘焙包装食品：这些食物含有大量的糖、盐和饱和脂肪，通常纤维含量低、热量高并且缺乏营养。

替换成蓝莓酥（见"食谱"一章）。

薯片、饼干和其他咸点心：这些食物富含钠和不健康的脂肪。再次强调，如果你喜欢脆脆的零食，请找到更健康的替代食品。

　　替换成不含饱和脂肪的低盐蔬菜脆片（比如羽衣甘蓝和大蕉片）、脆烤水果片或鹰嘴豆三明治（见"食谱"一章）。

　　奶油爆米花：这些产品的钠和饱和脂肪含量惊人。最好选择不加黄油和盐的爆米花。

　　替换成不含黄油和盐的新鲜爆米花，佐以干欧芹和大蒜粉（或任何干草药或香料）。

　　加工的白面包产品：你的食品储藏室不应该含有任何非"100%全麦"或"100%谷物"的食物。全麦意味着小麦并未经过碾磨和提炼，仍然含有胚乳、麸皮等所有组成部分并且富含维生素、矿物质和纤维。"100%谷物"意味着该产品是由大米、大麦、燕麦、小麦等非精制谷物制成的。只要保证100%谷物，这些谷物就都是健康的（纤维可以预防中风和痴呆症）。要警惕"100%小麦"等标识，这意味着该产品可能包含精制小麦；"五谷"意味着该产品含有一种以上的谷物，但仍有可能是加工精制而成；"有益心脏健康"通常意味着饱和脂肪和钠含量较低，但并不代表面包或烘焙食品没有经过加工。

　　替换成100%全麦面包。

　　奶制品和鸡蛋：扔掉牛奶、冰激凌、酸奶、奶酪、鸡蛋（没错，鸡蛋也不行，一只鸡蛋含有高达235毫克胆固醇，这已经超过每日上限）、奶油及含奶油食品、沙拉酱（全脂或低脂）以及任何其他奶制品。用质地和口味类似的坚果奶／豆奶、坚果奶酪或不含牛奶和鸡蛋的蛋黄酱代替。

替换成姜黄煎豆腐（见"食谱"一章）、柠檬芝麻酱（见"食谱"一章）和健脑恺撒沙拉（见"食谱"一章）中的恺撒酱。

肉类、加工肉制品和家禽：冰箱里不应该为这些东西留下任何空间，因为它们富含饱和脂肪和硝酸盐。鱼类是一种更好的蛋白质来源，因为鱼肉含有 ω-3 脂肪酸，可以减少大脑及全身的炎症。然而，养殖鱼类和大型食肉鱼类中的汞、多氯联苯及其他对大脑有毒的污染物含量很高。因此，如果你一定要吃鱼，我们建议你减少旗鱼、长鳍金枪鱼、大比目鱼、龙虾、红鲷鱼、马鲛鱼、梭子鱼、马林鱼、鲈鱼等大型鱼类的摄入，选择食用污染较少的野生养殖小型鱼类，比如沙丁鱼、鲑鱼或凤尾鱼。藻类 DHA 及 EPA 补充剂也是不错的植物性 ω-3 脂肪酸来源。

替换成豆类、豆腐、豆豉或面筋，或者尝试胡桃南瓜豆馅玉米卷饼（见"食谱"一章）或甜椒花椰菜饭（见"食谱"一章）。

酒精饮料：一些研究发现饮酒可能对认知有好处，但这些说法往往被夸大了。那些经常在社交场合饮酒的人之所以可能有更好的认知功能，不是因为葡萄酒中的白藜芦醇或其他成分，而是因为饮酒通常是在社交环境中进行的，这种环境既能锻炼大脑，又能减轻压力和焦虑。通常而言，酒精对大脑有害。在任何情况下都不应大量或持续地摄入酒精。每周喝两杯葡萄酒是很好的经验之谈，但是如果你遇到严重的记忆问题，或者正在服用与酒精混合后会产生副作用的药物，我们建议你完全戒酒。

替换成药草茶、绿茶以及水果茶。

神经元计划营养谱

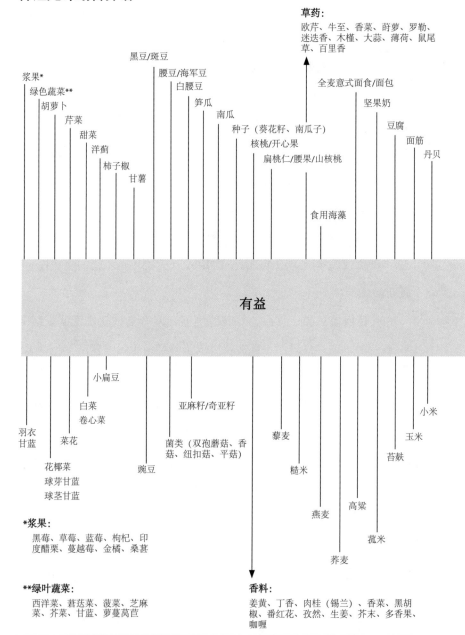

草药：
欧芹、牛至、香菜、莳萝、罗勒、迷迭香、木槿、大蒜、薄荷、鼠尾草、百里香

黑豆/斑豆
腰豆/海军豆
白腰豆
笋瓜
南瓜
种子（葵花籽、南瓜子）
核桃/开心果
扁桃仁/腰果/山核桃
食用海藻

浆果*
绿色蔬菜**
胡萝卜
芹菜
甜菜
洋蓟
柿子椒
甘薯

全麦意式面食/面包
坚果奶
豆腐
面筋
丹贝

有益

小扁豆
白菜
卷心菜
亚麻籽/奇亚籽
小米
玉米
羽衣甘蓝
菜花
菌类（双孢蘑菇、香菇、纽扣菇、平菇）
藜麦
苔麸
花椰菜
球芽甘蓝
球茎甘蓝
豌豆
糙米
燕麦
高粱
菰米
荞麦

*浆果：

黑莓、草莓、蓝莓、枸杞、印度醋栗、蔓越莓、金橘、桑葚

**绿叶蔬菜：

西洋菜、碧菈菜、菠菜、芝麻菜、芥菜、甘蓝、萝蔓莴苣

香料：

姜黄、丁香、肉桂（锡兰）、香菜、黑胡椒、番红花、孜然、生姜、芥末、多香果、咖喱

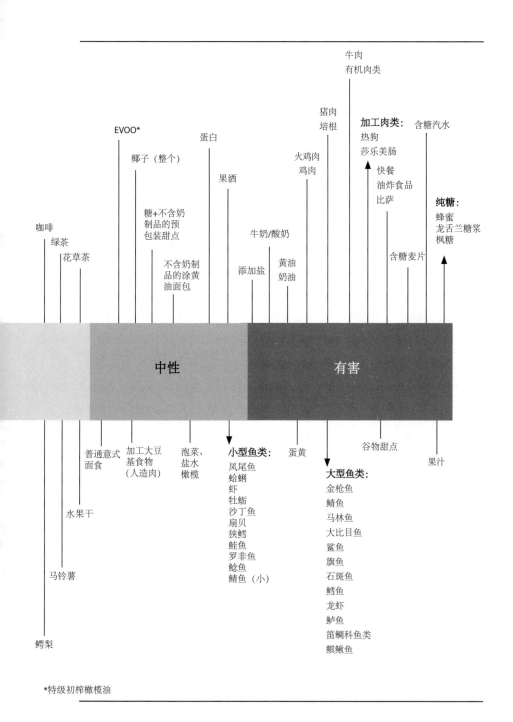

牛肉
有机肉类

猪肉
培根

EVOO*

蛋白

加工肉类：
热狗
莎乐美肠

含糖汽水

椰子（整个）

火鸡肉
鸡肉

快餐
油炸食品
比萨

纯糖：
蜂蜜
龙舌兰糖浆
枫糖

果酒

咖啡
绿茶
花草茶

糖+不含奶
制品的预
包装甜点

牛奶/酸奶

不含奶制
品的涂黄
油面包

添加盐

黄油
奶油

含糖麦片

中性

有害

普通意式
面食

加工大豆
基食物
（人造肉）

泡菜、
盐水
橄榄

小型鱼类：

凤尾鱼
蛤蜊
虾
牡蛎
沙丁鱼
扇贝
狭鳕
鲑鱼
罗非鱼
鲶鱼
鲭鱼（小）

蛋黄

谷物甜点

果汁

大型鱼类：

金枪鱼
鲭鱼
马林鱼
大比目鱼
鲨鱼
旗鱼
石斑鱼
鳕鱼
龙虾
鲈鱼
笛鲷科鱼类
鱚鳅鱼

水果干

马铃薯

鳄梨

*特级初榨橄榄油

罐装汤和杯面：一份这样的食物含有一天应摄入的钠含量！如果你一定要食用经加工的汤类，请选择每份钠含量不超过 300 毫克的商品。

替换成番茄浓汤（见"食谱"一章）。

热带油（椰子和棕榈油）：这些油富含饱和脂肪（椰子油含有 92% 的饱和脂肪；棕榈油含有 50% 的饱和脂肪）。

替换成特级初榨橄榄油、红花籽油或葵花籽油。

努力增加

各种新鲜和冷冻蔬菜

洋蓟、芦笋、柿子椒、西蓝花、球芽甘蓝、卷心菜、胡萝卜、花菜、芥菜、青萝卜、玉米、黄瓜、茄子、生姜、大蒜、草药（香菜、欧芹、迷迭香、薄荷、奇亚、香葱）、羽衣甘蓝、菌类、豌豆、洋葱、绿叶蔬菜、菠菜、笋瓜、甘薯、番茄、山药、西葫芦

新鲜和冷冻水果

冷冻水果有时会更好，因为它们在成熟时采摘、防腐剂少且保存时间长。但请确保其中不含添加糖。我们将这些水果按糖含量由低到高排列。糖尿病或高血糖患者应选择低糖水果。

鳄梨（没错，这是水果！）、各种浆果（尤其是蓝莓、黑莓等深色浆果）、柠檬、酸橙、木瓜、西瓜、水蜜桃、油桃、苹果、李子、柑橘、猕猴桃、梨、菠萝、葡萄、香蕉、杧果

豆类和扁豆

（购买罐装豆类时最好选择不含添加盐或低钠的，生豆尤佳）

黑豆、豇豆、白腰豆、鹰嘴豆、蚕豆、腰豆、扁豆、海军豆

其他罐装食品

洋蓟（含水、低钠）、番茄酱（低钠）、荸荠、整个番茄

无糖非乳制植物奶

杏仁奶、腰果奶、麻籽奶、燕麦奶、米糊奶、豆奶

100% 全麦面包、薄玉米饼、意式面食

糙米、藜麦、100% 全麦

非转基因有机豆腐

100% 全谷物麦片

干小麦、粗碾粉、粗燕麦

全谷物

大麦、糙米、卡姆小麦、藜麦、粗燕麦、小麦粒

种　子

奇亚籽、亚麻籽（整株或地上部分）、南瓜子、葵花籽

坚　果

（无盐的生坚果或烤坚果）

扁桃仁、巴西坚果、腰果、榛子、夏威夷果、开心果、山核桃、核桃

有益于大脑健康的油类

鳄梨油、菜籽油、葡萄籽油、橄榄油、红花油、葵花油

低热量的植物性甜味剂

枣糖（整枣的干粉）、赤藓糖醇、甜叶菊

总之，要减少含有太多成分的食物，尤其是那些你都叫不出来名字的添加剂。尽可能食用天然食品。

杂货店购物小贴士

1. **准备好购物清单：** 购物前千万带上它！参照上面的食品列表和本书后的食谱来计划你一周的饮食。

2. **快进快出：** 不要逗留，不要花时间去推理一片博洛尼亚香肠会不会杀死你。在诱人食物的包围下，人很容易（几乎不可避免地）变得不理智。计算好你要花多少时间才能找全清单上的项目，不要多待一分钟。

3. **不要空腹购物：** 饥饿时，你更有可能购买高热量 / 高脂肪 / 高糖 / 高盐的食物。

4. **请一位值得信赖的朋友陪伴你**：他能保证你对自己负责。

5. **最先去生鲜区**：当你的购物车里装满了五颜六色的蔬菜和水果时，你会很有成就感，不那么容易再买垃圾食品。

6. **避开零食货架**：眼不见为净。

10 则餐馆就餐小贴士

1. 喝水、未加甜味剂的茶或咖啡。

2. 选择大份的蔬菜或植物性食物，如烤蔬菜、豆类菜肴或沙拉。尽可能避免吃肉。寻求蘑菇、豆腐或豆类等替代品。

3. 请服务员不要在菜肴中加奶酪。

4. 选择橄榄油、醋或柠檬作为调料。如果没有这些，请服务员把调料放在一旁。这样你就可以少食用一些了。

5. 远离沾满奶油酱和肉汁的食物。

6. 点餐时选择蒸、烤或煮制（而非油炸）的食物。

7. 选择糙米或全麦意式面食来代替白米和普通意粉。在三明治和食物卷中选择用全麦面包或全麦玉米饼来代替白面包或普通玉米饼。

8. 选择小份或中份的菜品。一定要吃主菜吗？选择点两三份配菜也可以吧？烤或炒的蔬菜、大米、豆类都是不错的选择。

9. 甜点选择新鲜水果。请餐厅不要额外加糖。

10. 提前打电话。了解后厨是否可以修改菜单内容。询问厨师用的是哪种油。大多数餐馆都愿意用橄榄油代替黄油，或者推荐不含油脂或饱和脂肪的菜品。

有益于大脑健康的最佳零食

1. 最好的零食是水果和蔬菜。保证冰箱里总是有切好的水果和蔬菜，并放置在密闭容器里。

2. 食用鹰嘴豆泥、豆酱、蔬菜调味酱和果泥。它们可为蔬菜片增加不错的风味。

3. 可以定期享受添加了赤藓糖醇的冰 / 热绿茶或咖啡。

4. 一把坚果或种子。

旅行用餐小贴士

1. **预订带冰箱或者小厨房的旅馆房间**：在冰箱里放上水果、蔬菜、坚果牛奶和鹰嘴豆泥。也买些低钠的坚果、谷类和干豆汤。

2. **简单的酒店早餐**：添加杏仁牛奶、浆果和香蕉的燕麦片或谷物麦片。

3. **简单的酒店午餐或晚餐**：用咖啡壶中的热水制作干豆汤（高植物蛋白、低钠、不含胆固醇和饱和脂肪）。加入柠檬、一把绿叶蔬菜、辣酱来调味。

4. **简单的零食**：机场甚至加油站都可以买到坚果、水果和胡萝卜。

5. **有疑问时**：避免吃肉类以及含糖的加工食品，并尽可能提前做好计划。

常见障碍

缺乏获得健康食品的渠道：提前做好计划。不要等到饿着肚子时才发现没有健康食物可吃。随身带些芹菜杆、小胡萝卜、苹果或一把坚果还是很容易的。

不方便（制作健康饮食确实很复杂、很难计划）：健康饮食比你想象的简单得多。你可以用更少的材料做出可口的饭菜。新鲜的农产品、豆类、坚果和全谷物可以用来做许多不同的食物和小吃。

诱惑：我们的整个大脑都是以食物为奖励的。饮食变化对任何人来说都不容易，但是成功改变饮食习惯的人会提前做好计划。诱惑源于计划不周。保证手边就有健康食品。你可以在厨房柜台上吃一碗新鲜水果，或者带一份健康午餐去上班，这样你就离成功不远了。

盲目迷信饮食噱头：千万不要被时尚饮食或超级食物骗了！让健康饮食成为一种有趣的可持续生活方式才是正解。

关于营养的个体观

我们让健康饮食更加便捷

我们的宗旨是：计划，计划，计划。以下就是一天的理想饮食规划：

理想的一天始于前一天晚上！等孩子们上床睡觉后，我们总是会来到厨房。我们在工作日很繁忙，所以会提前做好早餐和午餐。在吃完晚饭后计划和准备第二天的饮食非常重要。饿着肚子做出的计划可能导致你做出不健康的选择。

早餐：我们会在晚上准备好燕麦片，这样早上加热起来很容易。我们喜欢加上蓝莓、一茶匙杏仁奶油和一包甜叶菊，以增加少许甜味。其他常见早餐还有斯佩尔特小麦煎饼加奇亚浆果酱（见"食谱"一章）和健康蓝莓松饼（见"食谱"一章）。

早茶：一把坚果或水果。一些松脆的零食对医院里忙碌的上午很有帮助。

午餐：我们前一天晚上会做好鹰嘴豆三明治（见"食谱"一章）。它快速、简单、美味。其他常见午餐有黑豆生菜汉堡加墨西哥辣椒酱（见"食谱"一章）和健脑恺撒沙拉加烤鹰嘴豆面包块以及坚果帕尔玛干酪（见"食谱"一章）。

下午茶：一个苹果，或鹰嘴豆泥加胡萝卜条。过去我们有时会忽略下午茶，但到了下班回家的路上，我们就更容易开车去不健康的餐馆吃晚餐。在下午3点左右来份下午茶很容易解决这个问题。

下班后：这是一段关键时期，我们必须为成功而努力。下班后我们总是又累又饿。如果没有提前准备好的健康食品，我们就会吃一些令自己后悔的东西。你要了解自己的薄弱点，而下班后的疲惫感就是其中之一。正因为如此，我们总是在冰箱里放好洗净的生菜以及番茄、黄瓜、青椒、洋葱等蔬菜片。调料很简单：盐和胡椒粉，或坚果/种子制成的酱料，比如柠檬芝麻酱调料（见"食谱"一章）。迪恩意识到他以前不喜欢沙拉的原因是生菜的叶子太大，但他喜欢吃切碎的绿叶蔬菜和其他蔬菜。这看起来是一个小细节，但是在创立健康模式时，小细节会产生大影响。我们会填满大号的沙拉碗，一起在下班后享受这份健康、令人心满意足的食物。这是一个在饮食中添加更多蔬菜的好方法。

晚餐：大约2小时后，我们全家会一起吃晚饭。我们一起做健康食品、讲故事，有时也会边看视频边讨论。对我们来说，吃饭是一个聚在一起放松的机会，我们可以互相支持、一起努力来引导健康的生活方式。我们最喜欢的晚餐菜肴包括健脑佛陀碗（见"食谱"一章）和西葫芦意面加红扁豆酱（见"食谱"一章）。

甜点：我们保证睡前 3 小时不吃东西。每当想吃甜点时，我们就会吃一些新鲜的浆果或一块低糖的黑巧克力。

我们提前为分心的事做好准备

其中一个主要的诱惑就是家庭聚会。家庭聚会，尤其是节假日时的聚会，会激发非常强烈的情感。这些情感无论是积极的还是消极的，都会增加我们屈服于不健康饮食，去吃那些可能损害健康的食物的风险。我们俩都在有聚餐传统的家庭中长大，而不健康食物也一直伴随着我们。迪恩的家人会吃鹿肉、兔肉或在弗吉尼亚州夏洛茨维尔的家庭旅馆附近能够捕到的任何食物。配菜则包括淋有多脂奶油的土豆泥、新鲜出炉的白面包、蔓越莓糖干以及精心制作的奶酪拼盘。艾伊莎的家人则专注于甜食：糖果、带奶油糖霜的蛋糕，特别是巧克力。我们知道，没有什么比和家人一起庆祝节日并且享用各种颓废食物更令人难忘的回忆了。如果没有组织和计划，是不可能克服这种感官记忆的。以下就是我们令健康饮食计划得以保持完整的家庭聚会小秘密：

参加聚餐前先吃些东西：不饿时，你更容易控制自己。

寻找支持：我们相互依赖。当迪恩拿起一份堆得老高的奶酪意大利面条时，艾伊莎就站在他旁边悄悄提醒他为什么要选择健脑的饮食。当蛋糕和饼干出现时，迪恩也会这样支持艾伊莎。他知道甜食是她的弱点之一。

每周营养计划

为了享用一整周有益于大脑健康的美味食物，请享受这份食谱（部分做法见"食谱"一章）和简单的零食吧。

星期一

早餐：
· 苋属燕麦粥
· MIND 冰沙
· 咖啡加杏仁奶或茶

早茶：
· 鹰嘴豆泥加蔬菜（胡萝卜、生菜、水萝卜）

午餐：
· 番茄浓汤
· 鹰嘴豆三明治

下午茶：
· 苹果片和花生酱

晚餐：
· 健脑佛陀碗佐柠檬芝麻酱调料
· 浆果（或者任何应季水果）作甜点

星期二

早餐：
· 姜黄煎豆腐
· 咖啡加杏仁奶或茶

早茶：
· 核桃和葡萄

午餐：
· 扁豆辣椒

下午茶：
· 梨片和杏仁酱

晚餐：
· 花椰菜牛排佐双孢蘑菇
· 甘薯泥
· 猕猴桃和葡萄（或者任何应季水果）作甜点

星期三

早餐：
· 健康蓝莓松饼
· 咖啡加杏仁奶或茶

早茶：
· 甘蓝脆片

午餐：
· 健脑恺撒沙拉加烤鹰嘴豆面包块和坚果帕尔玛干酪

下午茶：
· 杏仁和葡萄

晚餐：
· 正念芝士通心粉
· 应季水果作甜点

星期四

早餐：
· 斯佩尔特小麦煎饼加奇亚浆果酱
· 咖啡加杏仁奶或茶

早茶：
· 蒸毛豆

午餐：

· 黑豆生菜汉堡加墨西哥辣椒酱

下午茶：

· 枸杞和夏威夷果

晚餐：

· 甜椒花椰菜饭

· 蓝莓卡姆小麦沙拉

· 应季水果作甜点

星期五

早餐：

· 巧克力奇亚布丁

· 咖啡加杏仁奶或茶

早茶：

· 香蕉和杏仁酱

午餐：

· 烤胡桃南瓜和球茎甘蓝沙拉

下午茶：

· 榛子和黑巧克力

晚餐：

· 胡桃南瓜豆馅玉米卷饼

· 应季水果作甜点

星期六

早餐：

· MIND 冰沙

· 咖啡加杏仁奶或茶

早茶：

· 鹰嘴豆泥加蔬菜（胡萝卜、生菜、
  水萝卜）

午餐：

· 地中海健脑碗加烤甘薯鹰嘴豆、姜
  黄灌藜麦、柠檬芝麻花草酱

· 奶油甜豆汤

下午茶：

· 杏仁和黑莓

晚餐：

· 烤金丝南瓜佐意粉酱 / 坚果帕尔玛
  干酪

· 葡萄酒

甜点：

· 健脑巧克力曲奇饼干

星期日

早餐：

· 健康蓝莓松饼

· 咖啡加杏仁奶或茶

早茶：

· 榛子和浆果干

午餐：

· 双孢蘑菇牛排加阿根廷香辣酱

下午茶：

· 姜黄奶

晚餐：

· 烤蔬菜千层面

甜点：

· 蓝莓脆片

带一些可以与大家分享的健康美味食物：我们总是带一些我们最喜欢的植物性菜肴，这样我们就知道自己会有一些健康食物可以吃。多年来，我们欣喜而惊讶地见证了家庭文化的发展。当然，现在的聚餐仍然很颓废，但是已经增添了更多的蔬菜和新鲜水果。我们甚至还会举行一些比赛看谁可以做出美味、健康的经典家常菜。

聚会是为了家庭：我们要记住，精心准备这些饭菜就是为了享受和亲人在一起的时间。

我们及时更新知识

尽管大家已经公认健康饮食的基础就是天然、植物性、不含胆固醇、低糖和低饱和脂肪的食品，但是营养和生活方式领域的科学研究仍旧发展得很快。你如果仍然遵循小时候养成的饮食习惯，则该做些调查了。不要被饮食宣传的噱头欺骗或盲目接受别人向你宣扬的观点。请寻找已被验证的科学研究并利用你学到的东西不断地改进饮食。

第 4 章

锻　炼

　　杰瑞坐在迪恩的办公室里，两只手谨慎地放在膝盖上。他的妻子罗斯正在念本子上记下的他的漫长病史。迪恩询问杰瑞的年龄。他沉默了好一会儿，眯起眼睛，仿佛根本没有听到这个问题。停顿了很长一段时间后，他才做出回答。

　　杰瑞 54 岁，非洲裔美国人，体重超重。他最近刚被初级保健医生诊断出血管性痴呆症，在最初就诊时，迪恩可以看出杰瑞和罗斯都很痛苦。随着访问逐渐深入，迪恩得知杰瑞在一家保险公司工作，大部分时间都坐在办公桌前。杰瑞说自己的工作重复性很强，这么多年来他已经感受不到挑战性了。他和罗斯都在离家很远的地方工作，因为通勤时间太长，所以很少有机会做饭。他们每周至少吃一次快餐，自己做饭时也总是烹饪大量的肉。他们俩都不运动。

　　据罗斯说，杰瑞的思维在过去的几个月里变得更加迟缓：他努力想要记住名字和回答问题，但罗斯只看到他望天发呆、一脸迷茫，这和迪恩那天早晨在诊所里观察到的表现一致。在妻子描述症状时，杰瑞身体一僵。他试图淡化妻子所说的话，但他承认自己也注意到了变化。

"我只是反应慢了，"他说，"一切都很慢，甚至移动起来也慢。"杰瑞感觉时间似乎在不知不觉中就流逝了。他会有几个小时不知道发生了什么事情或自己去过哪里。这是痴呆症早期患者的一种常见症状，信息向大脑处理中心传递的过程中发生了延迟，即认知滞后。对杰瑞这种具高血压、高胆固醇等血管性风险因素的患者来说，这种滞后的后果更严重。和朋友一起玩纸牌游戏时，杰瑞第一次注意到了这个问题。他发现自己在做决定这方面落后于人。他看着纸牌但动作很慢。他的朋友会拿他的反应迟钝来开玩笑，但最近他开始感到难为情了。对于许多表现出痴呆症早期症状的人来说，这种认知滞后在社会环境中引发了不和谐因素，并迫使他们退出社交。

杰瑞的身高体重指数为 35，这意味着从临床上讲，他是肥胖的。身高体重指数低于 18.5 被认为体重过轻；18.5 至 24.9 表示正常；25 至 29.9 为超重；30 至 40 为肥胖；40 以上被认为是病态肥胖。杰瑞的脑部磁共振成像扫描显示其白质发生了病变，这意味着持续性高血压或高胆固醇或两者兼有的风险，而且他还有腔隙性梗死的轻度中风病史。而 FDG-PET 脑部扫描则使用氟脱氧葡萄糖来识别受损组织，这项检查结果显示杰瑞的前部海马和皮层下区域存在代谢减少的片状区域，这两个区域对于记忆能力和信息处理速度来说非常重要。脑部扫描的图像显示杰瑞患有轻度血管性痴呆症。目前仍没有证据显示杰瑞患有甲状腺疾病或存在其他会导致认知能力下降的缺陷。尽管他的血压和胆固醇在过去一段时间都有所提高，但现在还在接受药物治疗。即便如此，他的认知能力仍在继续恶化。迪恩知道，生活方式才是引发杰瑞症状的主要因素。

"有什么药物能帮助我吗？"杰瑞在就诊中问道。迪恩告诉他，我们确实有一种药物能增强、优化大脑的免疫系统，并切实增加最重要的记忆结构的大小，这种药物还能增加大脑中的神经营养因子，继而促进新的脑细胞生长并加强已有细胞之间的联系。这种药物可以减轻焦虑和抑郁，降低身高体重指数和糖尿病患病风险，甚至还有助于睡眠。杰瑞前倾身子，眼中充满了希望。迪恩说，这种药物还可以减少脑脊液中的淀粉样蛋白以及阿尔茨海默病的患病概率，可谓立竿见影。

"这是什么药物？"杰瑞问道。罗斯也把笔记本翻到了新的一页。

"锻炼。"迪恩说道。杰瑞脸色一沉，又靠回了椅背。和我们的许多患者一样，杰瑞习惯于开处方药。他认为锻炼是一件健康的事情，但他很难认可这会对困扰他的认知症状产生影响。

"锻炼对身体的每个系统都至关重要，"迪恩告诉他，"尤其是你的大脑。我们并不应该整天坐在那里。我们应该多运动。"

问题就在于许多人的生活完全缺乏运动。很多患者多年缺乏锻炼，完全不知道该如何积极运动，尤其是他们的工作、居住地、作为成年人的诸多责任都不允许他们优先选择运动。每当尝试执行一项锻炼计划时，他们往往会被习惯性的选择和困难所压倒。我们告诉杰瑞（同时也是我们想和大家分享的是），锻炼并不应当成为一种负担。它可以很简单，甚至是很令人享受的。你只需学会让锻炼变得对你有帮助。

着手行为改变（比如执行锻炼计划）时，我们需要知道人类的大脑已经进化了几百万年。即时性是人类所有行为的驱动力。我们专注于生存。长期规划不是我们人类的一个强项，尤其在经受压力、紧迫感或欲望的时候。我们的大脑本来就适用于警惕躲在附近的树后面的剑齿虎，而不是弄懂如何在 5 年内系统地捕获该地区的所有剑齿虎。与之类似，如果你在清晨计划锻炼时感到疲倦，那么睡觉的欲望将超越你所有的良好意图、计划与战略。这就是我们为什么很难长期养成健康的习惯。我们总是容易受到眼前的欲望和收益的影响。诀窍就在于利用好直接收益并围绕其建立一个程序，本质上来说就是给予大脑它渴望的物质。直接收益必须是与个人相关、可衡量且可见的。对于我们的许多患者来说，这意味着他们需要理解锻炼能够减少和逆转认知衰退，并在家里显眼的白板上记录下自己的进展。每日成就有助于激励你坚持自己的计划。你也需要看到这些直接收益和长期目标之间的明确联系。我们与患者一同将他们的长期目标规划成可实现的小步骤：如果你想在 6 个月内跑完 8 千米，那么你应该在第一个月内先完成 1/10 的目标。一旦取得了这 800 米的成功，你就能继续加码，记录自己每天的进步。

寻找积极的情感联系是巩固新模式的另一种方式。病史了解得差不多时，迪恩得知杰瑞年轻时曾是一名运动员。他甚至还是大学篮球队成员，但大学毕业后，他完全放弃了体育运动，从那时起他就慢慢开始变胖，变得越来越不活跃。尽管杰瑞十分怀疑，但迪恩感觉到他很渴望恢复身体健康。杰瑞还记得强壮有力的身体是怎样的感觉。这种积极的记忆及其激活大脑多巴胺奖赏中心的方式正是帮助杰瑞恢复锻炼的一剂兴奋剂。围绕个人经历建立的成功将是杰瑞新计划的基础。

"我现在真的可以开始锻炼了吗？"在迪恩介绍每日锻炼计划的想法时，杰瑞提出了这个问题。他认为自己现在锻炼为时已晚，起不到多大作用。迪恩告诉他，虽然终身锻炼者总体上更加健康，但也有多项研究显示了晚年开始锻炼的好处。对于儿童和老年人来说，锻炼能促进执行功能（多任务、计划与自我控制）提升、脑容量增加以及认知能力提高。在生命早期开始锻炼的人似乎不太容易发生认知衰退，但在晚期重新开始锻炼的人要比那些从不锻炼的人健康得多。换句话说，什么时候开始都不晚。迪恩给杰瑞讲述了自己在加利福尼亚大学圣迭戈分校遇到的一位患者的故事，他是一名退伍军人，在 50 岁时开始跑马拉松并一直坚持到 90 多岁。只要不断进步并确立好明确的长期目标，任何事情都是有可能的。

我们所谓的"正常老去"

我们在罗马琳达大学的同事埃尔斯沃斯·韦勒姆（Ellsworth Wareham）博士直到 95 岁时仍在参与心脏手术。戴安娜·奈雅德（Diana Nyad）在 64 岁时从古巴游泳到佛罗里达州，打破了人类纪录。现在人们认为 60 岁，甚至 70 岁时跑马拉松是"正常"的。在过去的一个世纪里，我们对"变老"的预期发生了巨大的变化，而在过去的几十年里变化甚至更彻底。人类的能力（无论是身体能力还是心理能力）都在不断地被重新评估。在 60 岁、70 岁乃至 80 岁时仍能保持正常的生理功能是很了不起的，而即便到了晚年，大脑也能够蓬勃发展。

如果你已经有一段时间没有运动，并且已经屈服于中年或晚年的局限性，我们敦促你挑战自己。不要满足于"正常老去"的过时期望，不要盲目接受休止和衰退。通过微小增量进行有条理的改变，你的身体和精神将迎来惊人的收获。我们将以本章中的故事作证，而随后的个性化方案将告诉你如何具体开始锻炼。

但与此同时，迪恩意识到杰瑞有一些特殊的问题。他没有太多的时间锻炼，因为超重，他还存在平衡困难和膝盖疼痛的问题。他晚上总是很累，长期以来有着坐在心爱的躺椅上看最喜欢的电视节目的习惯。迪恩知道，这其中任何一个因素都很可能使杰瑞放弃锻炼计划——如果杰瑞的计划失败了，他可能永远也不会再次尝试生活方式干预了。因为多年维持着同一个不健康的模式，人们真的很难做出改变，因此我们已经设计好了生活方式方案。有效的生活方式干预必须考虑到患者独特的能力、资源、优势和局限性。大多数医生都会推荐饮食和锻炼计划，但却不了解其中的细微差别。他们从不教患者如何完成计划，而患者们的计划也总是失败。多年来，我们一直致力于差异化工作：我们采用能在患者生活中切实发挥作用的计划来帮助他们一步步取得成功。

以下是杰瑞的个性化锻炼方案：迪恩要求杰瑞和罗斯购买一辆斜躺自行车放在客厅里。杰瑞晚上总是在客厅里消磨时间，如果他能从躺椅转移到自行车上，就能方便地在家里锻炼。自行车的座位应当很舒适，这样能让杰瑞感到骑车至少和日常生活有点相似。起初罗斯对在生活空间里放置健身器材并不感兴趣，但迪恩明确表示，斜躺自行车就是杰瑞的救生索。这对他的身体和认知健康是绝对必要的，因此称得上是房子里最重要的家具。迪恩还为杰瑞制订了每天的详细锻炼计划。杰瑞每天晚上看电视时要慢踩踏板2个小时。每当他有精力时，就要做两组快速踏板，每组5分钟。他需要使劲踩踏并竭尽全力，但只需两次短促爆发。迪恩鼓励他至少在睡前3小时进行锻炼，以免难以入眠。如果一切顺利，杰瑞可以慢慢在每星期里将快速踏板的持续时间增加1分钟。让杰瑞在锻炼的过程中见证并感受到成功十分重要。

为此，迪恩要求杰瑞在白板上记录下他在家中锻炼的点滴进步，杰瑞也会在笔记本上记录下每组锻炼的感受。记录下这些进步能帮助杰瑞意识到自己的努力，而与迪恩分享记录能让他产生责任感，这也是行为改变的另一个关键因素。他们同意 3 个月后再次见面。

有氧运动

锻炼与大脑健康之间最明确的关系之一就是血液流动。大家都了解做有氧运动的感觉 —— 爬楼梯时心脏的跳动，早上散步时血液流过你的静脉，整个身体都生机勃勃、充满活力。有氧运动对心脏至关重要，对大脑也是如此。减少血液流动的行为（血管硬化、动脉斑块、高胆固醇、长时间不活动）都会降低认知功能，尤其是掌管短时记忆的大脑颞叶内侧区域。相反，促进血液循环的有氧运动则能维持大脑和整个身体的健康。许多研究表明，规律的有氧运动（即每周大约 150 分钟的中等强度活动，如健走等）可显著降低心血管疾病、Ⅱ 型糖尿病、高血压、高胆固醇、焦虑、抑郁以及肥胖症的患病风险，这些都是认知衰退的风险因素。

也有许多研究将有氧运动与认知健康直接联系起来。2010 年人们对 15 项研究、将近 34 000 份数据进行了一项荟萃分析，结果发现，高水平的体力活动可以将认知衰退的风险降低 38%，而中等强度锻炼的参与者发生认知障碍的风险也降低了 35%。里斯本大学的研究人员针对锻炼对 639 位老年受试者的影响展开了研究，这些受试者每 3 年接受一次认知能力和血管健康测试。他们发现锻炼者罹患认知障碍和痴呆症的风险降低了 40%，罹患血管性痴呆症的风险降低了 60%。起始于 1948 年的弗雷明汉纵向研究目前正在追踪第三代受试者，该研究证实每天健走能将晚年罹患阿尔茨海默病或其他痴呆症的风险降低 40%。在超过 18 000 名女性参与的另一项哈佛大学的研究中，研究人员发现每周 90 分钟的健走（大约每天 15 分钟）会延缓认知能力的衰退，并显著降低阿尔茨海默病的患病风险。如果老年人有散步的习惯，那么他们的脑容量和认知功能看起来都更好。

2016 年，一些新研究进一步阐明了有氧运动对大脑的影响。维克森林大学（Wake Forest University）的科学家们比较了伸展运动和高强度运动对轻度认知功能障碍患者的影响差别，在超过 6 个月的时间内，受试者每周有 4 天进行 45 分钟的锻炼。高强度运动即运动时受试者的心率达到最大心率的 70% 至 80%。结果非常令人震惊。在高强度运动组中，尽管受试者罹患阿尔茨海默病的遗传风险很高，但研究人员发现受试者的大脑额叶（专门用于计划、组织、判断和自我控制的大脑区域）血流增加、脑容量增加、执行功能改善，认知衰退的发生被有效防止了。另一方面，伸展运动组的受试者则遵循正常的痴呆症发展过程，他们面临着脑萎缩以及执行功能下降。该研究的主要结论就是锻炼应当是有氧和高强度的。你不能满足于正常速度的行走或只在房子周围"活跃"。只有高强度的有氧运动才能产生这些惊人的结果，这也在威斯康星大学威斯康星阿尔茨海默病研究中心的另一项研究中得到了证实。后者着眼于终生娱乐活动的影响，并发现职业活动和家庭活动并不会带来阿尔茨海默病生物标志物方面的改善。相比之下，慢跑和游泳则可以调节阿尔茨海默病的大脑变化。

血 压

中年时期的高血压与晚年时期的认知衰退明确相关。我们建议各位经常检查血压并密切关注其变化。如果你血压偏高、患有中度高血压甚至是临界高血压，则应服用药物来减少整个身体和大脑的血管损伤。药物治疗可以通过暂时放松血管来降低血压，这些血管在多年的不健康生活中早已因胆固醇积累和平滑肌损伤而发生硬化。问题就在于，药物只能缓解偏高的血压而没有解决任何潜在的问题。如果你不改善营养、（特别是）锻炼等生活方式，胆固醇将会继续积累，使得血管继续硬化和狭窄。你不得不服用两种药物来扩张血管，如果你仍然无法解决导致高血压的生活方式因素，那么最终没有任何药物能帮你维持正常的血液流动。与药物治疗相比，锻炼不仅能将血液泵入大脑，还能切实影响到造成高血压的潜在病理学。它甚至可以通过恢复血管、增加新血管生成所需的化学物质来逆转损伤。锻炼还能改善血压稳态，有助于整个循环系统的自然调节。这就是我们为什么总是要大家多锻炼——每个人都需要锻炼。血压高的人必须解决潜在的病理问题；血压正常的人也应该努力维持健康；而血压低（与晚年生活中的认知衰退有关）的人则需要增加大脑的血流量。

有氧运动的血管效应对于长期认知健康和阿尔茨海默病的预防至关重要，但这种运动也有其他已证实的益处。

加强大脑的连接性：随着年龄的增长，我们会逐渐损失神经元以及细胞之间的重要连接。但是，有证据表明有氧运动可以增强整个大脑的连接性——即便 90 岁高龄的老人也能实现这一点。加强大脑的连接性可以改善认知功能，预防痴呆症（特别是阿尔茨海默病）的发生。我们可以这样来理解这件事：想象一下去意大利旅行的情景，比如你正在那不勒斯品尝一块美味的比萨。这时你的大脑已经与这个记忆文件建立了一些联系，但在衰老的过程中，其中一处连接被微血管损伤（即小血管阻塞）隔断了，另一处连接又被淀粉样斑块隔断了。如果还有其他连接被隔断，你将永远忘记这段美好的回忆。这就是为什么随着不断老去，大脑多重连接会变得如此必要。有氧运动不仅能够增加连接数量，还能增强连接的强度。

改善白质的完整性：在大脑中，有数十条像高速公路一样连接起不同特定区域的通道。有些通道将海马（大脑的记忆中枢）与杏仁核（大脑的情感中枢）连接起来，有些通道则将海马、杏仁核与负责执行功能并解决问题的额叶连接起来。这些通道是由数以百万计的白质纤维组成的，它们连接起细胞体并促进了细胞体间的快速沟通。白质会受到淀粉样斑块的破坏，但研究表明，有氧运动期间的血流增加可以改善白质的完整性。整体效果则是实现不同大脑区域之间的快速、有效沟通。

促进大脑细胞的生长：一个多世纪以来，科学家们一直认为成人的大脑无法再形成新的神经元；也就是说，每个人出生时的神经元数量是固定的，在整个生命过程中，随着细胞的死亡，神经元数量会越来越少。人们认为心脏细胞也是如此。但我们现在已经知道，新心脏细胞的产生是可能的，而20世纪90年代的一项开创性研究则表明大脑细胞也能够再生。在海马等关键的记忆结构中，有氧运动与神经形成有着直接的关联。相比之下，卧床患者的海马则显示出了神经形成受到抑制的迹象。就大脑中新细胞的生成而言，锻炼可谓最重要的生活方式因素。

大脑虽然可以再生，但只能生长出有限数量的新细胞。然而，当你考虑到新细胞与其他神经元的连接时，就会发现有限数量的新细胞也会产生深远的影响。在细胞水平上，锻炼对整个大脑有着直接的影响：它可以促进神经元之间健康的新通道的形成，同时恢复神经元内已有的连接机制。

白质疾病

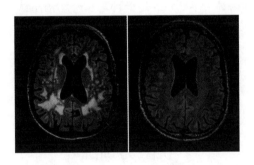

这两张图片展示了患有白质疾病的大脑（左）与正常大脑（右）的差异。患有白质疾病的大脑内部会发生白化，这表明白质（大脑内部的主要组织类型）受损。白质受损是由糖尿病、吸烟等生活方式风险引起的，这两种不利因素都会促进血管疾病和炎症发生，也会导致长期高血压，并损害向大脑提供氧气和营养物质的小动脉。白质疾病与血管痴呆症及其他痴呆症有关。已有证据证明，锻炼可以降低罹患白质疾病的风险，甚至在某些情况下可以实现逆转。

产生脑生长因子：生长因子是刺激现存细胞、促进脑细胞生长、维持成熟神经元健康的一类蛋白质。我们可以把生长因子看作神经元的肥料。有氧运动已被证明能增加大脑内脑源性神经营养因子的合成：一项研究表明有氧运动可将脑源性神经营养因子的水平提高 3

倍。有氧运动还能提高其他重要因子的水平，包括超氧化物歧化酶（SOD）、内皮型一氧化氮合酶（eNOS）、胰岛素生长因子-1（IGF-1）和血管内皮生长因子（VEGF），这些因子也可促进神经可塑性（脑细胞修复）和神经形成（新脑细胞形成）。

减少炎症：在一项针对 1995 至 2012 年间发表的 43 篇研究（涉及超过 3 500 名受试者）所进行的系统回顾和荟萃分析中，肯特州立大学的研究人员发现结构性的锻炼计划可显著降低血液中的炎症标志物。这些颠覆性的结果在锻炼仅 4 周后即可观察到。

提高 klotho① 水平：klotho 是一种与长寿和预防认知衰退有关的激素。加利福尼亚大学旧金山分校的研究人员发现，klotho 基因的携带者在多种认知测试中的表现更好。其他研究表明，健康成人进行仅 20 分钟的有氧运动后，klotho 水平就会发生提高。

抗阻力训练

尽管有氧运动的研究已经十分广泛，但也有研究表明抗阻力训练（使用杠铃来塑造和维持肌肉）能够对大脑功能产生积极的影响。虽然我们对于"举铁"的认识往往局限于"一种年轻人塑造完美体形的工具"，但考虑到抗阻力训练对身体和大脑的益处，实际上这种锻炼形式在中老年阶段更加重要。抗阻力训练可以减少骨质流失、保持肌肉、增加平衡并降低跌倒的风险（主要对象是老年人，尤其是认知衰退和痴呆症患者）。研究表明，腿部力量与良好的认知功能尤其相关，

① klotho 蛋白是一种重要的抗衰老激素，以纺织生命之线的希腊女神克洛索（Klotho）的名字命名。——译者注

这可能是因为腿部肌肉有助于血液在大脑中循环。你不用举起 25 千克的杠铃做深蹲来体验这种好处——只要扶着椅子做微蹲来加强腿部力量就能对大脑产生明显的积极作用。此外，进行力量训练的人会更强壮、更灵活，这使得他们能够在中老年阶段进行持续锻炼，并避开老年人锻炼的常见限制。

已经被科学证明的抗阻力训练积极作用包括：

改善白质：英属哥伦比亚大学的研究人员发现，坚持在 52 周的周期内每周进行 2 次抗阻力训练后，一组老年女性的白质病变有所减少，注意力有所改善。

增加生长因子：佛罗里达大学的研究人员发现，一个运动环节后，参加抗阻力训练的成年人血液中的脑源性神经营养因子水平增加了 98%。

改善额叶功能：在英属哥伦比亚大学的一项研究中，接受力量训练的受试者表现出的认知能力比接受伸展运动及常规健身的受试者更好。抗阻力训练对推理和注意力技能（额叶区域）的影响要大于对短时和长时记忆（内侧颞叶和海马区域）的影响。

改善血管健康：短期和长期的抗阻力训练都能改善全身动脉的健康，并在运动结束后持续很长时间。抗阻力训练显著降低了胆固醇斑块的形成，从而增加了大脑必需营养物质的供应。

炎症：血清同型半胱氨酸可导致炎症和继发的血管损伤。研究表明，在老年人接受 6 个月的高强度或低强度抗阻力训练后，该物质水平有所降低。

关于抗阻力训练的近期研究使我们进一步了解了这种运动方式对于认知衰退预防的帮助作用。发表在《美国老年医学协会期刊》（*Journal of the American Geriatric Society*）上的一项研究衡量了一组轻度认知功能障碍老年患者采用抗阻力训练计划（每周两三次，持续6个月）的效果。研究人员发现，将近47%的参与者在接受干预后达到了正常的认知评分，并且保持了18个月的时间。增强腿部力量能够非常有效地改善认知表现。另一项发表在《美国老年精神病学杂志》（*American Journal of Geriatric Psychiatry*）上的新研究发现，一项为期9周的力量训练与有氧运动综合计划，与单独的有氧运动相比可以实现更好的大脑功能。

———————

以上所有的研究结果以及我们在诊所里一直以来的观察结果都表明，常规锻炼可以说是一种在细胞水平上治愈大脑的强大方式，它可以增加大脑的力量和弹性，同时保证你的生活免受阿尔茨海默病的侵扰。如果你或亲人正在遭受认知损伤，开始一项锻炼计划就能即刻获得益处（甚至能逆转当前的认知症状）。本章结尾的个性化方案将为你提供将日常锻炼融入日常生活所需的所有信息。

锻炼的其他益处

对多种认知方式的涉及，能增加任何形式的锻炼带来的收益。这是我们在第7章"优化"中才会讲到的一点，但其主要思想就是同时激活多个大脑系统后，大脑会面临复杂、多模态的挑战，从而产生更强的连接和更大的弹性。试想一下在跑步机上行走和打篮球这类运动有何区别——后者能够加强你的反应能力、平衡能力以及手眼协调能力，还需要你记住不同的动作。仅仅是投球就需要调用视觉空间意识、注意力和运动控制。瑜伽则涉及特定肌肉群的意识，也会挑战平衡、呼吸和注意力。任天堂的 Wii（一款游戏机）以及其他类似设备则能够提供不断变化的游戏界面，并使大脑保持忙碌和活跃，对于那些厌倦了骑自行车和使用跑步机的人来说，这无疑是很棒的替代选择。我们了解到的关于大脑的所有信息都表明，更复杂的活动能够更好地预防认知衰退。各位的最终目标应当是找到能够挑战大脑，并令自己保持活跃、感到快乐的活动方式。

任何形式的锻炼都通过两种有趣的方式对大脑产生着积极影响。首先，锻炼是一种非常有效的治疗抑郁症的方法。正如大家在第 2 章中了解到的，抑郁症是一种与阿尔茨海默病有关的病症，并且对大脑的注意力中心和羟色胺、多巴胺等重要神经递质有着负面的影响（关于抑郁症和痴呆症的更多内容可参见第 5 章"放松"）。锻炼会增加内啡肽，从而显著提高情绪。作为一种生活方式因素，锻炼有着惊人的促进整体健康的能力：锻炼越多，身体感觉越好。身体感觉越好，大脑感觉就越好。而大脑感觉越好，你就越有动力来保持锻炼以及执行其他的健康生活方式，比如合理营养和恢复性睡眠。反之亦然，你越不锻炼，就越难激励自己开始锻炼，而因为缺乏能量和内啡肽，也很难着手处理其他生活方式因素。只要有可能，我们就应当开始包括锻炼在内的综合生活方式计划，因为这马上会对情绪产生影响。

锻炼也能形成自律。任何需要主动性、计划性、毅力及克制懒惰的重复行为都会增强大脑额叶（计划和解决问题）、边缘系统（控制本能和情绪）和基底核（负责运动控制、学习和习惯）之间的通路连接。研究表明，锻炼的人会在这些重要的习惯通路中创建更好的连接。同时，能够坚持规律锻炼的自律的人也不太会在其他方面虐待自己的身体。研究表明，坚持锻炼的青少年很少吸毒和酗酒，而坚持锻炼的成年人也是如此。

带伤锻炼和身体限制

对于五六十岁以及更大年龄的人来说，锻炼可谓一项挑战。如果你膝盖有伤，有椎间盘、坐骨盘问题或者臀部、脚踝、肩膀疼痛，该如何实现心跳加速？在 65 岁以上的人中，三分之一都会有脚踝、膝盖或臀部问题，几乎每个人都会有一两处下背部疼痛。或许你不能举重，也无法在社区里慢跑，但每个人总能找到适合自己的锻炼选择。椭圆机和斜躺自行车可以很好地减轻关节的压力。如果你的腿部因骨质疏松或关节炎而受到限制，那么可以专注手臂练习。脚踏式机械同样适用于手臂，你可以在看电视时轻松地完成这项运动。此外，还有自动踏板机和自行车可供选择。这些机器很适合行动性和力量较差的老年人，并且可以安全、逐步地增加体能。

虽然有很多证据表明有氧运动和抗阻力训练对大脑有着显著影响，但也有研究发现，游泳、太极拳、舞蹈、瑜伽等温和活动也能为认知带来益处。2016 年，一项来自泰国的研究发现，每周练习 3 次太极拳，轻度认知功能障碍患者的认知能力可显著提高；另一项 2012年的研究发现，为期 40 周的太极拳方案可显著增加脑容量。太极拳

的冥想方面对认知健康特别有益。此外，2016 年菲律宾圣卢克医院
的一项研究测试了交际舞对老年患者的影响。研究人员发现，跳交
际舞的患者在 12 个月后表现出了更好的执行控制、认知功能和总体
幸福感。

　　游泳对于受伤和身体受限的群体格外有效。水的浮力可以减轻关
节的压力，让你在避免受到深度伤害的情况下进行锻炼。你可以通过
在水中踢腿、来回走动来加强腿部力量，甚至在手臂和腿上戴上阻力
桨来塑造肌肉。对于长期的锻炼计划而言，近距离和易用性不可或
缺，所以我们有一些患者会出资搭建一个宽 1.8 米、长 2.5 米的小游
泳池，给自己建造进行有氧运动（台阶训练和踢腿训练）和抗阻力训
练的空间。

关于锻炼的谬误

　　跑步才是锻炼：你可以在客厅里放置一个稳定的小凳进行台阶训
练，或者在工作时爬楼梯来提高心率。

　　不利用腿部就无法得到良好的锻炼：身体是一个封闭的系统。如
果你锻炼上半身，整个身体都会体验到益处。

　　每天只要锻炼 20 分钟就行：久坐会抵消 20 至 30 分钟锻炼所带
来的好处。

　　没有痛苦就没有收获：极度的痛苦和不适会阻碍你锻炼，但一点
点疼痛是有帮助的，因为它会提醒你你正在朝着自己的目标努力。正
确说法应该是，一点痛苦等于长期收获。

　　受伤时也能锻炼：绝对不要带伤锻炼，否则可能造成永久伤害。

反之，你应该在恢复期间锻炼身体的其他部位。

锻炼时还要服用蛋白粉和补剂来塑造肌肉：就算采用素食，我们也能从常规饮食中获得足够多的蛋白质。

年轻时不锻炼，老了再锻炼就很危险：开始锻炼永远为时不晚。就算是老年人也能从锻炼中受益。你只需要缓慢开始、循序渐进，留心可能受伤或受到限制的动作。

在健身房锻炼比在家锻炼好：我们认为在家锻炼更好。锻炼计划需要简单方便。晚上看新闻时在客厅里做一些有氧运动，或者是早上在社区里轻松地散步，还有比这更容易的锻炼方式吗？你也可以选择在健身房锻炼或参加其他户外活动，但请把这些内容当成对在家锻炼的补充。

杰瑞的随访

当杰瑞回来进行复诊时，他与迪恩在 3 个月前见过的那个动作迟缓的患者简直判若两人。杰瑞看起来十分专注且精力充沛，迪恩跟他说话时，他的认知迟滞也不那么明显了。杰瑞自豪地向迪恩展示自己每天的详细锻炼记录，包括锻炼时间、锻炼强度以及锻炼后的感受。杰瑞已经养成了一个很好的习惯：他每天下班回家后，先吃晚饭，然后一边看电视一边骑自行车。到第 6 周，他已经可以进行 15 分钟的高强度自行车运动了。杰瑞说，他在运动之后感觉非常好，这种感觉能帮助他继续加强锻炼方案中的有氧计划。现在，也就是 3 个月后，他可以连续进行 25 分钟的高强度自行车训练，而且每周可锻炼五六天。

再 3 个月后，杰瑞的专注力、注意力和思维处理能力都恢复了正常。与通常的认知衰退进展相比，这些结果确实令人震惊。我们的方法告诉杰瑞，无须等待神奇药丸，他自己便能拯救自己的生命。也有许多与杰瑞状况类似的患者来到我们的诊所，阿尔茨海默病对他们来说也曾是不可避免的。然而，仅仅利用这一种生活方式因素，杰瑞不仅免于阿尔茨海默病的侵扰，还恢复到了正常、快乐并且在他自己看来大有改善的生活。此外，他今后罹患心血管疾病、糖尿病和其他慢性疾病的风险也大大降低了。杰瑞告诉迪恩，他现在每天都早早起床，赶在上班之前在社区里骑自行车锻炼。他买了一辆新的公路自行车，有时晚上也会在户外骑车。骑自行车让他开始上瘾，而迪恩则能够借助这种积极的变化来帮助他改善饮食和睡眠模式。

一年后，迪恩又为杰瑞做了一次磁共振成像扫描。白质损伤虽然仍然存在，但已经明显有所减少——这正是锻炼对大脑产生积极影响的有力证据。几年前，这种磁共振成像结果的变化是前所未闻的，但我们现在正在不断见证锻炼以及其他生活方式因素带来的结构性变化。全面的神经心理学测试结果表明杰瑞的执行功能和处理速度有所提高，这正是杰瑞的大脑受到影响最严重的区域。他的血压也降低了。杰瑞相信自己甚至比过去设想的"正常"水平还要好，罗斯也同意这个说法。罗斯也在使用斜躺自行车锻炼，她和杰瑞一起改善了饮食。渐渐地，他们找到了更活跃的锻炼方法。他们在客厅里购置了杠铃，还会一起去散步。他们觉得自己感受到了前所未有的活力。"锻炼让我活在当下，"杰瑞告诉迪恩，"之前我被困在了平行宇宙中，但现在我和大家在一起。"

关于久坐行为的真相

迈克尔有着强壮的肩膀、瘦削的躯干和出色的有氧健身能力。他每周至少会在健身房里锻炼 4 天，每次半个小时以上，而且他的饮食中糖含量也相对较低，还富含新鲜蔬菜。但他最近一直感到疲劳、头晕，很难集中精神。迈克尔是一名会计，在每个工作日里，他都会在办公桌前坐上至少 10 个小时。他的工作强度很大——他很少站起来走动，几乎不休息。在任职期间，他坚持认为自己仍然能够胜任这份工作。当然，他也会在计算中犯些小错误，但他还能记得 40 年前发生的事情。"我就是不记得早餐吃了什么。"他这样说道。不幸的是，这种短时记忆障碍通常会发展成阿尔茨海默病。我们知道自己必须尽快介入。

正如杰瑞的干预效果一样，增加任何日常锻炼都会对大脑产生积极的影响，但是最新研究表明，在久坐一天之后，30 分钟的锻炼不足以促进整体健康，也不足以保护大脑免受认知衰退的影响。我们现在发现，久坐的生活方式是癌症、糖尿病和认知衰退的主要风险因素。旧金山的研究人员衡量了人们看电视的时长，并试图找到这与认知健康的相关性。毫无意外，他们发现那些看电视时间最长的人罹患阿尔茨海默病的风险有所增加。另一项研究表明，久坐行为与灰质体积减小有关，这意味着缺乏身体活动会导致脑功能受损和不利的结构改变。

我们不可能仅仅通过几十分钟的锻炼就弥补一整天久坐带来的伤害。在人类历史上，我们现在的体力活动已经达到了低谷。直到近现代，我们才开始形成久坐习惯；直到近现代，我们罹患心脏病、糖尿病、自身免疫性疾病和痴呆等非传染性疾病的风险才开始显著增加。问题就在于人们关注的仅仅是每天锻炼的时长（或分钟）。锻炼当然是非常重要的，但根据最新的研究结果，每天久坐的时长也同样重要，并且对大脑健康的影响更大。我们的患者听到这种结论都很震惊：他们每天的久坐时间要比日常锻炼方案更能预测未来的认知衰退水平。我们马上就意识到，迈克尔的久坐不动抵消了他努力挤出来时间进行的锻炼。我们在患者中经常看到这种情况，因为久坐生活非常普遍。你每天有几个小时坐在办公桌前，从来不起身走动一会儿？你每天有几个小时坐在电视机前，或是坐在通勤的车里？

研究表明，每天久坐 4 至 5 小时的生活方式要比缺乏正式锻炼但具备规律运动的更有害。身体和大脑真正需要的是在全天内进行一阵阵的短促运动，理想情况下每小时内都应有所运动。例如，每小时都慢骑自行车和进行几组高强度的有氧循环，这是近乎完美的健身方案。这种锻炼方式最准确地模仿了人类几千年来高度活跃的生活习惯——寻找食物、耕作、追逐。但是，我们该如何在工作时进行短时间的锻炼呢？毕竟大多数人都在办公桌前工作。我们总是被迫坐车出行。而且生活压力如此之大，晚上看看电视再享受不过了。

事实证明，这个问题有许多创造性的解决办法，而且因为我们对久坐行为的后果有了了解，现代工作场所也发生了改变。举个例子来说，使用站立式办公桌是在工作时保持活跃运动的好方法。站立消耗的热量比坐着多，还能增强腿部肌肉，这更有益于平衡和血管健康。一些办公室会为员工提供跑步机办公桌，让他们全天都能保持运动，同时也能进行短暂的高强度锻炼，这对认知健康至关重要。此外，还有放置在办公桌下的踏步机，售价大约为 30 美元。每隔几小时就散散步也是让你心跳加速的好方法。在长时间久坐后做几组深蹲会为你的大脑注入更多的血流量。

我们也可以在家中应用这种运动导向的生活信条。在客厅里很容易进行基本的力量训练，比如说瑜伽、普拉提和健美操。看电视机的时间应该成为运动时间。我们经常告诉患者，如果电视机就安装在自行车上，而看电视时不得不锻炼的话，世界将会大有不同。就算没有健身自行车，一个可以进行有氧锻炼的楼梯也是可以的。如果你因为受伤或关节炎而无法爬楼梯锻炼，也可以扶住椅子，稳当地做 50 组高抬腿——这在家里也很容易做到。

我们告诫了迈克尔久坐行为的影响之后，他在办公室里添置了一张站立式办公桌，还在家里购置了一辆斜躺自行车，以便在晚上增加心血管锻炼。迈克尔是一个动力十足且十分专注的人，实际上他非常享受运动。我们抓住他的这种特点，设计了一份日常锻炼计划来引发他注重细节的天性：他承诺每天晚上在自行车上做两组 5 分钟的高强度运动，他每天也至少会在新办公桌上工作 2 个小时。

我们相信迈克尔生活中的日常运动会改善他的认知能力和整体健康，因为我们已经在自己的身体中看到了同样的转变。我们并非一直保持着最佳身材。医学院的压力和养育孩子对我们造成了很大的影响。几年前，艾伊莎就算爬一小段楼梯也会喘不过气来。她讨厌跑步。迪恩超重了，他的力量也不再像过去踢足球时那样强大。我们知道自己需要更多的锻炼，所以开始增加日常生活中的活动量。

我们从午休时的户外散步开始，这能让我们一个下午都精神焕发。然后我们在工作时增加了频繁、短暂的休息时间，来做俯卧撑、仰卧起坐等基本的力量锻炼。我们从少量重复开始，每周增加 2% 的锻炼强度，并仔细记录下我们的锻炼情况。我们想要清楚地看到自己的进步，我们知道自己需要动力来坚持锻炼计划。迪恩对于自己在办公室和家里进行短暂锻炼所取得的成果感到非常惊讶。在他 50 岁时，他可以做 35 次引体向上、120 次俯卧撑和 70 次深蹲——这比他做运动员期间的数据还要好。艾伊莎的肩膀和肱二头肌的力量有所加强，也能毫不费力地做 50 次深蹲，甚至开始享受长跑。

我们将锻炼看作生活、工作以及家庭时光的一部分。现在，我们两个人完全习惯了每小时休息一分钟，尽可能多做仰卧起坐。我们的办公室里有站立式办公桌，也有一台每天用上 500 转的迷你椭圆机。我们可以在站立式办公桌前完成几乎所有工作，椭圆机则适用于听留言、回复电子邮件和录制音频时。至于在家锻炼，即使住在西好莱坞一处面积为 74 平方米的公寓里，我们也能完成家庭锻炼。我们经常在客厅里打跆拳道来提高心率。深蹲可以帮助我们塑造腿部力量并加强平衡。我们总是爬楼梯上楼。当然，这种生活方式需要人们对家庭健康做出郑重承诺，我们尝试了几次才设计好合适的体系，但是我们确信每个人都可以采用类似的方案，而不必购买健身房会员或雇佣私人教练。

迈克尔在 3 个月后接受随访时说，自己一整天都不会感到精力匮乏和注意力不集中了。事实上，他的精力已经有所增加。他不敢相信，仅仅是每天增加 25 分钟的锻炼就能如此大幅度地提高注意力和思维清晰度。他现在养成了每天晚上边看电视边骑自行车的习惯，而且每天都要进行 3 次 10 分钟的高强度运动。他也更快乐了。迈克尔的认知症状曾经给他的生活制造了相当大的压力，但现在他感到轻松了许多，也能够更好地工作与放松。

总 结

锻炼对认知健康至关重要。它能够有效预防痴呆症和阿尔茨海默病，修复重要记忆中心的损伤，甚至能促进新的脑细胞生长。我们现在收集了一系列权威的研究结果，甚至可以向最保守的患者证明锻炼的价值——但开始一项锻炼计划并不容易。你需要确定自己的优势和局限性，并逐步朝着明确的长期目标迈进。最好的锻炼方式就是对自己而言简单、方便且可持续的锻炼。在运动中塑造生活是完全可行的，各位还能在认知和情绪上体验到显著性的改善。你需要做的就是郑重承诺并严格遵守精心设计的锻炼计划。

你的个性化锻炼方案

可持续的个性化锻炼方案对于大脑的长期健康至关重要。正如各位现在所了解的，有氧运动和抗阻力训练在保护大脑免于衰老相关的衰退，甚至是逆转早期阿尔茨海默病的症状方面都是非常有效的。久坐行为与包括认知功能损伤在内的多种慢性疾病有关，所以你的目标应该是将锻炼贯穿全天。无论有何局限或损伤，几乎每个人都有自己的锻炼方式，以下内容可以让你根据自己的独特需求量身打造健脑锻炼计划。请记住，当体会到与个人相关、可衡量且可见的直接收益时，我们就已实现了最成功的改变。在本节中，大家可以找到设计出能同时实现这三点的锻炼方案的方法。

自我评估

对锻炼计划的设想进行评估，并找出可能有助于或阻碍你努力的因素。

设想： 什么是理想的健脑锻炼计划？你想一天锻炼多久？锻炼所获得的能量将如何改变生活的其他部分？锻炼能改善哪些症状？你过去喜欢什么样的运动？现在你能想象出自己进行这些活动的样子吗？

优点：有哪些优点和资源可以帮助你完成设想？

缺点：你的设想有哪些障碍？

1. 你将如何受益于锻炼计划？

示例：我会更加精力充沛。我会睡得更好。我会有更专注、更敏锐的思维。我能更有效地管理血糖水平。复杂任务对我来说会更容易。我会有更好的平衡感，这能降低我跌倒的风险。我的消化能力会改善（我很少便秘了）。

2. 哪些方面是你最需要努力的？

示例：我想实施一项有趣又能定期进行的有氧计划。我希望锻炼不会加重我的肩伤。我需要一个简单易行的锻炼计划。我的腿很弱——我需要让腿部更有力量并改善平衡。

3. 有哪些障碍会妨碍你锻炼？

示例：我没有时间。我从不喜欢运动。我膝盖疼痛。我的公寓里没有足够的空间。我没有钱买设备或成为健身房会员。我精力不足。

4. 什么可以帮助你锻炼？你有哪些资源？

示例：午休时我可以使用单位的锻炼设施，在家里时我可以一边看新闻一边做 20 分钟的踏板训练。我可以在午休时间和朋友一起散步。我有一辆多年没骑的自行车。我可以在客厅挂上一块白板来记录自己的进度。我家住在 4 楼，可以从每周至少爬 3 次楼梯开始锻炼。我可以在家里买上一对杠铃或一辆健身车。我可以步行去上班。我喜欢跳舞。

5. 谁能帮助你？怎样帮助？

示例：我可以在每天午休时向同事请教。我的配偶也想开始锻炼。

我的孩子可以教会我使用杠铃。我将组织一个邻里步行俱乐部。我每天要遛狗两次。我将加入一个社区中心。我将加入或创办一个教会锻炼小组。我会向朋友们借他们可能有的旧运动器材。

6. 你打算什么时候开始？

我们的建议： 在具备时间和资源的情况下应当尽快开始。毫无效率的锻炼计划只会导致失败。同时，确立起完美的计划后你肯定不想再推迟锻炼。从你想专注的第一个活动开始，挑选一段你可以利用的时间。从最低强度开始，然后围绕这项初始活动建立健身及其他计划。

在你开始之前

免责声明： 在开始任何锻炼计划之前，首先应当咨询你的医生。心脏病、平衡问题会影响很多人的锻炼能力。这一人群应在医生指导下开始锻炼计划。

锻炼大脑： 我们的目标是帮助你塑造更好的大脑，并避免阿尔茨海默病的侵袭。以下的锻炼方案并不是以减肥或增肌为目标而设计的。遵循这份锻炼方案，你能减轻体重并塑造更强壮的肌肉，但是我们的重点是通过科学锻炼使大脑健康老化并避免未来的疾病侵扰。

第 1 步：设计你的锻炼方案

一份成功锻炼方案的重要特性

舒适度： 你的方案必须容易做到。太难的方案会令你气馁。

重复性：一份成功的锻炼方案必须定期重复进行。可重复的活动是容易、高效和愉快的。

循序渐进：你需要见证努力后的成功。这可以简单到多做一个深蹲，或者是多完成一分钟的踏板训练。

可衡量性：你应该能够衡量已完成的训练量，同时进步应当随时可见。在家里你可以使用白板、笔记本或手机上的应用程序来记录。

三点专业建议

优先锻炼：人们很容易找借口不锻炼。确保每天都要做一些运动：随便运动总比不运动好。就算真的不想锻炼，也发誓至少运动上 5 分钟。

养成每日习惯：从你喜欢的活动开始，专注于它直到养成一种习惯（例如每天早晨在附近散步）。如果你不喜欢任何形式的运动，就从最方便、最简单（或者是你最喜欢、最不反感的）的活动开始。

谨防过于庞大的锻炼计划：从小做起，循序渐进。以略微超出预期的速度和时间开始锻炼，然后每周少量增加。要把每一次增加都记录下来。当你取得一些成果之后，比如达到目标的 50% 时，就可以加入伸展运动和力量训练等其他形式的锻炼。

打造你的"健身房"

虽然成为健身房会员对鼓励你锻炼有帮助，但家才应该是锻炼方案的基础。在家里，你可以在任何时候进行锻炼，不用强迫自己打扮、开车、花宝贵的时间和金钱去做日常锻炼。

在家里，无须装备也能进行多种锻炼。你的任务只是增加心率和利用阻力塑造肌肉（俯卧撑、仰卧起坐、平板支撑、深蹲、二头弯举曲以及使用房间里有点重量的任何物品进行抬肩）。若想获得下述锻炼的更多图片和说明可以访问我们的网站。总而言之，设备能起到辅助作用，特别是对那些缺乏锻炼经验的人来说。

推荐器具

- 杠铃（2.25 至 4.5 千克的哑铃；0.5 至 1.5 千克的脚踝负重袋）或一组阻力带
- 垫子（如果你没有地毯）
- 健身脚踏车（非必选，但强烈推荐；具平衡问题人士的最佳选择；选择舒适的座椅可令踏板训练更加愉快）
- 脚踏车训练器（空间不足时可作为脚踏车的替代品；手臂和腿部均可使用）
- 稳定的椅子（用于平衡训练）
- 跑步机（非必选，仅限无平衡问题的人士）

运动损伤

避免受伤：一定要在运动前后进行适当的拉伸。详情请参阅"柔韧性训练"一节。

锻炼受伤：对于肌肉扭伤和拉伤，可使用 RICE 法（即休息、冰敷、加压包扎和抬高患肢）缓解。请尽快咨询医生。给予关节或肌肉充足的恢复时间，并专注于锻炼身体的其他部分。例如，如果你的膝盖受伤，在恢复期间你可以先集中精力加强手臂和肩膀的锻炼。

如果患有限制躯体活动或负重锻炼的慢性疾病，你可以尝试斜躺自行车或者在游泳池中锻炼（在浅处进行抗阻力训练或健走），这两种方法都可以减少关节的压力。你也可以尝试一些不太剧烈的锻炼，比如瑜伽、太极拳，甚至是交际舞。请注意瑜伽和太极拳存在不同的类型：一些专注于柔韧性和运动（恢复瑜伽和慢太极拳）；另一些则专注于力量或有氧健身（力量瑜伽和大架太极拳）。如果你正在参加实时课程，可以提前打电话询问教练该类型是否适合你的健身水平和身体状况。如果打算在网上搜索课程，可以使用"温和""初学者"等关键词来查找合适的类型或水平。

第 2 步：日常目标

努力增加

- 爬楼梯
- 一边看电视一边运动
- 尽可能步行或骑自行车
- 工作时大步行走
- 在家里跳舞、打太极拳或练习瑜伽
- 工作时或在客厅里进行深蹲
- 有机会时就进行墙壁俯卧撑
- 在客厅 / 厨房 / 卧室进行踝部负重的腘绳肌腱训练
- 早晨在床上做仰卧起坐

努力消除

- 久坐行为，比如坐在办公桌前或坐在车里
- 看电视时不运动

· 回避爬楼梯

· 一整天都不锻炼

锻炼类型

现在各位了解了在家里和在办公室里锻炼的基本类型，以下是我
们推荐的一些活动：

有氧运动

选择其中一种活动并每天进行。

· 健步走

· 健身脚踏车，斜靠或非斜靠

· 跳跃式踏步

· 大步走

· 爬楼梯

· 舞蹈

· 武术（跆拳道、空手道）

· 在稳定处进行台阶训练

在进行这些锻炼时，你应当很容易出汗，并且很难一口气念完这
句话："火车到达波士顿火车站的时间要比预期晚一个小时。"如果你
必须在念的过程中停下来换气，那么你就达到了合适的运动强度。你
也可以更加科学地衡量。以下公式可根据年龄计算出你的最大心率

（你也可以在我们的网站上找到这个公式）。

最大心率（MHR）： 在得到医生的锻炼许可后，你的目标应该是在有氧运动期间达到自己的最大心率。

207 −（年龄 × 0.7）= MHR

如果年龄为 70 岁，那么计算如下：

207 −（70 × 0.7）= 207 − 49 = 158。

如果很难达到最大心率，那么以上述方法作为指导。

力量与抗阻力训练

这些锻炼将帮助你塑造力量与稳定性。选择其中一种每天进行。可自由切换训练内容以创建更加平衡的锻炼方案。可访问我们的网站观看训练视频。

- 深蹲
- 弓箭步（向前、向后、左右）
- 腿部伸展
- 卷腹
- 平板支撑
- 二头弯举
- 肱三头肌伸展
- 抬肩
- 俯卧撑（普通俯卧撑和墙壁俯卧撑）

平衡训练

以下是平衡训练。选择其中一种并每天进行。如果你刚刚开始训练或者感觉不稳，请在旁边放置一把椅子。

- 趾踵步行：把后脚脚跟放在前脚脚趾前；两只脚应当接触。平视前方一点走直线。不要盯着自己的脚看。
- 单腿平衡：一只脚站立，用椅子做支撑。向前抬腿，保持 10 至 12 秒。放下腿，重复另一侧。可通过撤掉椅子增加难度。
- 后抬腿：一只脚站立，用椅子做支撑。向后抬腿，保持 10 至 12 秒。放下腿，重复另一侧。可通过撤掉椅子增加难度。
- 侧抬腿：一只脚站立，用椅子做支撑。向侧面抬腿，保持 10 至 12 秒。将腿放回中线，重复另一侧。可通过撤掉椅子增加难度。
- 瑜伽：树式非常有利于加强平衡。开始时可以背靠墙壁或者侧靠墙壁（站立腿一侧）练习。平衡能力有所提高后，试着远离墙壁。想要进一步挑战姿势，可以试着将手臂举过头顶或闭上眼睛。椅式和战士二式则是加强腿部肌肉和核心肌肉的极好姿势。一定要慢慢开始并保持呼吸。
- 太极拳：杨式太极拳短套路最适合初学者。

柔韧性训练

伸展运动或柔韧性训练是所有身体锻炼的重要组成部分。这些运动可以让你在日常活动中更加灵活，而且在有氧运动和抗阻力训练后进行特别有帮助。人们会发生韧带和肌腱劳损或撕裂等轻伤的主要原因之一就是没有进行适当的伸展。这些小伤会在以后成为日常锻炼的又一障碍。

首先应散步几分钟进行热身（不热身就拉伸肌肉可能会受伤）。

每一组锻炼前应先进行 3 至 5 分钟的伸展运动。你应该产生拉伸感或发热，但不应感到疼痛。缓慢拉伸身体至预期位置，并保持拉伸 10 至 30 秒。放松，正常呼吸，然后重复这一动作，试着加大伸展幅度。

以下是应当每天定期练习的 9 种主要的柔韧性训练：

·颈部伸展：头部左右、前后倾斜，接着用颈部轻轻划圈。

·肩背伸展：双手交叉并举过头顶，手掌向上。伸展肘部，将手臂向上推。

·绕肩伸展：右肘弯曲、手掌向外，把手臂放在背后。用左手握住毛巾，把手臂伸过头顶。慢慢弯曲你的左肘，使左手向右手靠拢，紧握毛巾两端。随着呼吸将双手逐渐靠得更近，从而加强伸展。

·腕部伸展：旋转双手手腕划圈。伸出手臂，用另一只手上下拉伸手指。

·背部伸展：坐在地上，背部挺直，双腿伸向前方。慢慢折叠腰部，将手伸向脚趾。慢慢移动，你的腹部会越来越靠近大腿，头部会越来越靠近膝盖。

·臀部伸展：挺立。用臀部前后左右划圈。然后，保持臀部不动，向两侧伸展躯干来拉伸腰部。

·腿筋伸展：挺立。弯腰，将躯干伸长到大腿前方。如果你的腿筋很紧，可适当弯曲膝盖。慢慢拉伸，当你肌肉、韧带和肌腱开始松动时，努力直腿站立。

·膝关节伸展：划圈旋转膝盖。轻轻弯曲和伸直。

· 踝关节伸展：划圈旋转脚踝。处在坐姿状态下时，用手上下左右拉伸双脚。

常见障碍

身体损伤：放松受伤部位。向医生寻求帮助，询问有关治愈损伤或防止病情恶化的具体建议。集中精力锻炼未受伤的部位。例如，如果你的肩膀受伤，那么先重点加强腿部力量。

身体状况：如患有心脏病、严重关节炎和足底筋膜炎等疾病，应与医生讨论以划定锻炼的安全程度。

没有时间：你可以随时改变日常，来加入一些体力活动。你可以选择走楼梯来代替坐电梯，或者把车停在比较远的位置来多走些路。午休时，你可以在办公室里做一组俯卧撑和深蹲，或者在天气晴好的时候骑自行车上班。最佳选择是在客厅里放置斜躺自行车或脚踏板，这样你就可以在锻炼的同时看电视或者读书。

天气糟糕：穿上合适的衣服，或者选择在家里（室内）锻炼。

讨厌运动：你会更讨厌阿尔茨海默病和其他大脑疾病的。时刻提醒自己锻炼的原因，多想想锻炼给大脑和整体健康带来的好处。将运动与心满意足的心理状态相结合，你会更加愉快。很多类型的运动不需要过多的专注——走路时双脚交替前行不需要有意识的注意。锻炼时你可以享受音乐、有声读物、播客、电视节目、电影，等等。

关于锻炼的个体观

- 我们的日常锻炼地点是：客厅和办公室。

- 在客厅里，我们放置了一台健身脚踏车、杠铃、健身带、一块垫子、一个小凳子（用于台阶训练），并且为俯卧撑和仰卧起坐留出足够的空间。

- 在办公室里，我们放置了台阶训练器、迷你椭圆机、哑铃以及一个用来做仰卧起坐的垫子。我们也使用站立式办公桌。

- 我们喜欢在开会以及问诊之间的空闲时间锻炼。我们还可以在使用台阶训练器和椭圆机时发送邮件或录音。我们会定期做几分钟高强度运动，并且能够在不改变着装或开车去健身房的情况下完成我们全天的计划。

- 我们提高耐力的方法是走楼梯、在午休时享受轻快的散步、在客厅里收看《生活大爆炸》（*The Big Bang Theory*）的同时使用健身脚踏车锻炼。

- 我们全家每周会练习 3 次跆拳道。

- 周末的休闲活动通常包括游泳、打网球、沿着圣莫尼卡海滩骑车、在托潘加和鲁尼峡谷进行徒步旅行等体育活动。

- 我们会在谷歌任务列表里列出锻炼目标。我们每天都会进行检查，并且共同努力以确保家里每个人都能成功完成自己的锻炼计划。

每周锻炼计划

请记住，一项有效的锻炼计划必然是方便且容易达成的。要尽可能减少前往健身房所需时间或避免花费很长时间，取消过度复杂或是乏味的锻炼。我们建议各位在客厅或其他可以边看电视边放松身心的地方开始锻炼。你可以选择早晨锻炼，抓紧午餐后的休息时间（例如在办公室附近锻炼），或是下班后在家锻炼。

这份一周锻炼计划侧重于伸展运动、有氧运动和力量训练，并且适用于所有人（如合理采用）。也欢迎各位从上述列表或其他身体活动中选择其他锻炼方式。

星期一

伸展运动：从拉伸 5 至 10 分钟开始。可参考本章的柔韧性训练内容，来拉伸颈部、肩膀、臀部、脚筋和踝部。

踏板训练：找一把舒服的椅子。打开你最喜爱的新闻或电视节目，以每小时 2.5 至 3 千米的速度开始进行踏板训练。在第一次插播广告时，将速度提高到每小时 5 千米（如果你无法全速坚持到广告结束，可适当降低这一速度）。广告结束时，恢复到每小时 2.5 至 3 千米的踏板速度。下一次插播广告时继续维持一个常规速度。在每一次插播广告时都采用这种交替强度的有氧锻炼，总共锻炼 30 至 45 分钟。你可能需要一段时间才能建立起更长时间的高强度锻炼——但持之以恒是首次

锻炼时最重要的一点。

深蹲：双脚分开站立，相隔 45 至 60 厘米。身体直立，弯曲膝盖至近 90 度，并保持臀部后翘。腹部应向内拉动以支撑下背部，膝盖不要超过脚尖，防止发生膝盖损伤。如果你很难保持平衡，可以抓住椅背来获得支撑。缓慢而有力地蹲起。可以先从 5 组深蹲开始，或者在保持动作到位的情况下尽可能多做，再逐渐增加深蹲次数。

星期二

伸展运动：重复昨天的伸展内容。可以适当加大难度（但不要疼痛致伤）。

踏板训练：重复昨日的交替强度有氧运动内容，坚持 30 至 45 分钟。

俯卧撑：做 5 至 10 个墙壁俯卧撑，

也可以俯卧、膝盖弯曲着地的姿势完成。如果你习惯于常规俯卧撑，那么请保持腹部与后背笔直，至少做 10 个。

星期三

休息

星期四

伸展运动：重复伸展内容，这一次尽可能加大难度（但不要疼痛致伤）。

踏板训练：重复同样的交替强度有氧运动内容，坚持 30 至 45 分钟。这一次，尝试在插播广告时加快速度，尽力在整段广告期间保持全速踩踏。

深蹲：重复星期一的深蹲内容，但是在保持形态和平衡的同时，至少增加 1 个深蹲。

星期五

伸展运动：重复伸展内容，继续挑战自己的柔韧性。

踏板训练：重复昨日的锻炼（在插播广告时加快速度，尽力在整段广告期间保持全速踩踏）。

俯卧撑：重复墙壁俯卧撑，或者以俯卧、膝盖弯曲着地的姿势完成。至少增加 1 个俯卧撑。

星期六

休息

星期日

休息

在增长力量、增加信心后，你的目标应当提高到每周锻炼 5 天以上。你可以逐渐延长每次有氧运动的时长，增加每套力量训练的次数（每周增加 1 个深蹲或俯卧撑），最终达到每次进行两组以上的力量训练。

第 5 章

放　松

汤普森上校现年 70 多岁，是一位严肃、强硬的越战老兵。当我们第一次在罗马琳达的退伍军人事务医院见到他和他的妻子克拉拉时，他们正在安享退休生活。夫妻俩和我们讲述了加利福尼亚州海岸的旅行以及他们特别愿意去看望自己的孩子和年幼的孙子。但是，他们因为担心上校的记忆力而不得不带他来我处就诊。在过去的一年里，汤普森上校变得越来越健忘，这使他感到不安。

"起初我以为他有选择性健忘症，"克拉拉告诉我们，"但是他现在不记得的事情越来越多了。有时他话说了一半就忘了自己接下来要说什么，然后他就会发火。"她接着说道，在 5 年前，她怀疑上校患有某种形式的注意力缺陷障碍（ADD）。汤普森上校是一个聪明人，他思维敏捷，所以很难集中注意力。上校也一直认为自己有注意力缺陷障碍，而且情况在这几年变得越来越糟。他承认自己的注意力问题开始影响到驾驶、理财这类复杂的日常活动。尽管他仍能完成这些活动，但却越来越困难了。他也比以前更加焦虑了。汤普森上校不停地指出注意力不集中成了问题的根源。"我的大脑不能像以前那样运转了，"他告诉我们，"这让我很沮丧。"随着谈话的继续，汤普森上校越来越苦恼，甚至偶尔泪流满面。

在进行神经心理学测试的过程中，汤普森上校回绝了一些指令，他说："我知道这个。我不需要测试。"结果表明，他尤其缺乏注意力和记忆力。磁共振成像结果显示他的部分血管受损，整个大脑发生萎缩。根据这些认知和生理变化，我们诊断他患有轻度认知功能障碍。在体检期间，我们还发现上校的静息心率高达 96，血压读数则为 160/90 和 180/110（此前的就诊记录中也出现过偏高结果）。这些偏高的数值很可能是慢性应激和肾上腺素升高的结果。就像我们遇见的许多患者一样，汤普森上校陷入了一个恶性循环：他无法集中精力，这给他带来压力，而这种压力又削弱了他集中注意力的能力。

压力与大脑

压力有多种形式。传统医学会关注身体所承受的两种压力：急性应激和慢性应激。急性应激会使身体在活动（比如进行大型演讲或者爬一大段楼梯）前做出准备。这种压力是有时间限制的，它能在短时间内爆发然后消散。但是慢性应激却挥之不去，它就是我们面对长期情绪压力而产生的生理和心理反应。这种压力会对身体造成极大的伤害，尤其在大脑没有对其进行妥善处理的情况下。急性应激和慢性应激之间的主要区别是一个人承受压力的时长。

我们倾向于更全面地看待压力。是的，急性应激和慢性应激必须有所区分，但问题没这么简单。所有的急性应激都有益吗？所有的慢性压力都有害吗？这完全取决于你如何处理压力。急性应激有时也会压垮我们，这对许多身体系统来说都是不健康的。研究表明，急性发作的压力实际上会损害大脑结构。另一方面，慢性应激并非全部有害。追求一项重要的长期目标（例如获得学位或者改变一个终身习惯）总是让人难以应对，但是这种目的性很强的行动实际上会创建重要的认知储备（大脑弹性的衡量方式）。相关的压力实际上可能是慢性的，但它与你的愿望和目的相契合。压力既有方向又有时间线：你设定好目标，一切就在掌控之中。我们两人在医学院和执业医师的训练过程中经历了巨大的压力，但这种压力也与我们的人生追求有着深刻的联系。对梦想的长期追求使我们更加坚强、更有弹性。不要害怕这种压力：你只要能控制、管理它，就可以欣然接受它。

当面对患者时，我们所强调的压力是所谓的不受控制的压力——你并不追求它，也没有选择它。这种压力毫无目的或意义，而且一眼看不到尽头。不受控制的持续压力会使身体处于自主性工作过度状态，随后肾上腺分泌的类固醇激素皮质醇就会飙升。皮质醇的作用是为处于压力状态下的身体提供能量。血糖水平也会相应上升。虽然较高的血糖水平有助于我们应对眼前的威胁，但这也会造成相当大的长期损害，例如焦虑、抑郁、消化问题、睡眠中断以及免疫功能低下等，从而使我们更容易受到感染和罹患癌症。缓慢升高的皮质醇也有可能导致胰岛素抵抗。大脑对这些生理变化尤其敏感。一些研究表明，皮质醇水平升高会增加阿尔茨海默病的患病风险。皮质醇也与海马萎缩有关。最新研究结果表明，不受控制的压力和高皮质醇水平甚至可以改变基因的激活与失活状态。

不受控制的压力所带来的负面影响包括：

焦虑和抑郁：不受控制的压力会抑制 5-羟色胺和其他重要神经递

质的产生，也会对有助于应对紧张状况的突触连接造成损伤。因此，我们的焦虑和抑郁水平会升高，二者都是阿尔茨海默病的重要风险因素。

免疫功能受损：不受控制的压力会损害免疫细胞的信号传导，也会降低白细胞的水平。人体抵御急性疾病的能力继而降低，也需要更长的时间才能治愈。对于大脑来说，这意味着代谢副产物的积累，并会随着时间推移引发显著损伤。

注意力受损：应激过程中释放的高水平皮质醇和肾上腺素会损害额叶神经元的生长，而额叶是负责控制专注力、注意力、决策、判断和记忆形成的脑区。

炎症水平增加：不受控制的压力会触发一系列化学反应，从而破坏细胞和血管，并导致神经组织发炎。

氧化副产物增加：不受控制的压力所产生的反应性氧化副产物可显著损伤脑细胞和组织。

大脑萎缩：压力的确会使大脑萎缩。这样的经历即便只有一次，持续的压力也会干扰新细胞结构的产生，并破坏海马中已完全形成的细胞。麦吉尔大学（McGill University）的研究人员所进行的一项研究显示，皮质醇水平升高的老年人的海马体积平均减少了14%，并且海马依赖性记忆有所损伤。当海马被皮质醇破坏时，它很难调节身体的压力系统。这会导致更多的皮质醇分泌，这种恶性循环进而会损害更多的细胞。

β–淀粉样蛋白增多：有证据表明，一种特定的应激相关化学反应——促肾上腺皮质激素释放因子（CRF）的释放有助于淀粉样蛋白的积累。一项研究发现，大脑中 CRF 的增多会提高淀粉样蛋白的水平。

基因的激活与功能：不受控制的压力改变了基因及其表达。已有证据证明，压力可以减少新细胞的生长并破坏神经可塑性（神经回路适应和生存的能力）。一项研究发现，基因表达的改变可导致脑源性神经营养因子水平的改变——压力降低了脑源性神经营养因子水平，从而抑制了新神经元和连接的生长，而锻炼这种可以减缓压力的活动则能提高脑源性神经营养因子水平。

体重增加：不受控制的压力一直与体重增加相关，我们都知道后者是引发心脏病、癌症和痴呆症的风险因素。

心率加快与血压升高：应激激素皮质醇和肾上腺素会导致心率和血压升高，二者都是加快认知衰退的血管风险因素。

破坏健康的生活方式行为：在承受重大压力时，我们难以处理情绪或轻松启动应对机制，因而很快就变得疲惫不堪、不知所措，并且无法维持健康的行为：我们的睡眠受到干扰，渴望高糖高脂肪的食物，在疲劳状态下无法坚持锻炼。

汤普森上校的计划

扭转汤普森上校的认知症状并帮助他避免病情恶化的关键就是减缓他的压力和焦虑。二者都对他的记忆力和生活质量产生了负面影响。在初诊过程中，我们了解了许多有关汤普森上校的情况。我们知道他对药物的抗性很强，所以完全不用考虑抗焦虑药物。基于他的语言、经历以及他讲述自己的爱好与家庭的方式，我们明白他可能不是那种会加入修道院、盘腿坐在那里重复祷语的人。这种冥想在他身上行不通。但并非所有的冥想都需要静坐。在传统的禅修教义中，有多种方法可以令头脑平静：静坐、走路、站立甚至躺下都可以。

由于汤普森上校基本整天都在坐着，所以我们想在他的生活中引入一种完全不同的体验。我们建议他行禅（walking meditation）。目前已经有许多禅修中心对行禅进行了研究，并在不同群体中对其进行了测试。很多人认为这种方式很振奋人心，对于塑造专注力而言非常有帮助。对许多人来说，行禅甚至比坐禅更加放松。

根据汤普森上校的描述，他所在的社区十分安宁，适合散步，这是一个很好的开始。他需要一个安全、受控的环境来行禅。我们告诉上校要选择一条特定路线，而不是漫无目的地徘徊。从一个点开始、在另一个点结束会让人感觉自己在进行一项严格规划好的活动——这也是冥想思维的基础。当身体处于熟悉的行走路线中时，大脑中负责解决问题的区域会被迫休息，我们立刻就会感觉到更放松。

非常重要的一点是，汤普森上校需要知道这并不是有氧散步（虽然我们在上一章里曾经提到，有氧运动对大脑健康非常有益）。我们鼓励他刚开始时走得比平时慢一些，找到一种能获得轻松感的步伐。他的步伐可基于自己的感觉来变化（有时走得快可以令激动的情绪平静下来）。一旦他找到了一种容易保持的步伐，他的注意力就会集中起来。他可以想象放松整个身体，让身体带动自己来散步。我们鼓励他感受脚下的地面、腿部肌肉的紧张以及手臂的轻松摆动。

为了帮助汤普森上校保持当前状态并专注于此，我们建议他标记自己的步伐。汤普森上校一生中的大部分时间都在行军，他在服役期间有着美好的回忆，所以我们尝试把这项锻炼做得尽可能有序。（在面对患有 PTSD 的退伍老兵时，我们永远不会提起军队，但汤普森上校的情况并非如此。）我们告诉他，走路时候可以喊着"一，二"的口号，但是上校说他更喜欢喊"左，右"。这种标记的作用很快就有了反馈：如果低头时发现步伐和口号不一致，他就知道自己走神了。我们告诉他分心是正常的，他不应该对此感到气愤。如果碰巧有些有趣或美丽的事物吸引了他的注意力，也不妨看一看，但他应该在那时就停止走动，并告诉自己冥想已经终止。等他准备好以后，就可以重新开始行禅了。

令我们吃惊的是，这个主意激起了汤普森上校的兴趣。他很感激我们能够给他提供一个替代药品的方法，他同意马上开始尝试行禅。

探索冥想

以前有人提出冥想的好处时，我们会感到很不自在。我们所接受的医学训练并没有提及任何有关冥想的内容——我们在医学院求学期间，还没有强大的循证研究支持冥想对于大脑健康，甚至整体健康的益处。我们虽然知道正念活动可以令人平静下来，但怀疑这对于轻度认知功能障碍或痴呆症患者的治疗是否有益处。随后，我们搬到了加利福尼亚州。在那里，几乎所有患者都在练习某种形式的冥想或瑜伽，他们不断地向我们询问这些活动的益处。我们两个人都认为需要对此进行更深入的研究。

首先，我们回顾了探索冥想过程中脑电波变化的研究。脑电波是神经元相互交流时产生的协同电脉冲。我们发现有许多研究表明冥想会激发 θ 波，而 θ 波则代表着放松的觉醒状态。几乎所有放松活动都会增加大脑不同区域的 θ 波。即使进行弹钢琴、滑雪这类涉及复杂运动的活动，你也会发现自己正"全神贯注"，在这种大脑状态下，你仅仅在体验活动，而并没有对其进行思考。这有时被称为最优体验，而积极心理学家米哈里·契克森米哈赖[①]（Mihaly Csikszentmihalyi）将其称为"心流"（flow）。我们知道这种心理状态对于专注力和压力管理至关重要。

我们也知道，大多数人的生活都是在迥然不同的心理状态中度过的。我们生活在注意力分散的世界里。我们经常被电话、电子邮件、短信和社交媒体消息打断。我们已经说服自己多任务处理才是高效的关键，但我们实际上所做的是快速的"任务切换"，这给大脑带来了巨大的压力。2011 年发表在《美国国家科学院院刊》（*Proceedings of the National Academy of Sciences*）的一项研究表明，多任务处理对 60 至 80 岁老人的工作记忆造成了尤其严重的影响。研究者要求受试者观看一段摄像场景，然后用一个人脸图像将其打断几秒钟，并且向受试者询问该人的性别和大致年龄。之后，他们就原始场景进行提问。年纪较大的人很难摆脱中断并回忆起原始场景。而对照组中 20 至 30 岁的年轻人则在相同的任务中表现得更好。研究人员还利用功能性磁共振成像对大脑活动进行了检查，并且在老年人和年轻人之间发现了明显的差异：年轻的大脑很容易回到先前活动中，而在年老的大脑中，与中断内容相关的区域仍受到刺激。这项研究的结论表明，老年人的多任务处理会导致严重的记忆中断。

---

① 米哈里·契克森米哈赖，积极心理学奠基人之一，"心流"理论提出者。他将心流定义为一种将个人精神力完全投注在某种活动上的感觉；心流产生的同时会有高度的兴奋及充实感。——译者注

我们开始将冥想考虑成一种解决现代注意力分散问题的解药。它如果能帮助我们集中注意力，也就能帮助我们减轻压力，尤其是减轻大脑的压力。冥想并不是"什么都不做"。这不是一种被动行为。冥想实际上是培养专注力的一种做法——而专注力正是痴呆症会影响到的首个认知能力。

现在我们已找到一系列能证明冥想对认知和减压具有影响的研究。这些研究虽然都不尽完美（我们仍然需要进一步研究冥想对大脑的影响的机制），但已经可以证明冥想是改善认知健康的有力工具。2014 年，约翰·霍普金斯大学（Johns Hopkins University）进行的一项全面的回顾和荟萃分析调查了冥想方案对减轻压力的影响。研究人员回顾了 47 项共涉及 3 515 名参与者的试验，发现为期 8 周的冥想方案能够减轻压力、焦虑和抑郁的负面影响，在团体环境中尤其如此。除了减轻压力之外，也有其他研究表明冥想可以增加大脑容量或者减缓由于正常衰老或疾病导致的脑容量损失。在哈佛大学麻省总医院进行的一项研究中，研究人员采用功能性磁共振成像来测量 20 位具有冥想经历的受试者的皮质厚度。与对照组相比，这些受试者大脑中与注意力和感觉信息处理相关的区域皮质要更厚些。这些差异在老年人中最为明显，这表明冥想可能会抵消与衰老相关的脑容量变化。另一项研究则将禅宗信徒与非冥想者相对比，发现冥想有助于我们维持大脑容量，特别是注意力中心区域的容量。另外两项最新研究也发现了冥想与脑容量之间的关联：① 2015 年，加利福尼亚大学洛杉矶分校的一项研究表明冥想可增加海马容量；②匹兹堡大学（the University of Pittsburgh）的研究人员发现，冥想可使杏仁核和尾状核的容量增加，这两处脑区均参与大脑的情绪管理。此外，还有一项研究发现正念训练可减少海马的萎缩，并改善海马与其他大脑区域之间的连接，从而增强记忆力。

冥想的类型

冥想有上百种类型。以下是当前流行的部分冥想方式，这些方式通常会划分为不同的学派和实践方式：

克尔坦奎亚冥想： 带有唱诵的 12 分钟瑜伽冥想

昆达利尼瑜伽： 专注于体式和呼吸技巧，进而唤醒能量

慈心冥想： 专注于对自己和他人的慈爱

正念减压疗法（MBSR）： 专注于身体的觉知，进而加强放松；已证明可减缓焦虑和抑郁

气功： 专注于缓慢的身体动作和呼吸技巧，进而释放"生命能量"

超越冥想（TM）： 使用不断重复的声音来集中注意力

内观冥想： 专注于呼吸、思考和觉知，进而感受顿悟

禅定： 眼睛睁开，专注于呼吸并感受思考和觉知

哪种类型的冥想最有益于大脑健康呢？目前还没有哪一种方式被证明是绝对优越的，而且大家对不同的风格可能会有不同的反应。如果你刚刚开始进行冥想，我们建议你尝试简单的呼吸练习，就像我们在"个性化放松方案"中介绍的一样。经验丰富者或许对更高级的正念训练更感兴趣。对每个人来说，最好的技巧就是让自己感兴趣并能让自己感受平静的技巧。

确保有效

迪恩曾经有一位叫莫妮卡的病人，她非常热衷于冥想。莫妮卡跟随专业的宗教大师学习、参加国际性的静修活动，她练习冥想已有十几年了。莫妮卡同时也是一位知名公关公司的成功女商人。注意力分散是她最终来到神经科就诊的原因。她在记忆的深渊里挣扎着，而在迪恩看来，她并没有得到真正的放松。

迪恩了解了莫妮卡的病史并对其进行了体检。在神经心理学测试中，莫妮卡在注意力分散的两种衡量过程中发生了错误。在迪恩进行测试时，她甚至还在讲话，这让她很难集中注意力。

随后，迪恩告诉莫妮卡，他尊重冥想练习，她也应该继续学习。但迪恩也想让她尝试其他放松方式。比如没有咒语、没有佛珠的最基本的放松练习。他让莫妮卡闭上眼睛，从绷紧前额和眼睛开始，逐步向下移动到脖子、肩膀和背部，最后一直到脚趾，直至绷紧全身的肌肉。5 秒钟后，迪恩让她放松身体、做几次深呼吸。他们一起做了几次练习，将注意力集中于感受紧张和放松的区别。

"我真的很放松。"莫妮卡睁开眼睛时这样说道。她看起来也确实很轻松。

这个练习成了莫妮卡下个月的日常任务。当她回来复诊时，她自己报告了注意力的积极变化和减少焦虑的轻松感。莫妮卡因为过于热衷于冥想的过程和仪式，反而忽略了她想要的结果：放松。我们并不是说冥想静修没有帮助，这对很多人来说都很有用处。但要确保你选择的活动确实能够让你放松。如果你感觉不到明显的放松感或者注意力改善，那么请通过提出问题的方式进一步改进自己的技术，如果这仍然无效，请考虑尝试其他类型的放松训练。

关于放松的谬误

压力对心脏的损害最大：压力会对整个身体造成损伤，但大脑首当其冲，甚至比心脏更加敏感。不受控制的压力会对颞叶和额叶造成大量损伤，破坏脑细胞及其连接。

冥想时必须保持盘腿坐姿：你可以在站立、躺卧甚至行走时进行冥想。对于很难保持坐姿的老年人或者对坐姿感到疲劳的人来说，行禅是个很好的选择。

长时间冥想才能体验到益处：任意时长的冥想或正念训练都是有益的。即使每天进行几次 3 分钟的冥想也能减轻压力并支撑大脑。

汤普森上校的转变

6 个月后，汤普森上校回来复诊。当我们走进房间时，我们看到一对幸福的夫妇坐在座位边，急切地想向我们进行完整的报告。在我们坐下前，汤普森上校就迫不及待地告诉我们他现在会每天步行两次。起初，集中注意力对他而言是个巨大的挑战，但他现在非常享受这个新习惯，克拉拉也认为他的注意力有了明显的改善。再次进行神经心理学测试后，我们发现汤普森上校的注意力和回忆能力有所进步。更明显的是，他的焦虑和压力症状几乎消失了。他的平衡能力也有所改善，背部和腿部肌肉发达，体重则减轻了 6.8 千克。他正在坚持自己的行禅，并且能够在不服药的情况下长期控制焦虑和压力。

冥想的替代选择

因为冥想需要认知能力来维持注意力并记住训练目标，所以严重认知衰退及痴呆症患者可能无法进行有效的冥想。但是，冥想的许多替代方式都能提供类似的效果：

行禅：正如汤普森上校的案例，在社区附近行禅可以是一种让大脑休息与恢复的强有力的冥想活动。坚持相同的路线，尽量减少分心和干扰。可以考虑按照节奏或口号行走来帮助减轻压力。

瑜伽：目前已有研究揭示了瑜伽这种冥想练习的益处。在印度进行的一项研究发现，在为期 3 个月的瑜伽项目中，参与者的皮质醇水平显著降低了。2016 年的一项回顾性评述还发现瑜伽对于抑郁症患者有治疗益处。其他研究也将瑜伽与焦虑、抑郁和总体幸福感的改善联系起来。虽然仍然需要更多的研究确认，但瑜伽确实是一种有效的减压活动。

听音乐：大多数人依据个人经验就能知道，听我们最喜欢的歌曲可以有效地克服压力。研究表明，音乐对人体的皮质醇水平有着直接影响。2011 年发表在《心理学前沿》（*Frontiers of Psychology*）上的一项研究发现，在手术过程中听音乐的患者的皮质醇水平较低，所需的麻醉剂量也较低。

简化你的物理环境：就像冥想和瑜伽能帮助大脑组织思维过程，整理你的外部环境也可以帮助你更有效地处理新信息。我们是环境的产物，我们创造的环境也反映了我们的精神和情感健康。当家庭或办公室变得杂乱无章时，我们的身心健康也会受到影响——容易分心，也很难集中注意力。我们会感受到更多的压力和焦虑。但是，干净有序的空间能让我们更容易专注于重要的事情，同时也有助于维持平静和自我反省，这两方面都会对认知产生积极的影响。简化所处的环境也会影响健康生活的其他方面。例如，在客厅里清理杂物时，你可以腾出空间来摆设一辆斜躺自行车、一块瑜伽垫，或一套哑铃。与其在身边堆满让自己感到压力的物品，不如把它们换成能够促进大脑健康的工具。

培养健康的人际关系：研究已经证明，重要的人际关系可以降低皮质醇水平，并增加脑源性神经营养因子。科研人员还发现，与亲人拥抱或牵手时，大脑会释放催产素——该激素与降低压力反应有关。历时 75 年的哈佛大学格兰特研究[1]表明，重要的人际关系会使我们更快乐、更健康，感受到更少压力和孤独。

过有目标的生活：许多研究都得出同一结论，目标感与长寿、健康的生活有关，能降低残疾和死亡率。目标感使人头脑活跃，因此不易受日常压力影响。目标感还能提供由意义和时间驱动的可控压力，这可以显著增加认知储备。有关蓝色地带的研究一贯表明，怀着目标感和责任感生活的人在老年生活中会更加健康、成功。拉什大学在 2010 年进行的一项研究调查了美国和日本的老年人以及他们在老年阶段的目标感。在 65 岁以后，美国人的目标感有了很大程度的下降，这可能与退休有关。然而，在日本，人们在晚年仍保持着强烈的目标感。如果你已经退休了，可以考虑从事志愿活动或社区服务来保护你的身心健康。

---

① 原文为 the Harvard Grant Study，该研究是由商人威廉·托马斯·格兰特（William Thomas Grant）与医生博克（Bock）共同发起的，遂以该人姓名命名。——译者注

总　结

　　压力管理是健脑生活方式的关键点，也是经常受到误解的一方面。健康的压力是可控的，并且有助于实现长期目标、应对现代生活的挑战。不受控制的压力则会引发激素的级联反应，使大脑在多种水平上受累。它甚至会改变大脑结构，破坏细胞并减少其体积。在日常生活中融入冥想训练可以显著减少不受控制的压力的影响，甚至可以扩展大脑中极为重要的注意力中心。与本书中提到的所有生活方式因素一样，放松也应根据自己的兴趣和长处进行个性化设置。冥想可以通过静坐、唱诵、在社区里行走，或者是生活在整洁的环境中来完成，它们都能帮助你在一天结束的时候放松心情。无论你选择的冥想方法是什么样的，它都应该简单、方便，以及，最最重要的——能让你放松。

你的个性化放松方案

虽然管理慢性压力有时会产生更多的压力，但这种生活方式因素对认知健康至关重要。压力对每个人都有不同的影响，但每个人都会经受不受控制的压力，尤其是我们的大脑。无论你的疾病处于何种阶段、患病风险如何，减压对整体健康和幸福都至关重要。如果冥想不能吸引你，还有许多其他轻松愉快的活动可以帮你保持冷静。请使用以下的评估和练习来建立个性化的放松方案。

自我评估

对健脑的压力管理方案设想进行评估，并找出可能有助于或阻碍你努力的因素。

设想：什么是理想的健脑放松方案？什么活动让你感到平静和放松？你愿意多久进行一次，是否有可能增加频率？本章中的哪种冥想方式最能引起你的共鸣？你想要进行管理的生活中的不可控制的压力来源是什么？

优点：有哪些优点和资源可以帮助你完成设想？

缺点：你的设想有哪些障碍？

1. 减轻生活中的压力对你有何益处？

   示例： 我会有更好的注意力和专注力。我会更少感到焦虑和抑郁。我会睡得更香。对我来说，锻炼和采用健康食品比较容易。我将充分享受生活。

2. 哪一方面是你最需要努力的？

   示例： 我每天会留出 20 分钟时间来做一些让自己感到放松的事情。我会探索不同的冥想活动。我会和我的朋友一起去冥想。我会独自或跟随团体开始行禅。

3. 有哪些障碍可能阻碍你减轻压力？

   示例： 我的工作压力很大。我没有太多的时间冥想。我从来没有试过正念训练，也不知道怎么开始。我一生都很紧张，不知道现在能否做出改变。我没有适合冥想的安静场所。

4. 什么可以帮助你管理压力？你有哪些资源？

   示例： 我可以学习不同的放松技巧。我可以每天抽出时间来放松。我有一个安静、舒适的场所，可以用来冥想。读者可以访问我们的网站来了解更多有关放松技巧的例子。

5. 谁能帮助你？怎样帮助？

   示例： 我的配偶可以提醒我给自己留出放松的时间。我可以和朋友一起去上瑜伽课。我和我的家人可以重新整理房子，这样家里就不会那么混乱，也会更有助于放松。我的朋友是一位心理学家，可以给我一些放松技巧。

6. 你打算什么时候开始？

   我们的建议： 在找到安静的场所以后，你就可以开始进行压力管理了。你不需要马上拥有所有的资源（比如朋友 / 支持团体 /

每天的空闲时间）。尝试从每周进行 3 天冥想开始，然后慢慢地增加到每周 7 天。你可以从简短的 3 分钟冥想锻炼开始，再逐渐增加到 20 至 30 分钟的时间。

冥想锻炼

要熟悉冥想的练习，可以尝试一下锻炼方式。

正念呼吸

- 找一个不会被人打扰的舒适地方。
- 坐直身体。可以考虑背靠墙壁获得支撑。
- 闭上眼睛。
- 用鼻子慢慢地深呼吸。
- 当你达到自然的呼气点时，慢慢地从嘴里呼气。
- 一旦进入节律性的呼吸模式，通常在 1 分钟后你就会开始注意周围的声音。不要进行分析或记忆，静静地聆听并感受这些声音。
- 当其他想法出现在脑海中时，不要理它们。让它们离开你的大脑，把注意力转移到你能听见的声音上。
- 每天锻炼 10 分钟。更加熟练后，便可以增加锻炼时间。

正念呼吸的变化形式

- 觉知：专注于不同的身体觉知，比如脚下的地板；专注于感受空气从鼻腔进入，从嘴巴离开的感觉。
- 渐进式肌肉放松：从头部开始逐渐向下绷紧全身的肌肉——前

额、眼睛、下巴、颈部、肩膀、背部、手臂、手、腹部、臀部、大腿、小腿，直到脚尖。保持这种张力至少 5 秒。然后深吸一口气，再呼气放松下来。再深呼吸几次。感觉紧张的身体和放松的身体之间的区别。

· 视觉化：想象自己在河岸上，你的思维在慢慢地从左到右流动。当一个念头出现时，只需看着它在河里流走，直至脱离视野。

传统冥想的替代方案

这些替代方案尤其推荐给那些已经出现认知衰退症状的患者。

行禅：每天走同样的路线。这会让你的大脑放松，并专注于身体的愉快感。行禅的目的并不是有氧运动（尽管有氧运动对大脑健康非常重要），而是要找到一种自然的步伐，并在整个行走过程中尽力保持它。

瑜伽：瑜伽有许多不同的类型，可适配每个人的个性化需求以及想要达到的锻炼水平和精神放松程度。一些经典的瑜伽减压体式包括婴儿式、扭转式、猫 / 牛式、倒箭式和挺尸式。请访问我们的网站了解更多关于瑜伽体式的信息。

简化生活：生活在干净、整洁的家庭环境中。以有组织、有目的的方式工作。

重要的人际关系：与朋友、亲人多接触。他们自然会降低你的压力水平。

听音乐：这是最好的放松方式之一。试着用音乐充实你的一天，晚上睡觉前听音乐放松。

努力增加

- 深呼吸

- 与大自然相处的时间

- 在干净、整洁的家庭环境中的时间

- 冥想

- 一天中安静的时间，最好远离电子设备

努力消除

- 感到紧张的情形

- 感到紧张的人际关系

- 不给自己留出每天放松的时间

- 手机、电脑和电视造成的持续干扰

- 没有静修之处的生活空间

每周放松计划

星期一

找到一处安静的空间来练习正念呼吸。保持舒适的坐姿，但不要躺下，否则你可能会睡着。闭上眼睛，安静地坐 3 至 5 分钟。你的呼吸应该深入且自然。早上和下午各练习一次。如果你在集中注意力方面有困难，可以考虑使用一款应用程序并结合定时器、平静的背景音乐或自然声音等工具，以帮助你放松。

星期二

在早上和下午重复 3 至 5 分钟的正念呼吸。感受自己的身体在每次呼气中得到净化。

星期三

从 3 至 5 分钟的正念呼吸开始。然后增加渐进式肌肉放松（前文提过的一种正念呼吸的变化形式）。感受每块肌肉的放松，以及这种身体放松所带来的精神放松。

星期四

从几分钟的正念呼吸和渐进式肌肉放松开始。然后增加视觉化。想象自己舒服地坐在一个特殊的平静之处——可以是海滩上、沙漠里或山顶上。想象温度、风、光、颜色和其他感官细节。深深地放松。

星期五

从几分钟的正念呼吸开始，并辅以渐进式肌肉放松和视觉化（尝试使用与昨天相同的画面；熟悉某个特定的平静场所将有助于逐步加强你的冥想练习）。今天你还会再增加专注力这一元素。选择一个你经常看到的特定物体（比如你最喜欢的项链或画作），并尝试在脑中勾画它的细节。观察这个物体的所有角度。保持注意力集中至少 3 分钟。

星期六

今天，你已经准备好把正念呼吸和你本周学到的所有变化形式结合起来：渐进式肌肉放松、视觉化和专注力。分别在早上和下午挑战自己完成至少 5 分钟的冥想练习。

星期日

练习同样的正念呼吸元素。如果你感觉不错，可以试着冥想 6 或 7 分钟。

继续提高你的技能，目标是将每天的冥想时间增加到 15 至 20 分钟。

常见障碍

不知道如何冥想：试试这份放松方案中介绍的练习方法，它们简单、免费、高效。你也可以在网上找到很多免费的资源。

没有安静的空间：你当然不需要到修道院去冥想。在刚醒来或睡觉前，你可以在卧室里进行几分钟的正念呼吸。你甚至可以在公园的长凳上或是在等地铁时进行冥想。你需要的只是专注于自己的身体和呼吸。

生活压力大：即便每天进行 3 分钟的冥想练习也可以显著缓解压力。正念训练不应被视为一种负担，它是解决当前压力的一种方式。

没有冥想伙伴：虽然自己进行冥想会十分放松，但你也可以加入当地社区中心的冥想组织或班级，或者寻找一个在线的冥想团体。

无法轻易放松的极度活跃者：不是每个人都必须以同样的方式进行冥想，也不必进行长时间的冥想。3 分钟的冥想训练对那些很难放松下来的人很有帮助。每天尝试进行几组训练，再逐渐增加冥想时长。

关于放松的个体观

· 我们的家人会使用谷歌任务管理器来记录每周的活动，并消除那些不利于健康的行为。我们虽然是一个非常忙碌的四口之家，但会尽量不把自己的计划安排得太满。如果某天的日程特别充实，我们一定会取消晚上的会议和活动，这样才有足够的时间来放松。面临研究的截止日期时，我们会专注于完成这一项工作。如果出城好好游玩了一番，我们至少会在开始工作的前一天回来。这样，我们就有足够的时间回归合理饮食、锻炼、睡眠了。

· 我们会进行 5 至 10 分钟的正念呼吸训练，每天 4 次。

· 我们午休时会在医院附近的同一条路散步。这是锻炼和放松的好机会。

· 我们最喜欢的一项活动是听贝多芬的《月光奏鸣曲》（"Moonlight Sonata"）。在太平洋海岸线公路上自驾时，我们还喜欢听女儿索菲坐在面包车后座上唱歌（索菲是一位接受过古典训练的歌剧演唱家，而我们的儿子亚历克斯则会演奏古典钢琴）。我们经常在家里听低音量的古典音乐。每隔一个小时左右，索菲或亚历克斯就会演奏一首舞曲。我们定好的规则是每个人都必须起来跳舞，这也是另一种形式的减压。

第 6 章

恢　复

　　作为神经科住院医师，我们每隔三四天就会被召唤到卒中小组。我们会和患者进行 24 小时的直接接触，并就医疗护理做出重要的决定。有时我们可以偷偷睡上 10 分钟，但也不常常如此。在 24 小时的值班结束后，我们接着还要再工作 6 至 8 小时来更新患者的档案。在那几年里，不睡觉简直成了一门艺术。我们会喝大量的咖啡，确保有条不紊地完成细致的检查清单，并避免犯错。我们认为，医学培训的这一方面让我们更坚强、更聪明、更有韧性。我们觉得自己战无不胜。

　　然而，无论是我们的研究、创造力还是家庭关系都在遭受折磨。我们的身体垮了，大脑也像一台超负荷运转的计算机，勉强保证构思连贯。有时筋疲力尽得几乎无法忍受。在值班 24 小时后，艾伊莎累得晕头转向，不知自己身处何方。她的教授会轻轻拍拍她的肩膀，拿起患者的病历，送她回家。医院还会提供特殊的交通服务，以免睡眠不足的住院医师们危险驾驶。

　　1984 年，18 岁的莉比·锡安（Libby Zion）因发热和肌肉痉挛被送往纽约医院，自那时起，住院医师的工作时间便进入了公众辩论的话题范围。两位劳累过度的住院医师注意到了莉比，但他们当时忙于照看其他患者，整个晚上都没有时间给她做检查。第二天早晨，莉比的体温迅速升高，并发生心脏骤停。她再也没有醒来。莉比的父亲西德尼·锡安（Sidney Zion）是一位曾为《纽约时报》（*The New York Times*）和《纽约每日新闻》（*Daily News*）效力的颇有影响力的记者。当他发现为莉比做检查的实习医生需要连续工作 36 个小时并且几乎没法睡觉时，他首先起诉了医院，继而致力于推动医疗保健系统的改革。由于他的努力，纽约州在 1989 年成为美国首个对住院医师工作时间进行限制的州，到 2003 年，研究生医学教育认证委员会（Accreditation Council for Graduate Medical Education）建议住院医师每周工作不超过 80 小时，单次轮班的工作时间最长为 24 小时。哈佛大学的一项后续研究表明，与每周工作 63 小时的住院医师相比，每周工作 80 小时的医生发生失误和严重医疗差错的概率分别要高出 36% 和 22%。

我们的临床经验一再告诉我们，恢复性睡眠对认知功能和整体生活质量的保障至关重要。简单地说，良好的睡眠有助于身体健康。与采用果汁排毒、解毒或者其他风靡洛杉矶大街小巷的保健方式相比，我们更应该注重最简单、最重要的净化方式：那就是恢复性睡眠。7 至 8 小时的睡眠要比任何净化方式都更能有效地去除毒素、氧化副产物和淀粉样蛋白，甚至是负面情绪和记忆。

睡眠是专为大脑而设计的。我们的身体受到自动的昼夜循环的约束，在清醒状态和被动休息之间摇摆，但是大脑会在睡眠过程中进入完全不同的状态。这种能量状态推动了两个重要的生理功能：①对淀粉样蛋白和氧化副产物的解毒；②记忆和思维的巩固——将短时记忆转换为长时记忆，消除不需要的记忆，组织思维过程，建立新的细胞连接。

当你无法获得恢复性睡眠时，思维和注意力就会受到影响，最后形成困扰了诸多轻度认知功能障碍和阿尔茨海默病患者的"脑雾"。缺乏优质睡眠会损害清醒阶段的大脑功能（注意力、处理速度和短时记忆），还会破坏你的昼夜节律。人在极度劳累并且无法获得良好的休息时很容易进入睡眠不佳的状态。这对任何人来说都是非常郁闷的经历，尤其对有认知衰退症状的患者来说。但是，正如各位将要在本章中了解到的，有许多技术可以提升睡眠质量。"恢复"的概念远不止良好的睡眠，它还包括健康的睡眠模式、睡前放松、周围环境的光线和噪音管理以及可促进恢复性睡眠的饮食选择。

几十年来，我们一直都知道睡眠剥夺会带来可怕的生理和神经后果，但是最新研究表明，长期睡眠质量不佳和睡眠缺乏（即使每晚睡上几个小时并感觉良好也属于睡眠缺乏）都会影响到包括行为、解决问题和记忆功能在内的神经网络。功能性磁共振成像的结果表明，睡眠不足者在数学和言语测试中的大脑激活水平有所降低。在过去 10 年里，一些研究还发现了睡眠障碍与痴呆症风险增加之间的关联。从临床的角度来看，睡眠是认知健康的重要组成部分之一，而睡眠习惯的改变通常是神经退行性疾病的早期征兆。令人稍感惊讶的是，目前尚无针对早期记忆和认知障碍、轻度认知功能障碍、痴呆症或阿尔茨海默病患者的官方睡眠指南，但我们仍然将睡眠看作健脑生活方式计划的一个重要部分。

睡眠的机制

睡眠几乎是每个生物体必需的生物学功能。蟒蛇和负鼠每天睡 18

小时，海豚每天大约睡 10 小时，而马只睡 3 小时，鱼和果蝇甚至也会睡觉。我们都听说过，人的一生要花费大约三分之一的时间来睡觉，但却很少有人能够理解睡眠的目的。事实上，大脑在每个夜晚都会默默地恢复前一天的记忆，进行清理、删除、组织和巩固的工作。虽然大脑在晚上确实比较安静，但它并不是静止的。

根据特征，我们可将正常的人类睡眠分为两种不同的类型：非快速眼动（NREM）睡眠和快速眼动（REM）睡眠。非快速眼动睡眠可分为 3 个不同的阶段：

第 1 阶段（N1）： 持续 1 至 7 分钟的浅层睡眠。这是一个过渡阶段，哪怕轻柔的声音都很容易让人醒来。

第 2 阶段（N2）： 持续 10 至 25 分钟且更难唤醒，心率和体温有所下降，大脑开始将短时记忆巩固为长时记忆。

第 3 阶段（N3）： 慢波睡眠（SWS）的最深层阶段，对外界环境的反应较弱。去甲肾上腺素、5-羟色胺、乙酰胆碱和组胺水平均降低，而生长激素水平激增。前一天的记忆经过处理后在细胞间传递，最终转化为长时记忆。白天积累的淀粉样蛋白也在这一阶段被清除。正电子断层扫描（PET）研究表明，当人们在虚拟现实城市中学习通往目的地的路线时，海马的某个区域会高度活跃，而在慢波睡眠中它的活跃度也有所提高。这一活跃程度甚至与第二天的表现相关（睡眠过程中大脑的活动更多意味着虚拟路径的记忆效果更好）。这些发现令科学家们得出结论，大脑在慢波睡眠期间会"回放"编码信息。

快速眼动睡眠的每个周期则持续 20 至 40 分钟。在这一阶段，身体肌肉无法运动，控制意识水平的大脑网状激活系统也受到抑制。研究人员认为，快速眼动睡眠允许大脑组织信息并将记忆整合到更大的神经网络中来进行重构，这有点像硬盘驱动器的磁盘清理。在这一阶段，乙酰胆碱和皮质醇水平的上升也与陈述性记忆处理有关。

睡眠周期按照以下顺序进行，每个周期持续大约 90 分钟：

N1 阶段 → N2 阶段 → N3 阶段 → REM → 回到 N1 阶段

我们每天晚上平均要完成 4 至 6 个周期。大约 75% 至 80% 的睡眠都发生在非快速眼动阶段，快速眼动睡眠通常占总睡眠时长的 20% 至 25%。在 N3 阶段，慢波睡眠在前半夜占据着主导地位，而快速眼动睡眠的时长在后半夜几乎翻了一番。

睡眠周期本是有效恢复身心疲惫的一个优雅过程，但我们总是会篡改它。人类的睡眠—觉醒周期受到昼夜节律的强烈影响，而昼夜节律则是人体固有的 24 小时的生理过程。尽管生物钟是一种自我维持的系统，但它也会受到光、温度等外界因素的影响和调节。当我们暴露在日光中时，松果体（位于中脑上方的一个豌豆大小的结构）就开始工作并产生褪黑素，这是一种使我们感到困倦的激素。当太阳下山时，松果体会继续活跃地分泌褪黑素，并在晚上 9 点左右将其释放到血液中。在整个晚上，人体内的褪黑素都处于较高水平，这有助于促进深度睡眠。大约 12 小时后，也就是早上 9 点前后，褪黑素的水平迅速下降，我们就能够在白天的活动中保持清醒。

任何光照造成的破坏都会对这种自然节律产生负面影响。研究表明，由于长期在夜间受到持续光照，夜班工人的褪黑素产生水平会受到抑制，发生认知障碍的风险也有所提高。2001 年发表在《自然神经科学》（*Nature Neuroscience*）期刊上的一项研究检查了跨时区飞行航班乘务员的认知表现。研究人员发现，受试者的右颞叶体积较小，认知能力也有所损伤。在这项研究中，为期 4 年的昼夜节律慢性破坏对认知功能和大脑结构都产生了累积性的负面影响。其他研究发现，睡眠中断和睡眠不足会造成 TNF 的水平升高，而 TNF 这种蛋白质通常在入睡阶段会增多。这种异常的 TNF 水平会引发飞行时差所带来的疲劳和混乱。

昼夜节律也会受到体内生化过程的影响。现有证据表明，焦虑和抑郁都会对昼夜节律产生不利影响，而且昼夜节律发生改变的人更容易频繁地出现抑郁和焦虑症状。这种强关联证明了神经递质和激素的重要性（例如 5-羟色胺和皮质醇）及其对大脑边缘系统的影响，后者正是控制焦虑和恐惧的大脑区域。许多情绪障碍患者可能都没有意识到睡眠问题与体内生化水平的直接关联。

扰乱睡眠周期会导致严重的后果，规范作息则让人受益匪浅。如果你有短时记忆受损或其他认知衰退症状，我们建议你对工作计划或未经诊断的情绪障碍进行评估，判断二者是否是认知健康的影响因素。天然即是最佳——当我们违背身体固有的节律时，大脑就会承受莫大的痛苦。

我们每天应该休息多久？

我们每晚需要睡多久？这取决于你的睡眠方式。大多数人每晚至少需要 7 小时的睡眠，但更多不一定更好。每晚睡 9 小时的受试者在认知测试中的表现更差（对老年人而言，每晚睡 9 小时也与心血管疾病有关）。每晚睡不超过 6 小时的受试者也表现不佳。然而，有些人每晚只睡 6 小时，却没有对认知能力产生负面影响。研究人员发现，这些人的单个睡眠周期和阶段相对更短，并且在醒来之前仍能获得充分的休息。这种情况在我们熟知的科学家中屡见不鲜——他们每晚的睡眠时间很短，精力却极其旺盛。各国领导人也有着睡眠时间短于常人的习惯。撒切尔夫人自称每晚只睡 4 个小时，但她却在 70 岁时患上了痴呆症。这只是个观测证据，我们并不知道撒切尔夫人的睡眠是否能实现恢复性；但无论你每天感觉如何，长期缺乏睡眠的确会造成相当严重的认知损害。

　　研究表明，尽管许多人声称自己每晚只睡几个小时（3 小时或更少），但他们的实际睡眠时长接近 6 小时。事实上，每晚只睡不到 3 小时的人极为罕见，我们也很难获得有关长期影响的数据。我们现在能根据数据确定的是，平均 7 小时（每晚至少 6 小时）的睡眠是非常有益的。因此，我们强烈建议各位每晚的睡眠时间不少于 6 小时。根本而言，睡眠质量才是最重要的。有效的睡眠必须是恢复性的，你在醒来后一定会感到精神振奋。如果你每晚的睡眠时间少于 7 小时但仍然精力充沛，那很有可能已经达到了自己所需要的恢复性睡眠水平。如果你睡眠不足，又在用咖啡因掩盖自身的疲惫，那么睡眠对你来说极其重要，因为长期的慢性疲劳与认知衰退密切相关。

　　每个人的睡眠需求都是高度个性化的。艾伊莎很享受自己的睡眠状态。她每晚需要睡 7 至 8 小时，如果她睡不到 7 个小时，第二天的活动就会非常困难。迪恩目前的平均睡眠时间是 6.5 小时。不过如果他每周有几天只睡 5.5 小时，也不会感受到任何负面影响。他从一项睡眠研究中了解到，实际上他在 5 至 6 小时内就能达到非常深层的睡眠。另一方面，如果他睡上 8 至 9 小时，第二天醒来就会头痛。了解并尊重自身需求是非常重要的一点。请在早晨醒来时诚实地评价自己的感受：你是感到神清气爽，还是马上会喝杯咖啡？你是一整天都精力充沛，还是经常会在下午或晚上感到疲劳？

恢复性睡眠的诸多益处

我们现在已经有充分的研究阐明睡眠与大脑健康之间的联系。研究表明，脑源性神经营养因子会在夜间修复大脑，而神经元以及神经胶质细胞则会在睡眠期间再生。2009 年，华盛顿大学的研究人员发现，在无法获取规律睡眠时，受试者的大脑中就会积累更多的淀粉样斑块，这令其罹患阿尔茨海默病的风险有所提高。4 年后，俄勒冈健康与科学大学（Oregon Health & Science University）的研究人员发现大脑会在深度睡眠阶段清除毒素，其中也包括会导致淀粉样蛋白积聚的毒素。其他大型研究表明，睡眠不足者的海马等重要记忆中枢会发生萎缩，其大脑体积也普遍减少，这表明睡眠不足会对大脑的结构和功能产生负面影响。

还有许多证据表明，恢复性睡眠（或者说睡眠缺乏）会影响人体的认知功能和健康：

整体健康：睡眠质量好的人就医时间更短。一项研究发现，睡眠适度的人在医疗保健上的花费会比其他人少 11%。睡眠障碍患者（例如睡眠呼吸暂停，我们将在本章中进行更详细的说明）则因长期缺乏睡眠而通常患有许多其他疾病，包括心脏病、中风和糖尿病。获取优质睡眠能够降低罹患这些疾病的风险。

免疫功能： 良好的睡眠能够减少感冒、免疫相关疾病，甚至是癌症的患病风险。恢复性睡眠对身体的炎症反应有着极其深远的影响。对睡眠质量更好的个体而言，C-反应蛋白以及同型半胱氨酸等其他炎症标志物的水平相对更低。较低的炎症水平能够减少大脑中淀粉样蛋白的聚集，从而降低阿尔茨海默病的患病风险。

情绪： 睡眠适度的人更加快乐。恢复性睡眠与幸福感之间有着定性、定量的直接相关性。许多研究表明，优质睡眠会产生更好的情绪、洞察力、社会参与和总体生活质量。一项研究发现，拥有健康睡眠模式的大学生具有更好的心理及身体健康状态，并且学业成绩也相对优秀。良好的夜间睡眠还能帮助我们处理情绪，从而为负面情绪提供缓冲。加利福尼亚大学伯克利分校和布朗大学（Brown University）的科学家们进行的另一项研究表明，较差的睡眠质量会损害我们每天处理和调节负面情绪的能力。

专注力和注意力： 专注力和注意力是认知能力的基础——认知不仅仅指记忆处理，还包括视觉空间能力、运动技能等各种复杂的功能。专注力和注意力都会遭到睡眠障碍的严重侵害，并在进行适度睡眠后发生显著的改善。2005 年发表在《神经病学研讨会》（*Seminars in Neurology*）上的一项回顾性研究发现，执行注意力（executive attention）尤其受睡眠损失的影响。受试者的神经成像结果显示其额叶和顶叶会发生频繁的认知中断，这表明睡眠不足会影响大脑接收和处理信息的方式。

学习能力： 睡眠质量良好的人在短时和长时记忆、处理速度、回忆、视觉空间能力、驾驶能力，甚至运动技能上都表现更佳。

协调能力：缺乏睡眠会令人对环境反应迟钝，具体表现为更容易掉落物体、很难做出复杂乃至简单的动作。在老年患者中，轻微的睡眠失常会对手眼协调能力产生负面影响，从而增加了车祸和跌倒的风险。

决策能力：睡眠规律的人不太容易发生财务决策失误。睡眠不足的人则更容易面临决策失误的风险。失眠会抑制额叶的功能，导致身体更容易做出本能的选择。

酒精和药物滥用：睡眠质量良好者不太可能滥用酒精和其他药物（这同样与额叶具有抑制不恰当选择的能力有关）。无论是在青春期、中年甚至晚年，事实都是如此。无论年龄几何，恢复性睡眠都令你不太容易滥用会对认知造成负面影响的物质。

糖尿病：睡眠不足的人更容易罹患 Ⅱ 型糖尿病。研究表明，睡眠与胰岛素加工能力有着直接联系。与每天睡 7 至 8 小时的成年人相比，每天睡 6 小时的人罹患糖尿病的风险要高 1.7 倍；而那些每天只睡 5 小时的人罹患糖尿病的风险则要高 2.5 倍。已有研究反复证明，前驱糖尿病和糖尿病都与痴呆症和认知衰退有关。

中风：缺乏优质睡眠会增加中风的风险。多项研究已经证实，睡眠对于健康的血管功能而言至关重要。

头痛：睡眠良好的人发生偏头痛和紧张性头痛的概率比睡眠不良的人要低得多。这种益处在一项研究中得以证实。43 名女性接受了睡眠卫生技术训练来改善睡眠，除一人外，其余受试者发生头痛的次数均有所减少，并且大多数受试者在长时间内都不再经受头痛的烦恼。同时，睡眠不足或睡眠过多也会引发偏头痛。

体重调节：在历时 13 年、涉及 500 名受试者的一项研究中，研究人员发现，即使对活动水平和家族史进行了控制，规律性睡眠时间少于 7 小时的人体重超重的概率要比其他人高 7.5 倍。睡眠对体重增加有着显著影响，其中有很多原因：睡眠不足的人额叶功能会受到抑制，这让他们更加渴望食物；异常的昼夜节律与体重增加有关，控制大脑饱腹感和饥饿中枢的下丘脑也受其影响；睡眠不足会引起身体对高脂肪食物和糖果的渴望；限制睡眠也会增加零食的摄入。

性欲： 睡眠时间越长的人性欲越强，睾酮水平也就越高。相反，睡眠不足会导致睾酮水平降低。性欲低下会导致抑郁和生活质量下降，这两方面都会影响认知和记忆。研究还发现，内分泌疾病患者的低睾酮水平与其阿尔茨海默病的患病风险有关，这种关联也存在于服用降低睾酮水平药物的患者身上。

脑萎缩： 2017 年的一项最新研究表明，睡眠缺乏会导致小胶质细胞（大脑中专门清除废物的细胞）对健康神经元及其连接造成破坏。这种先天排毒系统对于清除有害副产物而言至关重要，但是当我们长期处于睡眠不足的状态时，系统就会自行开启，清除掉原本会保存下来的细胞。这种异常过程所造成的损害会长期累积，这可能也解释了持续睡眠不足者所产生的大脑萎缩症状。

长期睡眠缺乏与慢性疾病

尽管睡眠对于人体健康的诸多方面都至关重要，但研究表明，许多人仍然没有获得充分的休息。美国疾病控制和预防中心（CDC）将睡眠不足认定为一项重要的公共健康问题，并预估有 30%（约 4060

万）的美国成年人长期睡眠不足。夜班工人，尤其是交通和医疗领域的工人，最有可能无法获得充足的睡眠。过度睡眠同样也是个问题，其中的部分原因是睡眠过多导致大脑的活动时间过少，这使得大脑更容易发生衰退，但过度睡眠也往往是由贫血、睡眠障碍、心血管疾病、多种认知障碍等潜在疾病所引起的。

老年人尤其容易遭受睡眠障碍的折磨。非快速眼动睡眠的第 1 阶段（也就是睡眠周期的开始阶段）在衰老过程中的变化最为明显。老年人更容易在这个初始阶段停留更久，这意味着他们停留在深层的恢复性睡眠的第 3、4 阶段的时间更少。这很可能是因为人体吸收日光的能力会随着衰老而下降。在 60 岁后，多达 40% 的日光无法被视网膜吸收并传递到大脑的视觉中枢。视觉中枢有一处是视前外侧核，它本质上是设定大脑生物钟的睡眠开关。这一区域的许多细胞都会在中年时期死亡。

大约 50% 至 70% 的老年人至少有某种程度的睡眠障碍。夜复一夜的失眠或低质量睡眠常常导致白天不断地困倦。研究表明，老年人持续 3 年以上的日间嗜睡与认知衰退以及痴呆症的患病风险增加有关。最近的一项研究再次证实了这一结论，该研究发现睡眠时间的减少与痴呆症患病风险增加 75%、阿尔茨海默病患病风险增加 50% 有关联。而另一项研究在对抑郁症状、年龄、性别和血管健康情况进行了控制后，发现睡眠不足与认知衰退间存在着同样的联系。患有轻度认知功能障碍、痴呆症或阿尔茨海默病的老年人更容易受到睡眠不足的影响。这些患者常常在午后感到更困惑，这种被称为"日落综合征"的现象有一部分起因便是慢性疲劳。

关于睡眠的谬误

缺少一两个小时的睡眠不会造成伤害：研究表明，缺少睡眠会影响记忆力、处理速度和情绪。哪怕只是少睡一两个小时，睡眠不足也是极其有害的。

睡眠时大脑在休息：大脑在睡眠过程中非常活跃，因为它需要巩固记忆并清除白天所积累的废物（包括淀粉样蛋白）。

打鼾很常见，无须担心：打鼾对于一部分人是无害的，但对有些人来说，这可能是睡眠呼吸暂停的一种表现。如果你怀疑自己患有这种常见的睡眠障碍，最好到医生处接受睡眠评估。

老年人不需要太多睡眠：老年人和其他年龄段的成年人需要同样多的睡眠（平均每晚 7 至 8 小时），但是由于衰老过程中大脑所发生的生理变化，老年人必须十分努力才能获得充足的睡眠。

我可以工作日少睡一会儿，周末再补觉：你可以周末多睡一会儿，把工作日缺少的睡眠补回来，但这与保持一整周的高质量规律睡眠并不一样，后者才是实现认知和整体健康的最佳选择。

睡眠药物的危险之处

对于大多数人，尤其是老年人来说，睡眠药物是解决睡眠紊乱的一类常见的非处方方案。许多服用睡眠药物的人都认为自己的睡眠是恢复性的。但是研究表明，在依靠咖啡因熬过压力满满的一天后，睡眠药物尽管可能帮助你入睡，但也会对你的睡眠周期产生负面影响。我们现在了解到，许多睡眠药物会阻止你进入第 3、第 4 阶段的深层次恢复性睡眠。这可能就是许多服用睡眠药物的人在 7 至 8 小时后醒来仍感到昏昏欲睡的原因。他们的认知症状会持续存在，而且服药时间越长，就越是脱离睡眠问题的本质，脱离需要改变的日常规律和生活方式。

我们经常看到老年患者服用高剂量的药物，试图获得高质量的休息。长此以往，他们便建立起对药物的耐受性，并且需要越来越多的药物支撑。一位 60 多岁名叫凯瑟琳娜的患者听过我们做的一场关于阿尔茨海默病的讲座后便来我处就诊。她是为了患有阿尔茨海默病的丈夫才参加讲座的，但她的丈夫因为一次心脏病发作去世了。凯瑟琳娜告诉迪恩，丈夫去世后，她的睡眠问题变得更加严重了。她已经达到了每晚需要服用两种不同的睡眠药物的程度——而且每种药物都是正常剂量的 3 倍。尽管凯瑟琳娜的睡眠更加规律了，但她还是觉得自己十分糊涂。她在谈话时经常思路中断或者忘记新朋友的名字。她曾得意于自己的人际关系，但如今无法社交让她感到非常焦虑，尤其是现在丈夫也不在了。凯瑟琳娜觉得药物并没起作用，但是不服用药物又根本睡不着。她不知道如何是好。

凯瑟琳娜的实验室检测结果与磁共振成像结果全部正常。显然，她的主要问题就在于睡眠药物，我们也知道我们得按照计划慢慢地减少药物剂量，来帮助她恢复睡眠。与凯瑟琳娜谈话时，我们意识到她的睡眠问题与失去丈夫的痛苦紧密相连。她的睡眠问题根植已久，甚至是讨论睡前安排也会给她带来巨大的压力。考虑到她的睡眠心态，我们决定推荐凯瑟琳娜到一位专家那里接受为期 8 周的认知行为治疗，以减轻她的焦虑。这是我们在改善凯瑟琳娜的睡眠习惯过程中做出的第一步。在本章结尾"你的个性化恢复方案"一节中，我们也向各位提供了认知行为疗法中使用的许多技术。

作为治疗内容的一部分，凯瑟琳娜需要记录详细的睡眠日记（将在后文中介绍）。她要记录下每天就寝和醒来的时间以及在精力水平和头脑清晰方面的感受。凯瑟琳娜的午睡似乎对她晚上入睡产生了负面影响，所以她停止午睡并推迟了晚上的就寝时间。这个过程起初让她筋疲力尽，但几周后她便能够安睡整夜，这可是她将近十年未有过的状态。

在凯瑟琳娜觉得睡眠质量有所提高后，我们引入了睡眠卫生技术，以优化她的睡前时间安排，甚至是日常活动——这一切都以促进规律的恢复性睡眠为目标。睡眠卫生技术是一类可以改善睡眠的简单行为，比如早晨享受阳光，或者把卧室装饰成冷色调的。睡觉前不要吃东西，这会让你的大脑在夜间有更多精力进行修复。戒掉午后的咖啡会对睡眠质量产生深远的影响，锻炼、冥想、合适的温度和被褥也是如此。各位可以在"你的个性化恢复方案"中找到完整的睡眠卫生技术列表。

仅使用两三种睡眠卫生技术也能让很多人受益良多。对于凯瑟琳娜来说，她会每天早上散步（进行身体活动并接受日光照射），下午2点后不喝咖啡，并在睡前30分钟关掉所有电子设备。她的睡眠质量得到持续的改善，所以我们开始慢慢减少她的药物剂量。第一个月，我们减少了25%的药物剂量。对凯瑟琳娜进行检查以确保她的身体状况后，我们在第二个月又减少了25%的剂量。凯瑟琳娜很难适应这个剂量，几次打电话跟我们讨论她入睡困难的问题。我们同意让她多适应一个月。在第三个月结束时，我们又减少了25%的药物剂量。凯瑟琳娜将这一剂量多保持了几个月，留出充沛的时间来重新创造健康的睡眠模式。有一种常见错误就是迅速减少睡眠药物，这会导致头痛、焦虑、抑郁以及其他副作用。我们总是会考虑患者的决心、病史以及对新生活方式的遵从程度，而非严格地执行既定方案。整个过程通常需要几个月到一年，甚至更长时间。

我们的干预措施成功地改变了凯瑟琳娜的认知健康状况。她尽管仍需要低水平的药物治疗，但是记忆力和处理速度都有了明显的改善。正如我们的许多患者一样，得到的改善越多，她就越有动力去做出改变。如果她当时深陷于睡眠药物、低质量睡眠、午睡和咖啡因，那么她无疑会经历进一步的认知衰退。但是，通过有计划的睡眠改善，凯瑟琳娜见证了认知症状的完全逆转，现在正享受着更健康、更幸福的生活。

睡眠呼吸暂停：一种医疗紧急情况

吉姆是一位 50 多岁的工程师，他因记忆障碍和注意力集中困难而来我处就诊。他说自己经常忘记把车停在哪里，有一次他找了将近一个小时。他说自己年轻时记忆力很好，但他能感觉到现在一天比一天更糟。因为祖母曾在 60 多岁时患上痴呆症，所以他特别担心自己会走上同一条路。

吉姆报告的病史表明，他尽管能睡一整夜，但醒来时仍然很累，白天也总是感到疲倦。他说他过去喜欢自驾去洛杉矶的峡谷和山脉，但在过去的几年里，如果路程超过半小时，他就开始感到困倦，有几次还差点出了事故。周末即便休息过，他也无法感到精力充沛。我们询问他是否打鼾，吉姆说他 6 年前离婚后就对认真的伴侣关系感到厌烦，他不确定自己是否每天晚上都会打鼾，但有几次确实因打鼾而醒来。

我们对吉姆进行了完整的检查，并没有发现任何代谢异常或功能性磁共振成像异常，但吉姆的神经心理学测试表明，他在注意力和回忆方面有些困难。他无法正序或倒序计数，也无法完成具两三个步骤的指令。这种结果可能暗示了多种问题，比如心理上的抑郁症状，但还没有迹象表明这一点。

整夜睡眠评估（即多导睡眠监测）可以告诉我们我们需要知道的一切。在这项测试中，头皮、眼睑以及前额上的电极可以记录下吉姆的睡眠阶段，而下巴和腿上的附加电极可以检测运动情况。心律则可以通过心电图仪进行监测，我们还测试了吉姆呼吸时鼻子和嘴巴处的气流，以及其血液中的氧含量。睡眠评估结果显示，吉姆在夜间共停止呼吸 43 次。

睡眠呼吸暂停是最常见的睡眠障碍之一。专家认为，每 15 人中就有 1 人（或者说约 1800 万美国人）患有睡眠呼吸暂停。男性的患病风险比女性更高——20% 的男性会在睡眠中发生某种形式的呼吸暂停，而女性中的发生概率则为 9%。睡眠呼吸暂停目前仍无法得到全面性诊断，鉴于这种疾病对大脑的有害影响以及了解该疾病的人数之少，我们认为睡眠呼吸暂停着实属于一种医疗紧急情况。

许多人会把睡眠呼吸暂停与肥胖联系起来。这种疾病不仅在超重人群中很普遍，在普通人群中同样常见。阻塞性睡眠呼吸暂停是迄今为止最常见的疾病形式。当咽部和口腔后端的软组织阻塞了空气流动时，阻塞就会发生。卧姿状态下这种情况尤其常见。无论体重如何，舌头、扁桃体或腺样体偏大者，脖子短粗者以及口腔后端空腔狭窄者的发病风险都要高得多。

在通常情况下，患者的气道会阻塞超过 10 秒，并且每小时会发生 20 至 30 次。鉴于每个睡眠周期都遭到破坏，大脑实际上是缺氧的，这会损伤神经元并导致慢性疲劳、头痛和注意力集中困难。研究表明，大脑中氧气和血流的缺乏会直接导致认知能力衰退。内侧颞叶与记忆能力紧密相关，而这个脑区对较低的氧水平特别敏感。在 2015 年发表于《循环》（*Circulation*）期刊的研究中，我们发现了慢性阻塞性肺病（COPD）与阿尔茨海默病后续诊断之间的强烈联系，而慢性阻塞性肺病会以类似于睡眠呼吸暂停的方式剥夺大脑中的氧气。在一项覆盖全美的研究中回顾睡眠呼吸暂停患者的痴呆症发病率时，我们发现这类患者中痴呆症的发病率显著增加。我们还发现，睡眠呼吸暂停得到诊断和治疗后，受试者就不太可能患上痴呆症，但这一重要发现仍需进一步的研究来确认。在 2015 年发表的一项针对 7 项研究及超过 13 000 名参与者的评述及荟萃分析中，南佛罗里达大学的科学家们报告称睡眠呼吸暂停使阿尔茨海默病的患病风险增加了 70%。这应该成为推动一场检测并治疗睡眠呼吸暂停的美国全国性运动的理由。

在诊断后，我们与吉姆分享了这项研究结果，并坚持让他使用 CPAP 这一装置。CPAP 是一款能够保证整晚氧气稳定供应的面罩。我们很诚实地告诉吉姆：面罩很不舒服。我们总是提醒患者，你无法在生活方式上做出改变来克服这种严重的大脑缺氧。CPAP 装置不可或缺，尽管这很难适应，但你可以尝试戴着它睡觉，并体会由此带来的认知改善。

3 个月后，吉姆回来复诊。他承认自己很难适应这个装置，但还是坚持了下来，最终得以熟睡整晚。后续的认知测试表明他的记忆和注意力均有所改善。更重要的是，吉姆的情绪和精力都得到了提升，他在工作中更加自信。在随后的几次复诊中，他的认知测试结果也有着持续的改善。

总　结

　　长期睡眠不足是认知衰退的主要原因之一。睡眠药物、睡眠障碍以及我们的睡前时间安排都会影响休息的质量。如果你存在记忆或注意力问题，或者持续处于无法解释的疲惫中，则应该接受睡眠呼吸暂停测试。如果你重度依赖药物入睡，那么你会错失更深层次的睡眠阶段，而此时大脑正在进行着最重要的整理和清洁过程。通过使用睡眠卫生技术，各位可以重塑睡眠模式，并减少对药物的依赖。简单的行为改变会对睡眠质量和认知健康产生巨大的影响。正如最新研究所证明的，每当考虑到优化大脑时，我们都应该仔细考虑自身的睡眠质量。

你的个性化恢复方案

恢复性睡眠已成为认知健康和复原力的一个关键方面。所有有利于大脑健康的生活方式干预都必须解决睡眠质量问题，正如你现在所了解的，恢复性睡眠并不仅仅是每晚 6 至 8 小时的睡眠。它还涉及睡前日常的优化、睡眠卫生技术的使用，以及对优质睡眠可保护和增强大脑的理解。以下方案包括自我评估、睡眠日记以及帮助你优化睡眠的小技巧。

自我评估

对恢复性睡眠计划的设想进行评估，并找出可能有助于或阻碍你努力的因素。

设想：什么是你理想中的恢复性睡眠计划？你每晚想睡多少小时？你早上感觉如何？你一整天的感觉如何？你希望消除哪些认知症状（如困惑或夜间焦虑）？

优点：有哪些优点和资源可以帮助你完成设想？

缺点：你的设想有哪些障碍？

1. 你将如何受益于更健康的睡眠习惯？

示例：我会有更多精力。我会更有效率地工作。我的心情会好转。我能更好地集中注意力。我能控制自己的体重。我的记忆力会改善。我将降低罹患心脏病和痴呆症的风险。

2. **哪一方面是你最需要努力的?**

   示例:下午 2 点以后不再喝咖啡。坚持规律的睡眠安排。在上床睡觉前的几个小时,我会停止吃东西。我保证要在早上锻炼。我会在睡觉前 30 分钟关掉电视和所有电子设备。我保证白天能接触到充足的自然光。晚上我会保证卧室里的灯光昏暗。我会练习冥想并将其当作入睡前的一种放松方式。

3. **有哪些障碍可能阻碍你减轻压力?**

   示例:我很难放松下来。我对咖啡因上瘾。我丈夫睡觉会打鼾。我是一名轮班工人,白天必须睡觉。我房间里的光线太亮。睡前我的大脑一直在思考。我经常在半夜醒来。

4. **什么可以帮助你管理压力? 你有哪些资源?**

   示例:我可以把电视从卧室搬走。我可以早点吃晚饭。我可以在白天使用白炽灯来调节昼夜节律。我可以保证每天早上锻炼。我可以学习不同的冥想技巧来放松。我可以运用我从认知行为疗法中学到的技巧来获得更好的睡眠。

5. **谁能帮助你? 怎样帮助?**

   示例:我会去医院进行睡眠评估。我的配偶会帮助我坚持正常的睡眠计划。如果在尝试了几种睡眠卫生技术之后仍然失眠,我会去向睡眠专家求助。我的家人可以帮忙分担家庭责任,帮助我减缓压力。

6. **你打算什么时候开始?**

   我们的建议:从尝试两种睡眠卫生技术开始,比如保持规律的

睡觉和起床时间，同时调整卧室里的光线、温度或声音，以促进
更好的睡眠。使用睡眠日记来确定一开始需要着重解决的问题。

拥有良好夜间睡眠的小技巧

规范睡眠计划：每天晚上在同一时间上床睡觉，每天早上在同一
时间起床。保持规律的睡眠时间可以帮助大脑意识到休息或保持警觉
的规律。在进化史上，人类一直保持着日出而作、日落而息的生活模
式。不稳定的睡眠时间会干扰日常有助于促进平稳睡眠的激素过程。

避免在深夜进食：在消化食物时，人的睡眠总是很浅，更容易醒
来。迪恩一直有在睡前几小时吃含糖的杏仁牛奶麦片的习惯。这是他
结束一天漫长的工作后给自己的奖励。但他在 40 岁以后就开始出现
睡眠困难。起初他不清楚问题何在，但有一天晚上，他吃完麦片后听
到肚子里传来一阵低沉的隆隆声。他的消化系统运转得很费力，他想
知道早点吃麦片是否会对睡眠有所影响。第二天晚上，他在睡觉前三
个半小时吃了麦片。睡眠没有发生问题。最后，他把含糖麦片和杏仁
牛奶换成了燕麦和浆果，同时还能减轻消化不良。像迪恩一样针对自
己的情况进行个性化实验可以帮你分辨出干扰睡眠的因素。

以下食物对睡眠尤其具有破坏性：

· 含糖食物会给你的身体带来快速的能量，干扰放松和睡眠。

· 高脂肪食物会导致消化不良和胃酸反流。

· 辛辣食物会刺激胃，也会引起胃酸反流。

· 巧克力含有糖和咖啡因，二者都会对睡眠产生负面影响。

临睡前避免饮用某些饮料：咖啡因可以在人体内停留 8 小时以上。我们建议从下午 2 点起不再饮用咖啡及其他含咖啡因的饮料。艾伊莎喜欢喝咖啡，她以前总会在下午 5 点喝上最后一杯。在戒掉下午喝咖啡的习惯后，她的睡眠明显有所改善。喝咖啡这种不起眼的日常行为也可能产生重大的健康后果。

需要注意的其他饮料：

- 一两杯葡萄酒可以使人放松，但再多喝就会破坏睡眠周期，甚至迫使你半夜醒来上厕所。
- 柑橘汁会引起胃酸反流并刺激膀胱。

避免睡前锻炼，但确保在白天早些时候锻炼：早晨散步对睡眠会有所帮助。在户外接受光照有助于建立昼夜节律，并唤醒你的一天，许多研究已经显示锻炼可以增加睡眠的深度。晚饭后散步（理想时间是黄昏时分）也是一个不错的选择。大脑会对光照的变化做出响应，自然地为睡眠做好准备。一定要在睡前至少 3 小时完成锻炼，特别是高强度的有氧运动。

夜间弱光照，白天强光照：在白天，大脑需要明亮的自然光，晚上则需要柔和的光线。如果你很难接触充足的自然光，灯箱是个不错的解决方案。灯箱可以提供的亮度比普通灯泡和模拟自然光高 20 至 40 倍。许多研究已经提出将光治疗作为季节性情感障碍和抑郁症的治疗方案，而这种疗法也有助于培养睡眠—觉醒周期。灯箱应当在早上使用，否则会干扰你的睡眠。晚上在卧室里只能使用柔和的灯光，同时记得关掉会发出强光的电子设备。

避免在床上玩游戏、看刺激电影或者用平板电脑工作：这是为了让大脑平静下来，而非要它加速运转。可尝试用阅读来替代这些活动，比如选择一些有趣但无须全神贯注的内容。这可以让大脑放松下来，帮助你避免被电子设备发出的蓝光干扰睡眠。最好将卧室的功能限定在睡觉和性生活上。

避免午睡：对大多数人来说，白天小憩会干扰晚上入睡的能力。我们不建议每天午睡，除非你一直有午睡的习惯。即便午睡，你也应该设个闹钟，将睡眠时间控制在 10 至 30 分钟。半小时以上的午睡可能会导致睡眠惯性，这种醒来后昏昏欲睡的感觉会损害机体性能。如果你想建立一种规律的睡眠模式，我们建议你在白天保持清醒（除非瞌睡会让你或他人处于危险中）。到了晚上你会睡得更早、更快，这将有助于规范你的作息。

采用冥想：冥想是睡前时间的极佳活动。这种方式可通过减缓呼吸和心率实现身体的放松，同时也可以减缓压力。

每周恢复计划

星期一

力争减少卧室里的光线和声音。尝试用厚窗帘遮挡光线，并借助耳塞或者风扇帮助你整晚安睡。

星期二

建立规律的睡眠时间。你应该在每天晚上同一时间睡觉，每天早上同一时间醒来。记住绝大部分人每晚都需要 7 至 8 小时的睡眠。就算白天很累，也要避免小睡，因为这可能会影响你的睡眠周期。

星期三

在晚上睡前至少 3 小时停止进食。睡前至少 2 小时停止喝水。下午和晚上不要摄入咖啡因、巧克力和糖。

星期四

力争在白天至少接受 1 至 2 小时的自然光，可以是在午休时或在清晨进行散步。如果你没有时间出去散步，那就考虑在早上使用灯箱接受光照。

星期五

确保今日的锻炼安排，最好安排在早上，因为这能显著改善你的睡眠质量。

星期六

至少在睡前半小时停止使用电子设备（睡前一小时更佳）。降低卧室的灯光亮度，避免在睡前欣赏刺激电影和音乐。

星期日

如果焦虑会阻碍你进行恢复性睡眠，可以通过想象自己身处一个安静之处（比如海滩或茂密的森林）来放松。如果焦虑的症状一直持续着，请访问我们的网站获取更多关于认知行为治疗的信息，或者预约持证治疗师进行治疗。

睡眠日记

用后文的表格来记录自己的睡眠、日常生活和精力水平，坚持 1 至 2 周时间。这个过程有助于确定你的生活方式和时间安排，从而做出改变以获取更佳的恢复性睡眠。

	示例	星期一	星期二	星期三
昨晚就寝时间	0:00			
今早起床时间	8:00			
昨晚睡眠时长	8 小时			
昨晚醒来次数和时长	3 次 /3 小时			
昨晚入睡所需时间	45 分钟			
思维运转强度 这种思维使我无法入睡: 1 = 15 分钟 2 = 30 分钟 3 = 1 小时 4 = 2 小时及以上	3			
今早起床后的清醒程度 1 = 完全清醒 2 = 清醒但有些疲惫 3 = 困倦	2			
今日含咖啡因饮料摄入次数及时间(咖啡、茶、热可可)	2 次 18:00 18:30			
今日酒精饮料摄入次数及时间(啤酒、葡萄酒、烈酒)	3 次 22:00			
今日小憩时间及时长	14:30/20 分钟 17:30/30 分钟			
今日锻炼次数及时长	21:00/20 分钟			
今日阳光照射时长	45 分钟			
今日白天困倦程度 1 = 大部分时间都十分困倦,勉强保持清醒 2 = 有些困倦 3 = 相当清醒 4 = 完全清醒	2			

星期四	星期五	星期六	星期日

保证卧室隔绝声音和光线：声音和光线都能唤醒你，扰乱睡眠周期，并剥夺大脑所需要的深度睡眠。尝试使用白噪声或自然的柔和声音。如果周围一直有噪音，可以考虑对房间做隔音处理并密封门窗。遮光窗帘可以有效保持房间的黑暗。

保持舒适：你更喜欢暖和的毯子还是凉爽的床单？男性和女性的温度偏好有所不同。通常，女性喜欢稍高的温度，男性则偏好稍凉些。我们两人正是如此。我们选用双区控温被（同时带有加热器和制冷器），所以我们睡在一起时也能享受各自喜爱的睡眠温度。此外还有带有双区控温设置的床，甚至还有可以整晚维持特定温度的枕头。由于在整个睡眠周期中会发生激素波动，所以最有利于休息的睡眠温度模式是：①在略高于体温的温度下入睡；②温度在夜间缓慢下降；③温度在醒来之前轻微上升。

解决药物依赖：在医生的监督下尝试这些睡眠卫生技术，慢慢减少对药物的需求。

如有需要可使用认知行为疗法（CBT）：如果你正在经受过度焦虑或紊乱的睡眠模式，请寻求持证治疗师的帮助。认知行为疗法对于在尝试放松技巧和睡眠卫生技术后仍感到焦虑的患者最有效。这些技术仍无法缓解焦虑症状时，患者可能需要进行初始治疗。

检查睡眠呼吸暂停的迹象：如果你怀疑自己患有这种常见的睡眠障碍，请到医生处接受睡眠评估（这是确诊的唯一方法）。回顾检查结果，再讨论改善睡眠的最佳方案。

渐进式肌肉放松：可以在床上进行的运动

入睡困难时可以尝试这组练习：

- 深呼吸。保持 5 秒钟，然后呼气。
- 再次深呼吸。这一次绷紧双脚的肌肉并保持 5 秒。然后呼气，完全放松你的身体。感受紧张和松弛之间的对比以及身体在保持紧张后放松下来的方式。
- 逐渐向上，绷紧和放松脚踝、小腿、大腿、臀部、腹部、下背部、上背部、手指、前臂、上臂、肩部、颈部、下颚、嘴、脸颊、鼻孔、眼睑、太阳穴和前额。每次一定要深吸气并完全呼气。

努力增加

- 睡前放松
- 不用电子设备的时间
- 享受规律的作息
- 冥想
- 日照
- 早晨的锻炼时间

努力消除

- 夜间的强光照
- 睡前进食
- 晚上喝咖啡
- 晚上会吵醒你的噪音
- 深夜的身体活动和锻炼

常见障碍

未确诊的睡眠障碍：如果你患有不明原因的慢性疲劳，请询问医生并进行睡眠评估。

打鼾的配偶：请你的配偶进行睡眠呼吸暂停等睡眠障碍评估。这有助于双方得到更好的休息。

紊乱的睡眠时间：建立夜间日程并使用闹钟来帮助你保持正常作息。在周末仍然坚持计划非常重要，因为大部分人有晚睡晚起的倾向，这可能扰乱身体的睡眠模式。

半夜醒来后无法入睡：尝试进行前文中介绍的渐进式肌肉放松练习。如果你仍然无法入睡，可以离开卧室，进行 30 分钟的舒缓阅读，再试着回去睡觉。

光照太强 / 噪音太大：确保卧室里没有光照和有害噪音。购买遮光窗帘。购置白噪声机，或者使用提供白噪声的应用程序。

关于恢复性睡眠的个体观

- 迪恩过去总是在不同的时间段睡觉。现在即便是周末，他也能保持规律的睡眠时间。
- 我们在睡前至少 30 分钟内不接触电脑。
- 我们仍然享用咖啡和茶，但仅限下午 2 点之前。戒除在下午摄入咖啡因的习惯后，艾伊莎的睡眠质量更好了。
- 我们在就寝前 3 小时就停止进食。这一点对迪恩特别有帮助，因为他的消化问题一直会唤醒他并引起慢性疲劳。

· 我们在早晨和白天锻炼，但在晚上保持放松。

· 我们确保白天能够接触足够多的光线，来保持健康的昼夜节律（在午休期间散步是个好方法）。

· 我们在家里专门设立了一间无光无声的睡眠治疗室。我们曾经在朋友的地下室里睡了一晚并且获得了最佳睡眠，于是有了这个主意。正如在客厅里创造锻炼空间一样，我们也可以在家中设立有助于恢复性睡眠的空间。

第 7 章

优 化

迪恩和 12 位住院医师走进柯林斯太太的房间，发现她正躺在床上，茫然地盯着电视机。这是他们当天早上在罗马琳达大学医学中心的神经内科病房巡房时遇到的第 4 位患者。负责柯林斯太太的神经科住院医师站了出来介绍她的病例。

"84 岁女性，右利手，既往有高血压和高胆固醇血症病史以及 40 年的吸烟史，"他说道，"8 年前她被诊断出患有阿尔茨海默病。在过去的 6 年里，患者一直住在当地的一家养老院，她的性格一直沉稳和警觉。"回顾了患者的全部病史后，他解释道，柯林斯太太在罹患肺炎期间突然发生认知衰退，因此被送进了医院。柯林斯太太能够对伤害性刺激做出响应，但在其他方面完全表现得像失语症患者，也就是说任何命令都不会引发她的交流或回应。据医院的工作人员所说，她在一个多月的时间里没有和任何人进行过眼神交流。柯林斯太太的家人则表示，在住院之前她完全可以讲话，至少能进行一些沟通。家人对她认知能力的突然衰退感到惊恐不已。

住院医生表示，他的诊疗计划是继续治疗肺炎，让柯林斯太太进行康复训练，最终把她送回养老院。

"再多讲一些患者的情况。"迪恩说道。

"她的电解质水平正常，腰椎穿刺结果呈阴性。磁共振成像结果显示没有发生新的中风或其他病变。"

"我了解这些检查结果，多和我说说她的个人情况。"迪恩说道。住院医师开始翻找更详细的资料。

"她住在当地，"他说，"她女儿上个月带她过来的。"

"多和我说说她的生活。"迪恩澄清道。对于一位年轻医生来说，这是个不寻常的要求，但他尽职尽责地翻看表格，和其他住院医师一同回顾起来。迪恩指出了她个人生活史中的一点：柯林斯太太担任了60多年的钢琴教师。

"音乐是她人格中的重要组成部分，"迪恩和住院医师们讲道，"这是她的身份、她的自我意识。"他提醒住院医师，即使患者反应迟钝，但他们的身份仍然完好无损。患者的大脑仍然保存着毕生的丰富经验，这些经验并非作为点状或线状的信息存在，而是形成了复杂的网络，有着许多不同的切入点。大脑拥有不同的功能中心——布洛卡区（Broca's area）和威尔尼克区（Wernicke's area）负责语言的理解和产生，枕叶负责视觉的处理，额叶负责功能执行，颞叶负责短时记忆和语音识别，等等。这些功能区域可以处理不同类型的感官输入（声音、景象、接触等）并在大脑中产生思维、记忆和情感。当这些思维、记忆和情感与一组重要的生活经历（比如终生的艺术追求等自我意识的组成方面）相连接时，它们便形成了意识岛，锚定了每个人的个性、身份和意义。生活经历越复杂、越有意义，意识岛便越大、越有恢复力。对柯林斯太太来说，音乐便是了解自身和世界的一种方式。

迪恩站在她面前，看着她的眼睛，叫了几次她的名字。柯林斯太太没有反应。住院医师们怀疑地观望着。有几位医生有些焦虑，因为当天早上还有更多患者要来就诊。

"柯林斯太太！"迪恩又说了一遍，他试着和柯林斯太太进行眼神接触。但她还是毫无反应。迪恩继续问道："哪位作曲家更优秀，莫扎特还是贝多芬？"他说这话时，柯林斯太太的眼睛并没有转动，但迪恩觉得自己已经触动了她。他靠近一点，又问了一遍。

过了好一会儿，她轻柔地说道："这个问题太蠢了。"住院医生们惊讶地倒吸一口气。

"看吧，"迪恩说，"我们可以沟通了。"

从认知能力的角度考虑一下，柯林斯太太是如何回答迪恩的问题的。她必须听进迪恩的声音、理解它、从脑海中储存的大量曲目中筛选出这些音乐、把音乐与特定的作曲家联系起来、形成一种意见，然后再用语言表达出她的反应。这是一个极其复杂的认知过程，但她毫不费力地完成了。对她来说，音乐是个重要的意识岛，是她的认知中心，是她意识和警觉中心的锚。尽管阿尔茨海默病对她造成了损害，但音乐仍能帮助她与世界重新建立起联系。

迪恩与内科住院医师要求柯林斯太太的女儿在病房里播放柯林斯太太最喜欢的歌曲，谈论她最喜欢的作曲家、最喜欢的学生以及能够让这方面的意识参与进来的任何事情。柯林斯太太一直很喜欢贝多芬的《致爱丽丝》。几天后，她女儿播放这首曲子时，柯林斯太太马上听了出来。"啊，《致爱丽丝》。"她说着，一边聆听一边闭上眼睛放松起来。几周后，音乐的联系愈发强烈，柯林斯太太能够回归到罹患肺炎之前的生活水平。她仍然患有中度阿尔茨海默病，但能够连贯地说话，并再次认出自己的家人。

意识岛起源于认知区域和大脑多种复杂网络之间的相互作用。每个认知区域都掌控着一种特定类型的思维；每个网络都能处理信息、将其命名定义并整合到已有的记忆中。以下是大脑中最重要的部分区域和网络：

注意力和专注力：过滤感官刺激并在适当时集中注意力

情绪和情绪加工：动机、情绪、持续兴趣

执行功能：问题解决、批判性推理、计划

语言处理：交流、理解语言并形成响应

运动速度和协调：复杂运动、关于身体在空间中移动的意识

处理速度：接收并诠释信息的速度

语言学习和记忆：理解书面和口头语言

视觉学习和记忆：视觉识别、命名和记忆

视觉空间处理：定义视觉信息并将其整合到已有的故事和意识岛中

意识岛采用这些认知功能中的每个不同方面来对一个想法、故事或一种自我形象产生意识。例如，在音乐环境中，执行功能可以让你了解莫扎特协奏曲的复杂性；颞叶储存了你在孩提时代上小提琴课的记忆；枕叶则提供了你第一次演出结束后观众们鼓掌喝彩的景象。这些功能天衣无缝地配合在一起，在你的生命中创建出一个高度个性化的三维音乐故事。

要想协调这些功能间的交流并创建这样一种微妙的意识经历，需要大量的某种特殊连接。我们可以把这些连接看作连接不同岛屿间的

桥梁和高速公路，它们起着加强和巩固的作用。意识岛的基础设施建设在人类出生 42 天后就开始了，此时新形成的神经元开始在大脑中移动以建立网络的开端。这些网络迅速扩散，以至于脑容量在学前阶段就已经增加了 4 倍。许多结构变化也正随之发生，包括灰质和白质的生长以及数百万神经元的髓鞘生成，从而促进电信号的传导。随着神经网络的形成，它们也会通过细胞凋亡（程序性细胞死亡）而发生删减或精炼，形成我们在余生中将一直保有的大脑结构。在童年早期产生的神经网络连接数量被视为脑储备。你可以把脑储备看作一副脚手架，那是大脑发育完成后留下的结构。

另一方面，认知储备也是衡量一生中形成的连接数量的指标。这种能力取决于我们对大脑的挑战程度，我们获取的信息量以及我们一生中经历的所有创伤、风险、冒险、快乐和知识。它是细胞、大脑区域和意识岛之间连接的质量和数量的产物。从本质上看，认知储备代表了大脑的完整性，它也是我们经营生活的结果。脑储备在人生早期就已经确定下来，但认知储备却在我们的控制之中，即便在晚年阶段也能得以扩展。

这与阿尔茨海默病有什么关系？仔细想一想，不管是脑萎缩还是淀粉样蛋白，几乎所有中老年人都具有一些与阿尔茨海默病相关的脑部病理症状，但其中只有一部分人会发生认知衰退。为什么会这样？因为这两种储备都以冗余和网络连接的形式为大脑提供了巨大的保护。脑储备，尤其是认知储备所形成的多区域网络具有成千上万次的连接，这样我们便可以通过不同的桥梁和公路来获取同一记忆、事实或想法。我们需要这些冗余结构，这样才能应对正常衰老的过程：比如说，与童年记忆连通的一座桥梁被高饱和脂肪饮食所导致的血管损伤所破坏，另一座桥梁被淀粉样斑块破坏，而一条重要的公路也被tau蛋白神经纤维缠结堵住了。如果你的大脑拥有充足的储备，那么你在承受这些病症的同时仍可以获取记忆，因为它有上千种不同的连接方式。这种冗余使得连接很难被切断、衰老过程很难造成严重的破坏，我们因此也不那么容易丢失某个意识岛。

依复杂性而构建，靠复杂性而维系

那么如何建立认知储备呢？我们该如何促进网络连接和冗余，使大脑能够经受正常衰老和神经退行性疾病？从本质上说，我们该如何优化大脑？这个问题的传统答案是数独、七巧板等记忆游戏和填字游戏。凭直觉来说，让大脑参与这些活动会对认知能力和大脑健康有益，同时也有一些证据表明这些脑力游戏会有帮助。在佛罗里达大学进行的一项随机纵向研究中，年龄不低于74岁的老年人参加了处理速度的认知训练（即快速识别屏幕上闪现过的物体的简单电脑游戏）。该研究设有两个对照组，一个对照组参与了记忆和推理课程，另一组则没有参与任何认知训练。在随后的10年中，接受简单电脑游戏训练的实验组罹患阿尔茨海默病的概率降低了48%。这是研究人员首次在大样本中证明认知训练可以预防阿尔茨海默病。特别有趣的是，在这项为期10年的研究中，实验组的受试者仅接受了10至14小时的认知训练。这项研究表明，即使是最基本的游戏也有可能改善我们的注意力、执行功能和短时记忆能力。

然而，问题就在于记忆游戏和益智书籍大多是线性活动——但大脑并非线性的。许多致力于增强记忆的产业似乎都忽略了这一事实，这导致许多患者在此类活动中投入了大量的时间和精力，却收效甚微。比如说，数独可以训练大脑后部顶叶区域的一个数学中心。尽管你在做数独时也需要进行阅读和处理视觉信息，但并不会主动挑战多个大脑区域，也不会增加它们之间的连接或占用任何意识岛。纵横字谜和七巧板也是如此，前者主要训练大脑的语言中枢，后者则挑战我们的视觉空间能力。这些游戏都只涉及简单的思维过程。像这样的简单记忆和想法是由局部的小型连接所编码，进而形成只局限于大脑单一区域的小型网络连接。它们确实为大脑中较大的意识岛提供了一些基础设施和支持，但程度非常有限。我们的最新研究项目是对轻度认知功能障碍患者的认知训练疗效进行全面的荟萃分析，所得结果支持了这一理论：这些训练中有一部分的确对记忆过程有帮助，但收效甚微。

假如你进行了更复杂的大脑游戏和记忆练习，中等强度的挑战性活动（即同时占用多个认知区域的活动）会促使你运用大脑的联想能力创建更复杂的连接。这些网络连接绝大多数仍然是局部和非永久性的，但它们比简单的网络连接更强，也能导致神经元的生长。联想和记忆组块（chunking）是两种适度复杂的心理过程。联想意味着将一条新信息连接到大脑中已经存在的某个与之最相似的记忆、意象或想法上，二者可能在结构、特征、故事或意义上十分接近。例如，迪恩第一次去新加坡时，他发现了许多新的热带水果。就像榴梿，他在新加坡到处都能看见，那里甚至还有一个榴梿形状的剧场。关于这种水果的记忆现在正以不同的联想方式分类存在于迪恩的大脑中。从榴梿可以联想到具类似形状的物体，比如棒球，而壳上奇怪的刺又能联想到豪猪。榴梿还连接着有关百香果和荔枝的记忆，这是迪恩在新加坡发现的另外两种热带水果，当然也少不了迪恩对新加坡的整体记忆。

虽然这些联想与迪恩形成意识所必需的个人经历无关，但这要比单纯的记忆训练更加充实。

记忆组块则将长字符串或信息片段分解成更短、更易于管理的词块。大多数人都无法记住一长串信息。相反，在遇到大型数据集时，我们会将内容整理成更小的部分，并将每个部分整合到与意识岛相连接的故事中。这个过程中就诞生了一种绝佳的记忆工具。

联想和记忆组块都非常有助于锻炼大脑、增强大脑连接，从而增强大脑弹性。已有一些研究证明这些实用技巧可以改善记忆。2017年发表于《神经元》（*Neuron*）期刊的一项研究对世界脑力锦标赛大师和具普通记忆力的人的记忆技巧进行了评估。记忆大师们从一开始就拥有高超的技能，但是当普通受试者学会了一种叫作"轨迹法"①（method of loci）的记忆技巧后，他们几乎达到了大师的记忆水平。这些普通受试者只用了6周就实现了这一成果。4个月后，他们新习得的记忆技能依然存在。在"你的个性化优化方案"中，各位会找到用于这类锻炼的长列表以及锻炼联想能力和记忆组块技能的其他建议。

正如我们的荟萃分析结果显示，适度难度的简单锻炼确实有助于认知储备的形成，但这项研究也说明复杂的个性化活动给我们提供了更大的保护。对于长远的大脑健康而言，这些发现说明了复杂活动的重要程度。复杂的活动直接巩固了通往中央意识岛的桥梁和高速公路。这种认知水平的思维过程是永久、有弹性且高度个性化的。这种面向自我的主要意识岛的目的性连接极难阻断：主要的神经通路不断被重铺和巩固，同时也形成了所有大脑区域之间复杂的重叠连接。

---

① 轨迹法采用一种熟悉的场景（例如你最喜欢的房间）来帮助记忆列表内容。——译者注

到底什么是多区域、多功能活动？音乐是一个完美的例子。就拿柯林斯太太的案例来说，弹钢琴需要大脑做出多种方式的协调：运动技能（按下正确的键）、视觉空间技能（身体的移动和注释的阅读）、注意力（弹奏的特定时机）、情绪（演奏音乐或对音乐的响应方式）、执行功能（以复杂的顺序完成多个步骤）和语言能力（如何将页面上的注释转换成声音）。搭建模型船是另一种具有挑战性的多模块任务。你必须遵守书面说明、保持专注度和注意力、了解船的空间属性并且预测出积木块的匹配方式。对于有阿尔茨海默病患病风险的人来说，这些复杂的多区域活动提供了建立重要储备和预防认知衰退的最佳途径。

正如你现在了解到的，在早期阶段，大脑就有针对复杂性的设计，而在老年阶段，大脑也是依靠复杂性而维持的。以下这些研究精彩地阐释了人类认知功能的这一原则：

导航： 2006 年，伦敦大学学院（University College London）进行了一项研究，研究人员在伦敦的出租车司机和公交车司机中发现了海马灰质体积的差异。研究人员发现，出租车司机的海马总是更大些。在控制了压力、驾驶经验等其他变量后，他们得出了结论：大脑体积的差异是日常活动的复杂性导致的——巴士司机遵循同一既定路线，而出租车司机则需要不断导航到新的位置。更复杂的导航带来了更复杂的空间知识，进而造就了体积更大、弹性更强的大脑。

第二语言： 证据表明，第二语言（或早期双语）能够基于复杂度实现类似的益处。2014 年，根特大学（Ghent University）的研究人员发现，终身使用双语可以将痴呆症的发病推迟大约四年半。平均而言，单语者确诊痴呆症的年龄为 72.5 岁，而双语者的确诊年龄为 77.3

岁。2016 年,美国国立卫生研究院进行的一项研究发现,患有轻度阿尔茨海默病的双语老年人具有更强健的大脑网络,并保持着比单语者更好的认知储备,这表明双语可能延缓阿尔茨海默病的发作。2016 年在西班牙进行的另一项研究发现,与单语者相比,双语者的阿尔茨海默病脑脊液标志物(tau 蛋白)水平较低,并且在执行功能测试中的得分更高。

音乐: 研究人员在音乐家中也发现了类似的现象。专业音乐家的灰质水平最高,而在非音乐家中,演奏音乐这种复杂行为所涉及的多个大脑区域的灰质水平都明显较低。

舞蹈: 2003 年发表在《新英格兰医学杂志》(*New England Journal of Medicine*)上的一项研究调查了痴呆症风险与包括舞蹈在内的多种体育活动之间的关系。舞蹈是一项复杂的活动,它涉及协调、运动控制、记忆、情绪以及对音乐的深刻理解。在这项研究中,舞蹈与较低的痴呆症患病风险有关联。

正规教育: 现在,已有大量的数据表明正规教育与晚年的认知储备和痴呆预防有关。2007 年发表的一项研究对一组英国人进行了调查,并发现成年早期的正规教育与晚期较强的认知能力有关,尤其在语言能力和流利程度方面。近期的许多研究也证实了这些发现。教育不一定非要在早期阶段接受才能起到保护作用:2011 年在巴西进行的一项研究中,研究人员发现在 60 岁以后接受正规教育也能提高认知能力。

正规教育的缺乏可能是阿尔茨海默病患者的性别比例失调的原因之一(约三分之二的患者为女性)。现年 60 至 80 岁的大多数老年患者都成长于不鼓励女性接受正规教育的时代。在晚年阶段,这些女性的认知储备较少,因此更难抵御阿尔茨海默病的侵袭。

复杂的职业：针对不同类型职业进行的研究也表明，终生活动的复杂性可以促进认知弹性的形成。威斯康星大学阿尔茨海默病研究中心以及阿尔茨海默病研究所的科学家们于 2016 年发表的最新研究表明，复杂的工作可以预防痴呆症。这项研究涉及的 284 名参与者平均年龄为 60 岁，由于家族史原因，这些参与者罹患阿尔茨海默病的风险较大。研究人员对其工作的复杂性进行了评估，并确定其工作是否主要与人、数据或事物接触。涉及指导他人的职业（社会工作者、医生、学校辅导员、心理学家和牧师）尤其具有保护性，医生、工程师等对智力要求更高的职业也是如此。与从事收银员、杂货店理货员、机器操作员的参与者相比，工作复杂者具有更大的认知储备。

有趣的是，脑部扫描显示，工作复杂者尽管大脑中存在白质病变（这可能是血管疾病和痴呆症患病风险增加的指标），却具有更好的认知能力。这项研究进一步证明了认知储备的保护能力：具有心理刺激的复杂生活方式可以减轻与阿尔茨海默病相关的有害结构变化所带来的影响。

2016 年的另外一项研究发现，涉及人际交往的复杂职业所带来的生活方式甚至可以减轻不良饮食所引起的神经损伤。

超出舒适范围的挑战：麻省总医院的另外一项新研究对 17 位"超级老人"进行了检查，这些年龄介于 60 至 70 岁之间的老年人不仅没有发生认知衰退，而且还拥有与 25 岁健康年轻人不相上下的记忆力和注意力。研究人员鉴定出一组大脑区域，超级老人的这些区域更厚实（与 20 多岁的年轻人几乎没有什么区别），而普通老人的更薄弱。这些区域大部分与情感功能、语言、压力、从五种感官解释信息以及整体表达有关。是怎样的行为催生了这些多功能的、呈网络状连接的超级大脑？答案是能提供挑战的任何事物。研究人员得出结论，促进大脑的活动应该具有充分的挑战性，从而引发一定程度的不愉快（而非极大的压力）。在面对挑战时，大脑会艰难越过不舒适区域并且付出比预想更多的努力，这最终指向了成功的认知老化。

虚拟现实：在一项对轻度认知功能障碍和痴呆症患者进行虚拟现实认知训练的系统性回顾中，患者的注意力、执行功能和记忆能力（视觉和口头）均有显著改善。抑郁和焦虑症状也显著减少（二者均可增加认知衰退的风险）。这项回顾研究中的部分研究表明，即使在训练完成后，这些认知益处也可以维持。

建立认知储备的活动

所有活动都涉及大脑的方方面面。事实上，即使在睡觉时，我们的整个大脑也无时无刻不在全力以赴。然而，一些活动对不同的大脑功能提出了专项挑战。如下所述，最复杂的活动能够挑战多种大脑功能，尽全力完成这些活动便可能形成更大的认知储备。

1. **学习一门新语言。**主要功能包括语言处理（新的词汇和表达）、记忆中心（记忆，调用旧的记忆来理解新的材料）、额叶（理解上下文中的语言）、问题解决（形成书面或口头响应）。
2. **学习一种乐器。**主要功能包括运动技能（演奏的活力）、基底神经节和小脑（精细运动）、记忆中心（记忆注释、曲调、音阶）、处理（学习一系列步骤）、情绪（理解音乐的微妙情感）。

3. **进行计算机编程**。主要功能包括记忆中心（记忆新代码）、处理（知道代码如何共同运作）、注意力（选择使用哪种代码）、运动技能（打字）。

4. **写一本书**。主要功能包括注意力和专注力（输入文字）、记忆中心（回忆研究、故事和想法）、处理（组织材料）、情绪（在文字中再次创造情绪）、运动技能（打字）。

5. **唱卡拉 OK**。主要功能包括语言中心（阅读和演唱歌词）、情绪（诠释歌曲）、小脑（调节声音）、记忆中心（回忆一首特定的歌曲）。

6. **表演脱口秀**。主要功能包括记忆、情绪、执行功能和语言。

7. **学习舞蹈**。主要功能包括运动技能（肢体协调）、基底神经节和小脑（精细运动）、情绪（响应音乐）、记忆中心（记忆舞蹈设计）、处理（理解不同的舞蹈技巧）。

8. **玩国际象棋或纸牌游戏（桥牌、金罗美、扑克等）**。主要功能包括记忆中心（回忆牌面和每项游戏的规则）、处理（逐步策略）、注意力和专注力（集中在游戏上）、问题解决（计划如何赢得游戏）。

9. **在擅长的领域指导他人**。主要功能包括记忆中心（回忆自己的专业技能）、注意力和专注力（集中于指导活动）、情绪（理解他人的情绪和动机）、问题解决（想出选项和解决方案）。

10. **志愿教授数学、英语等你喜欢的学科**。主要功能包括记忆中心（回忆学科材料）、注意力和专注力（集中于教学）、情绪（响应学生的需求）、处理（考试并解释多步骤答案）。

---

11. **设计珠宝首饰、工艺品、模型或艺术品。** 主要功能包括视觉空间技能（理解复杂的设计）、记忆中心（记忆技巧和模式）、注意力和专注力（聚焦于活动）、运动技能（组装所需的实际行动）。

12. **参加社区大学的课程。** 主要功能包括记忆中心（记忆新的单词和概念）、处理（理解多步骤思维）、问题解决（应用新理论寻找解决方案）。

记忆增强产业的未来存在于虚拟现实游戏中，这种游戏令大脑以多种形式参与其中，并根据个体的特定缺陷和困难发起挑战。过不了几年，你就可以在锻炼大脑的同时和爱因斯坦讨论量子理论，或者和林肯谈论政治。我们都有机会进行具有挑战性、适应性和高度个性化的游戏。

音乐即良药

约翰的绰号叫"圆号"。他个子很矮，声音低沉，在40年老友的陪伴下来我处就诊。约翰当时68岁。10多年前，他从出版商这个苛刻的职位上退休了，此后变得越来越不活跃了，近几年来尤甚。约翰和他的老友都谈到了记忆力衰退的问题，这影响了他现在完成复杂日常任务的能力。约翰需要朋友提醒他服药，在过去的几个月里，他经常忘记洗盘子和遛狗。有一次，他甚至忘记关掉厨房的水龙头，把家里淹掉了一半。

我们对约翰进行了常规的实验室检测和脑部扫描，没有发现代谢或结构异常。无论是他的职业生涯、个人经历，还是在当地乐队演奏圆号的爱好，都告诉我们他曾经非常活跃。虽然他一直很喜爱音乐，但在退休后便放弃了这个爱好。

我们知道约翰过去的音乐经历是他挑战大脑的一种理想手段，所以我们询问他是否考虑重拾旧好，但他并不感兴趣。我们再多问时，他只是说"我不喜欢了"或者"我已经不玩音乐了"。我们经常在患者身上见到这种心理阻力，尤其是那些因为记忆问题而对自己失去信心的人。对约翰来说，他与音乐之间已经产生了矛盾。音乐是他最快乐的回忆源泉，同时也是令他感到不适的一种活动。作为医生，我们的工作就是要开解这种情绪和不适，找出患者有意回避曾经的爱好的原因。

导致老年人不再享受生活的最常见原因之一是听觉损耗。听觉损耗会造成谈话节奏的不一致。这些老年人总是比对方慢一步，结果就会下意识或有意识地脱离对话。2013 年发表于《美国医学协会内科杂志》（*Journal of the American Medical Association Internal Medicine*）的一项研究发现，听觉损耗与认知衰退有关，特别是在记忆和执行功能方面。其他研究则发现视觉损耗对认知功能也有类似的负面影响。我们对约翰进行了测试，发现他确实有轻微的听觉损耗。一个简单的解决方案就是使用助听器，这能让他更清楚地听到音乐，也能增加他在社交场合中的信心。

轻微的疼痛则是老年人不再参与活动的另一原因。当患者表示自己有轻微的关节疼痛时，我们总是会特别注意。因患有关节炎，约翰的手指不再那么灵巧，尽管大多数医生都会告诉他这是正常衰老的一部分，但我们仍想对此进行治疗。我们总是把患者作为治疗中心，而不是考虑医疗保健系统的普遍期望。约翰的认知活动就依赖于手指的灵巧度——对我们来说，解决这个问题就是对约翰进行心理管理的关键。虽然药物通常不是我们的首选，但在约翰的案例中，我们决定采用药物来治疗他的关节炎。我们还为约翰开了一个疗程的物理治疗，而接受治疗后，约翰的症状发生了显著的改善。

由于存在身体的局限性，约翰在重返音乐的道路上需要降低自己的期望值。因为之前放弃了音乐，他已达不到当年演奏的熟练度和速度，而且他还患有认知缺陷。这全都意味着他现在演奏乐器的水平肯定要比原来差些。我们确保约翰能够理解自己重新演奏乐器的水平。如果他期望自己能像 20 年前一样，那么他肯定会失望的。相反，我们建议他从简单的歌曲开始，选择一首他刚开始学习圆号时最喜欢的歌曲。约翰可以从这首歌开始排练，直到把它练好再换下一首。我们提醒他，这个过程需要他在身体和情感上都付出不懈的努力，但他终究能看到自己的进步。我们总是告诉患者，生活的秘诀就是管理期望，尤其是在中年阶段学习一种新技能时，更要管理对自己的期望。

约翰同意慢慢开始练习。仅仅过了几个月，他就已经恢复了音乐技巧和信心。他现在全身心投入到音乐中，就像他曾经致力于自己的事业一样。他可以演奏越来越复杂的歌曲，这成了他坚持每天练习的巨大动力。又过了几个月，他打电话给几个过去常常一起演奏的朋友，他们决定一起组建乐队。一些朋友的孩子也在演奏乐器，这些年轻人也加入了进来。一位孙辈甚至也成了这个群体的一部分。他们起初只是为了好玩而排练，但是他们慢慢发现这个乐队其实很不错。最终当地一家餐厅雇用他们演奏音乐。这对所有乐队成员来说都是一种极棒的社交渠道，他们也很乐于把赚得的薪酬捐赠给慈善机构。

在治疗过程中，约翰认识到自己的局限，致力于在身心上挑战自己，并学会了驾驭动机的力量。现在，他的生活又再次充满了认知复杂性、积极情绪和社会参与感。他终于重返自我，重返自己的爱好，重返自己最重要的意识岛。作为神经科医师，在令我们感到不可思议的所有事物里，这也许是最美丽的故事：救赎就在你自己的故事里。没有哪本益智书籍能媲美这种将你自己与深度个性化的情感岛相连接的活动。我们或许需要进行小小的调查来发掘或回忆你的激情，但是每个人都有自己的激情故事，每个人都可以从中受益。

6 个月后，我们发现约翰的血压和胆固醇水平均有所下降。他更加清醒、警觉和专注，也不再抱怨自己的记忆问题。他的老友对这一切感到十分惊讶，但这似乎在我们的意料之中。2013 年，在荷兰进行的一项研究发现，演奏音乐与锻炼有着类似的生理效应。2015 年，来自印度的另一项研究发现，与进行饮食、锻炼和其他常见生活方式管理的人相比，听音乐的受试者血压更低、压力更小。

最初，我们只给约翰设计了认知优化这一方面的治疗计划，但正如我们经常见证的那样，记忆和社会交往的积极改变会让他更加注意饮食和身体活动。在接下来的随诊中，约翰寻求其他生活方式因素的指导，我们便制定了同样的可量化、可实现的个性化方案。约翰的状况继续好转，他的自我报告中甚至出现了更强烈的幸福感和满足感。一年后，随诊的磁共振成像结果显示他的内侧颞叶稍增大了一些。音乐以及音乐带来的所有好处增加了他的大脑体积，让他能够真正地享受退休生活。

关于优化的谬误

益智书籍是锻炼大脑的最佳方法：益智书籍在一定程度上是有益的，但复杂的活动更加有益，因为它们可以强化许多大脑区域并增强脑区之间的连接。带有社交属性的复杂活动尤佳。

有记忆问题的人几乎无法学习新事物：如果你能够缓慢前进，管理自己的期望并寻求家人和朋友的支持，那么学习新事物是完全可能的。先进的技术能够提供额外的支持和同好群体。

老年阶段自然无法保持头脑敏锐：许多人从未发生过认知衰退。每个人的状况取决于自身的遗传风险，但更取决于生活方式和产生认知储备的程度。

我才 40 岁，还不用担心认知功能问题：事实上，人们正是在这个年龄段发生了分化。一部分人能够保持健康，其中一些人甚至还能改善健康状况。而另一部分人的身体状况则开始呈螺旋式下降。你的目标应该是保持终身的健康生活，而在四五十岁时，做出健康的选择尤为重要。

社交：另一种复杂认知活动

乔安妮和旁人几乎没有目光接触。艾伊莎每次问她问题时，她都看向自己的女儿。和许多患者一样，她已经习惯于让别人替自己说话。乔安妮一直在教会里十分活跃，她同时也是一家老年中心的组织者。这些责任给她带来了巨大的快乐，也是她退休生活的意义所在，但她得知自己已经进入阿尔茨海默病的早期阶段后，便放弃了这两个职位。

她的女儿报告说，乔安妮经常抱怨身体上的轻微疼痛，但她无法确定疼痛的具体位置。她也会分心，尤其是吃东西时。虽然她会在餐桌前坐很久，却从来没有吃完一顿饭。家人很久后才意识到这一点，那时乔安妮已经瘦了将近 13.5 千克。食欲减退是痴呆症患者的常见症状，这通常发生在记忆症状出现之前的临床前阶段。

在艾伊莎看来，乔安妮似乎对自己患病一事听天由命。她身体虚弱，没有太多反应，又脱离了既往的社会交往，只能感受到身体的疼痛和不适。这种情况非常不幸，但在阿尔茨海默病患者中却很常见：他们跟不上别人的谈话节奏。他们因为不断重复自己的话而感到尴尬。他们觉得自己就像是消失了。在乔安妮的案例中，她知道自己的病无法治愈，也已经放弃了改善或减缓症状的所有希望。

人类天生就是要社交的。所有证据都表明，独处对人类的健康有害。孤独本身就能让人致命：近期丧亲者的死亡率要高得多，这大概是悲伤、孤独、社会交往减少等原因所致。一项研究发现，不参加社交活动的人的死亡风险要高出 50%，这表明社交行为和饮食、锻炼以及其他生活方式风险因素一样重要。

许多有趣的研究项目已经表明，健康的社会行为会以不同方式促进人体的健康：

· 蓝色地带都具有强烈的社会维度，这有助于人类的健康和长寿。宗教社区在蓝色地带十分常见，这和我们在罗马琳达观察到的以信仰和服务为宗旨的社区一致。维持家庭关系的现象在这些群体中也很普遍：拥有终身伴侣、住在父母和祖父母附近、与孩子保持亲近等都能延长寿命，并降低患病风险。冲绳人甚至有一种叫作moai的文化传统①，在这种关系中，朋友们会终生保持亲密关系并相互支持。

· 哈佛大学著名的格兰特研究对286位受试者进行了终生随访，来寻找能够形成幸福感和成就感的特质和决定。这项研究的数据一致表明，老年阶段的人际关系质量会影响幸福和健康。与母亲关系不和的男性在晚年罹患痴呆症的风险有所增加，而与母亲保持亲密关系的男性的平均年收入超过了87 000美元。"社会能力"，即与周围的人（父母、兄弟姐妹、其他家庭成员、导师等）培养并维持关系的能力，在老年阶段一贯有助于提升身心健康。

· 免疫学家艾瑟·斯特恩伯格（Esther Sternberg）曾写过社会互动与免疫系统之间的联系。高质量的人际关系有助于我们应对压力，因此也对人体的激素、神经和免疫功能健康有着直接的影响。

研究还表明，社交参与与痴呆症患病风险降低有关。发表于《美国医学会杂志－精神病学》（*JAMA Psychiatry*）的一项研究发现，感到"孤独"会使阿尔茨海默病的患病风险加倍。2013年，澳大利亚新南威尔士大学（the University of New South Wales）的一项研究发现，已婚者在晚年发生认知衰退的风险较低。社交网络更广的人的认知能力衰退的风险也较低。社交属性成了最可靠的认知健康决定因素之一。

---

① 日本冲绳的文化特征之一是 moai（音译）。moai 是一种日常聚会活动，社区成员通过情感联系、提出建议和社会资助来提供经济和情感支持。这为社区成员提供了一种安全感，正如蓝色地带研究中所提到的，这可能是该地区居民长寿的原因之一。——译者注

认知活动等社会活动可分为简单、中等、复杂等多种类别。简单的认知活动包括进入公共场合并融入社交，例如与杂货店的店员互动、看电影或者外出就餐。中等的社交活动通常涉及人际关系网络。比如，你可以和一群老朋友聚会，并分享各自的故事和经历。这种社交活动会比基础活动产生更多的认知储备，但你可能还没有完全投入——也许你只是聆听对话，但并没有参与交流。而那些要求你真正参与其中的复杂社会活动对大脑是最具保护性的。这些活动具有目的导向，涉及积极对话、全神贯注以及通常较为复杂的认知行为。这些活动定义了我们的身份，创造并连接起意识岛。患者可能需要花费很多时间和精力参与其中，但回报绝对呈指数级增长。

社会行为，尤其是复杂的社会行为，能够在多种水平增加认知储备：

- 社会互动需要复杂的沟通技巧，后者涉及不同的大脑功能，如面孔识别、记忆、关注力、注意力、听觉技能和语言技能等。
- 社会互动可产生情感，后者对于动机和发现生活意义至关重要。
- 社会互动可减少抑郁和情绪低落状态，我们知道这些状态会增加认知衰退的风险。
- 社会互动可促进行动。例如，朋友可能会鼓励你去锻炼，不然你自己很难做到。
- 社会互动有助于情感表达，这已被证实对整体健康和认知健康都很重要。

社会互动也为所有认知活动增加了现实生活的感觉。将具有挑战性的多领域认知活动与社会互动结合起来，就会产生对人类而言最为复杂的行为。例如，从认知的角度来说，和别人一起吃饭要比自己吃饭更复杂。这同样适用于锻炼以及你能想到的大多数活动。假如说，有一位具有轻度认知功能障碍的女性患者独自在她家里练习数独，而另一位女性患者则和朋友一起玩桥牌。玩桥牌的女性会受益于利用多种认知领域的活动——不仅仅是桥牌游戏涉及的专注力、注意力、记忆和问题解决，还有社交环境所涉及的感官和情绪处理。基于我们至今搜集的所有证据判断，玩桥牌的女性参与的是一项更具挑战性、更有益的活动。她会建立更牢固的神经连接，从而减缓认知衰退的过程。

考虑到这项令人信服的社会互动研究的结果，艾伊莎采取的第一步就是解决乔安妮的社会性退缩，并帮助她重新建立起与外界的联系。为此，艾伊莎为乔安妮开具了治疗焦虑和抑郁的药物，并鼓励她的家人帮助她关注当前状态以外的其他事物。家人可以试着把乔安妮的注意力重新集中到她最喜欢的故事和经历上，并且确保这些带给她快乐的回忆常在日常生活中浮现出来。在交流过程中，艾伊莎意识到乔安妮还患有听觉损耗。原来，乔安妮几年前试着用过一些不合适的助听器，因为这些助听器并不好用，她就以为这种情况无法改善了。艾伊莎向她解释说，设计良好的助听器更有助于听力改善，而且我们现在还有人工耳蜗等精密设备，几乎可以完全恢复听力。当乔安妮佩戴了合适的助听器后，她表现得更加警觉，也更愿意参与到对话中来了。

几周后，乔安妮开始不那么专注自我，而是对周围发生的事情更感兴趣了。这正是为她重新介绍社会活动的时机。她和艾伊莎一同讨论了开启社交活动的地点：教堂、老年中心和当地医院。乔安妮犹豫不决，所以她们决定慢慢开始。乔安妮会和女儿一起去教堂做礼拜，每周还会在教堂的健康组织做几个小时的志愿活动。艾伊莎还要求她每周简要记录下自己的活动，来回顾自己的成功、失败、障碍和新的兴趣。这会让乔安妮更有责任感，也能见证自己的进步。

如何提高社会活跃度

对于有记忆问题的人来说，社交场合很有挑战性。跟不上谈话节奏会让人感到相当焦虑。患者很容易对此感到害怕并选择回避，以免在公共场合感到尴尬。医生有时会建议患者多去社交，但他们却并未给这些具有记忆损伤的患者提供应对社交场合的指导。这种传统的诊疗方式实际上夺走了很多机会，这常常导致患者放弃治疗或感到更加焦虑。

在数千名患者的诊疗过程中，我们发现退出社交的人大致可分为 3 类，每一类患者都需要不同的方式来鼓励他们的社交行为：

天生害羞：这类患者一直有着独处的习惯。他们喜欢独立自主，并且非常内向。在中年阶段要增加社交比较困难，但这绝对是可行的。这类患者需要循序渐进。从家人、好友等相处起来最为舒适的人开始进行接触，同时他们也更了解患者在克服认知缺陷的现状。家人和朋友应该在社交圈里一起支持患者，熟悉的环境也会让患者更加放松。在熟悉了这种社交场合后，他们可能会挑战范围更广、更陌生的社交环境。

缺乏实践： 这类患者已经脱离了社交习惯。他们曾经拥有社交环境，但随着年龄增长，他们没有充足的时间社交（或者最亲密的朋友已经去世了）。如果这类患者并未在社交场合感到不适，那就应该尽可能地参与到活动中去。家人和朋友可为他们提供陪伴，就像教堂和其他社区中心一样。加入读书俱乐部也是结识新朋友和锻炼大脑的好方法。

被动退缩： 这类患者的认知缺陷使他们无法与他人产生联系。由于心理和神经方面的缺陷，他们的对话过程极其困难。听觉损耗等身体限制也可能是他们被动退出社交的原因。这类患者在熟悉的环境中感到最舒适。他们最擅长讨论熟悉的话题。当有配偶、子女或其他能够在社交场合照顾他们的家人、朋友进行陪伴时，他们会更有信心。

一个月后，艾伊莎在随诊中了解到乔安妮的近况。她在与教会成员的交流中获得了很大的信心，尽管她在进行复杂的任务时仍然有些困难，但会记下笔记来提醒自己。令艾伊莎吃惊的是，乔安妮还在当地一家医院做起了义工。几个月后，乔安妮已经能在医院的前台工作，并为患者及其家属指路了。这件事多少有些讽刺：尽管她有些记忆困难，但她每天都会在这栋庞大的建筑里工作几个小时为人指路。一开始时，乔安妮承诺自己要把医院的地形弄清楚。她每次都从一个楼层、一间办公室、一个科室慢慢开始。每当坐在书桌旁时她都在研究地图，有时她甚至会去实地走一走，以此加强记忆（她还会尽可能地选择走楼梯，来增强身体素质）。不到 5 个月，乔安妮就熟悉了整

个医院的地形。单单这一种志愿活动就为她提供了社交渠道、心理挑战、锻炼的机会和更强大的目标感。

一年后，乔安妮再次接受测试。大多数的阿尔茨海默病早期患者会在第一年经历严重的病情恶化，艾伊莎并没期待有所改善，但她希望社会参与能够减缓乔安妮的疾病进展。脑部扫描和神经心理学测试均未展示出明显的恶化。乔安妮继续做着她的志愿工作。当艾伊莎在两年半之后再次进行测试时，乔安妮的状况依然没有发生恶化。

总　结

优化大脑需要复杂的活动来建立联系并创造重要的认知储备。最具挑战性的活动会涉及多种大脑区域和功能。涉及社交互动的复杂活动会更具挑战性，同时也更能预防疾病。尽管市面上有很多益智书籍和记忆游戏，但激情更为重要。你所喜爱的活动能够为大脑的优化和确定生活目标提供最有效、最有价值的方式，在晚年阶段尤其如此。

你的个性化优化方案

建立有弹性、连接良好的大脑靠的不仅是简单的谜题和记忆练习。大脑会在挑战中成长，特别是那些与个人相关且涉及多个认知领域的挑战。虽然我们的患者有时会被认知活动和社交活动吓倒，但是每个人都有选择的余地。与之前几章的方案一样，各位可以从下面的自我评估开始。弄清楚优化大脑功能在生活中的意义之后，你就会开始学习记忆增强技术以及许多能够提高认知功能和起保护作用的活动。

自我评估

对优化大脑的设想进行评估，并找出可能有助于或阻碍你努力的因素。

设想：你认为优化大脑的生活方式是什么？你现在能进行哪些活动来刺激大脑？是否有机会扩展这些活动，或者用更具挑战性的活动来取代它们？你最感兴趣的是什么，你将如何把这种激情与朋友、家人和社区联系起来？

优点：有哪些优点和资源可以帮助你完成设想？

缺点：你的设想有哪些障碍？

1. 你将如何受益于大脑的优化？

   示例：我会更加清醒。我的记忆力会改善。我会更容易集中精力并提高工作效率。我会更完善地安排日程。我会花更多的时间和家人、朋友待在一起。我会有生活的目标感。

2. 哪一方面是你最需要努力的？

   示例：我需要培养一种新的爱好。我最终得学会打鼓。我要学会不那么害羞。我必须停止看电视。我可以更适应于心理和社交挑战。我得找一帮可以常常见面的新朋友。

3. 有哪些障碍可能阻碍你优化大脑？

   示例：我很恐惧社交场合。我从来没有演奏过乐器或学习过第二语言。我不是一个喜欢尝试新鲜事物的冒险家。我没有社交圈。我年龄太大了，很难改变日常生活习惯。我的记忆力不太好，即便想学也会遇到困难。我的工作压力很大，没有太多时间去尝试认知活动。

4. 什么可以帮助你优化大脑？你有哪些资源？

   示例：我可以参加为老年人设计的社区大学课程。我可以加入当地的读书俱乐部。我可以学习第二语言、上舞蹈课或者演奏乐器。我一直对写书很感兴趣。我可以加入朋友们的活动，他们每周聚会时都会玩扑克牌。

5. 谁能帮助你？怎样帮助？

   示例：我的配偶可以支持我去社交。我和朋友都喜欢阅读和讨论。我可以在下班后和一些同事交往。我可以加入老年中心的活动团体。我可以和牧师交流，看教会里是否有人能帮助我。我可以和女儿一起学习西班牙语。

6. 你打算什么时候开始？

我们的建议：花几天时间想想你想要尝试的各种活动。要有创造力。列出所有具有可行性的活动，不管是纵横字谜、国际象棋，还是与朋友玩扑克牌、加入读书俱乐部、进行志愿服务、开古玩店，或者是写下你筹划多年的书。至少在清单上列出15 至 20 个项目。接下来，看看你可以达成哪些活动、拥有哪些资源以及需要解决哪些限制条件。你可能想从更轻松的活动开始，然后在团体环境中进行更具挑战性的活动。参与带有社交属性的复杂活动应该成为你的终极目标。

认知功能锻炼

从对你而言最简单的锻炼开始，来提高自己的成功率。每周至少练习 5 天，每天 1 至 2 个小时。再逐渐尝试更困难的锻炼。请记住，努力工作意味着你在挑战自己的大脑。只要你保持冷静和专注，这绝对是一件好事。

请使用以下锻炼方式来启动你的优化过程，同时也留出一些时间来进行复杂活动，这将为你的大脑提供更多的保护（详见下一节）。

我们推荐的锻炼方式集中于 4 种主要的认知技能：记忆、问题解决、视觉空间技能、注意力与专注力。

1. 记忆

长时记忆：你可以通过回忆过去的故事来锻炼长时记忆，同时用画面和其他感官细节来丰富你的记忆。这是为了让你的记忆尽可能生动。你可以通过这些故事与其他重要的记忆建立起联系。

相册：浏览旧相册，试着记住每张照片的背景，并写下一段与事件或记忆有关的话。这项活动可以创造出一份有趣的家庭记录，你甚至可以写下一本书。

个人活动：与家人或朋友们一起坐下来，详细讨论自己过去的某个特定事件。生日、假期和婚礼等事件非常适合这种锻炼。看谁能想出最多的细节。

短时记忆：锻炼短时记忆包括使用情感链接、联想、记忆组块和复现。参与锻炼的感官越多越好。视觉在记忆制造中尤其重要。例如，如果你想回忆一下去夏威夷度假的细节，拍一张照片肯定会加强你的记忆。故事也是记忆的组成部分，它们是心灵的货币，把故事连接起来可以成为建立记忆的有力工具。

为了建立短时记忆，让我们从一项物品列表开始。随后我们会解释两种用来记忆物品的策略。

水果：

· 苹果

· 香蕉

· 甜瓜

· 葡萄

· 杧果

· 橘子

办公用品：

· 透明胶带

· 铅笔

· 便利贴

· 订书机

清洁用品：

· 空气清新剂

· 扫帚

· 洗洁精

· 洗衣液

· 纸巾

· 除菌清洁剂

· 玻璃清洁剂

厨房用品：

· 切菜板

· 橄榄油

· 食盐

想象一个房间

你需要找一个自己熟悉的房间，利用这个房间及其特征来记住物品列表上的内容。你可以选择你的卧室、客厅、儿童游戏室等任意一间你喜欢的房间。假设你选择了卧室：走进房间后你会看到一张床，床上摆放着 4 个枕头，房间里还有一张木桌、一盏落地灯和一扇大窗户。在记忆物品列表时，可以将列表上的每项物品与卧室中的物品或特定位置联系起来。例如，你进入房间时闻到浓郁的**除菌清洁剂**的味道。你的床就在面前，你突然发现床上用品洁白如新，因为你用**洗衣液**来清洗它。你看到床的左边有一盏灯，但那实际上是一把**扫帚**。灯罩是用巨大的**香蕉皮**制成的！随后你看向窗户，发现有一张用**透明胶带**粘在上面的**便利贴**。

记忆组块

我们只能用有限的能力来记住一定数量的物品。不管是按照类别还是按照关联度，对物品进行分组都可以增强我们的记忆能力。

按类别分组：你可以把列表上的 20 项物品分成 4 大类：6 种水果、4 种办公用品、7 种清洁用品和 3 种厨房用品。这样能给你提供一种整理列表的有效策略。你也可以按照类别将这些分组标记为 6F、4O、7C、3K。

按关联度分组：可以将列表中的每项物品与涉及熟人和熟悉环境的故事关联起来。例如，我们可以通过一位名叫玛丽的熟人来讲述办公用品列表的故事：

办公用品：

- 透明胶带：玛丽的做事风格出了名的有条理。想象一下，你走进房间时她正在墙上贴一张很大的任务列表。
- 铅笔：玛丽抓起一支铅笔，在已有的任务列表上又加上了一项任务。
- 便利贴：玛丽把任务内容写在便利贴上，并贴到列表上去——她几乎占满了所有空间。
- 订书机：玛丽将一张白纸订在原来的列表上，继续规划她的一天。

其他记忆策略

助记符：这些符号有助于记忆的形成。

助记符可以说是一种益智活动，同时也是一件有意思的工具。假设你想记住 425-563-2359 这个电话号码，那么我们先给每个数字分配一个由同样数量字母组成的单词：

第一个数字 4，可以是"约翰"（John）。
第二个数字 2，可以是"是"（is）。
第三个数字 5，可以是"高兴的"（happy）。
第四个数字 5，可以是"杰克"（Jacky）。

接下来的数字分别是：

6 = "跳"（jumped）

3 = "出"（out）

2 = "了"（of）

3 = "那个"（the）

5 = "飞机"（plane）

9 = "昨天"（yesterday）

原来的号码 425-563-2359 就变成了："约翰很高兴杰克昨天跳下了那个飞机。"

荒诞的故事往往更容易被记住。乍一看，助记符要比数字更难记忆，但这种技巧在实践中通常实用又有趣。

联想： 大脑通过建立更大规模的关联而发挥作用。将两个或多个概念、想法或意象联系起来的游戏可以真正扩展你的记忆构建机制。你可以按照类别（苹果和橘子都是水果）、形状（圆形）或味道（甜味）等来进行关联。

举个例子：在读大学时，迪恩需要记住 gastrectomy（胃切除术）这个单词。迪恩采用的好笑联想方法是：他想象了一辆拖着巨大胃部（stomach）的汽油油罐车（gas truck）。这幅吓人的画面让他再也没有忘记这个单词的含义！

下面列出了同样很难记住的一些术语，试着对每个单词做出好笑的联想。

Arthroplasty：关节成形术。

Costochondritis：肋软骨炎，指胸部连接肋骨和胸骨的软骨发生炎症，从而引起尖锐的疼痛。

Diglossia：双言现象，指人在不同社会情境下使用两种语言（或方言）的社会现象。

Indolent：懒惰的。

Proxemics：空间关系学，研究个人距离以及其他文化定义的空间使用对交流的影响。

ACES：这种锻炼方法综合了 4 种不同的思维过程来增强记忆。

A = **注意力**（Attention）。将注意力集中于你想要记住的那一段信息。

C = **联系**（Connect）。采用助记符将信息与其他相关信息联系起来。

E = **情绪**（Emotion）。为信息创建情感链接，来进一步巩固信息。

S = **感觉**（Senses）。试着将其他感官（图像、气味、味道等）与信息联系起来。

假设你试图记住一长串单词。前两个词是：苹果、孔雀。让我们举例说明如何采用 ACES 法来记住这些单词：

苹　果

A：想象苹果的样子

C：想到咬了一口毒苹果的睡美人

E：感受睡美人吃了苹果的恐惧

S：看到苹果的颜色（深红色），听到清脆的声音，尝到苹果的甜味，同时默念"苹果"

孔　雀

A：想象孔雀的样子

C：想到睡美人周围围绕着孔雀

E：孔雀突然绕着睡美人飞起来

S：看到孔雀翠绿的羽毛，抚摸孔雀精致的尾巴，听到孔雀的叫声，同时默念"孔雀"

ACES 法可以帮助你为每个物品建立印象深刻的场景，想象的场景越荒诞、越感性越好。

2. 问题解决

问题解决过程涉及大脑的许多区域，其中额叶尤其重要。无论是填字游戏、建立模型，还是解方程式、做数独或理解一段书面语言，几乎所有任务都离不开某种程度的问题解决。我们有一位患者喜欢建造复杂的积木造型，这需要对每块积木进行精密的规划。另一位患者则喜欢总结书籍和文章，最终通过在网站上发表作品来赚钱。这两种都是极好的问题解决活动。

人们常常无法意识到，最初需要解决问题的活动会逐渐变成重复性的活动。比如针织。这也是许多患者会向我们咨询的爱好。在大多数情况下，针织的整个过程并不会锻炼到问题解决能力。因为在决定好针织图案后，问题解决过程往往就结束了。只有不断地变换针织图案，这项活动才能持续地挑战问题解决能力，但这样织出来的毛衣可不一定好看！

3. 视觉空间技能

以上提到的许多问题解决活动都会涉及视觉空间技能，其他活动还包括用发光键盘来学习演奏钢琴（同时能锻炼运动技能和执行功能）、数字油画、珠宝设计、拼图游戏。乐高、七巧板等许多娱乐游戏也能提高视觉空间技能。

4. 注意力和专注力

注意力和专注力是优化记忆能力和执行功能的关键，二者是其他认知能力的基础。随着年龄增长，我们的注意力开始恶化，专注程度也越来越差。在锻炼这项内容时要格外耐心，起初的困难程度可能前所未有。我们建议各位慢慢开始，并逐步建立相应技能。

· 锻炼注意力和专注力的一个简单方法就是翻回前文的物品列表，只浏览一次列表，看看你还能想象和回忆起多少物品。一开始不要奢望记住太多物品。看看自己能否逐渐记住 3 个、5 个、

10 个乃至 20 个物品。

· 另一种实用的方法就是来到一个安静的房间（最好是你从未去过的房间，或者是你不太熟悉的房间），坐下、闭上眼睛，尽可能回忆起所在房间的特征。你可以用录音机录下自己的想法。看自己能否通过练习记住更多视觉特征。

· 你也可以通过在头脑中进行数学计算来集中注意力。这种方法的重点不在于计算的复杂性，而是锻炼计算过程中保持专注的能力。试着从 1000 开始依次减 3，直到剩下个位数。再试着从 1000 开始依次减 7。如果觉得太难，可以从 100 开始递减。

· 阅读也能加强注意力和专注力。阅读一段长文，然后试着回忆文章中"和"字的出现次数。这个练习能够锻炼你集中注意力的能力，因为你必须在留意文章的同时注意其他元素。同时，在阅读过程中你应当理解文章的内容。

复杂活动

正如我们在本章中介绍的，复杂活动能够极大地增加认知储备。这类活动可以帮助大脑建立起连接，以抵抗阿尔茨海默病和正常衰老。如果你只能选择一种练习来优化认知功能，我们推荐你在以下列表中进行选择，或者选择其他能够利用多种大脑功能的活动：

· 学习一门新语言
· 学习一种乐器
· 进行计算机编程

· 写文章，甚至写一本书

· 唱卡拉 OK

· 表演脱口秀

· 学习舞蹈

· 玩国际象棋或纸牌游戏（桥牌、金罗美、扑克等）

· 在擅长的领域指导他人

· 进行社区志愿服务（选择需要锻炼大脑的活动）

· 设计珠宝、工艺品和模型

· 进行绘画和雕刻

· 参加社区大学的课程

进行以上活动时如果能做到与人互动，则获益更大。例如，和孩子一起写一本书，或者和好朋友一起上吉他课。

最重要的是找到自己真正喜欢做的事情，找到一种可以成为生活快乐源泉的活动。如果你不知道自己喜欢做什么，先花点时间回忆过去。在某个阶段你总会有些兴趣爱好。

1. 与朋友和家人交流。他们可以帮你挑选你最喜欢或曾经感兴趣的活动。

2. 回忆自己在青少年时期就想参与的活动，并列一份清单。

3. 回想自己从未参与但曾希望参与的活动，并列一份清单。

4. 如果你还不确定自己喜欢什么，就先挑些活动试试看。如果不合适，再试试其他活动。如果你仍然不喜欢第二或第三种活动，也不该放弃。也许你需要时间来培养对于一项新活动的热情和亲切感。和朋友一起可以获取更多的动力。

管理预期也非常重要。复杂的活动都是具有挑战性的、需要学习的过程。从入门开始，耐心一些，坚持下去。

努力增加

- 与朋友和家人相处的时间
- 你喜爱的活动
- 学习具有认知挑战性的新活动
- 融入不同的社交圈

努力消除

- 看电视的时间
- 长时间的独处
- 由于焦虑而退出社交活动
- 面对感兴趣的复杂活动时，强迫自己看益智书籍

常见障碍

记忆缺陷： 慢慢开始新的活动，循序渐进。与以前相比，你可能需要投入更多的脑力，但是你会慢慢看到进步的。

害羞： 让你的配偶、伴侣、兄弟姐妹或子女陪伴你出席社交场合。和最亲密的朋友一起挑战自我。找到让自己感到舒适的场合，然后和家人朋友一同尝试。

没有社交圈：读书俱乐部、社区中心、信仰团体都是寻找同道中人的好地方。

缺乏兴趣：每个人都曾在某个阶段对某件事感兴趣过。找回童年的激情。看看老照片。问问自己的家人。用你的直觉去追随多年前未曾受到鼓励的兴趣。

身体局限：不要羞于在公共场合使用拐杖或步行器。认知上的收获要比任何社交不适都重要。如果长期的疼痛阻碍你参与社交活动，请积极地与初级保健医生联系。确保它不会变成导致你独处的无法摆脱的问题。视力和听力问题也应得到积极治疗。

每周优化计划

你的首要任务就是列出 20 至 30 种认知和社交活动。在一周内，为大脑提供不同的活动有助于保持积极性和参与性。

星期一

阅读书中的一章或一篇杂志文章。完成后，写下尽可能多的细节。用几句话总结作者的意图和自己对文章内容的分析。

星期二

上网寻找你喜欢的本地社区活动。你也许可以参加一次活动，结识新朋友。你也可以和兴趣相投的人在网上聊天。

星期三

购买一个小型音乐键盘，开始学习演奏你熟悉的简单歌曲。时下的设备大多配有一组预先编好的歌曲，你可以跟随点亮的按键进行学习。

星期四

和朋友聚会，创办一个读书俱乐部或兴趣小组。或者只是与朋友会面，享受一次美好的对话。聚会时，纸牌游戏也是一项有趣的活动。

星期五

在手机、平板电脑或笔记本电脑上下载一个记忆游戏。有很多游戏旨在改善记忆、问题解决、处理速度等能力。七巧板有助于塑造视觉空间技能。电子版的纸牌游戏和文字游戏也能锻炼大脑。

星期六

在当地疗养院、老年中心或医院进行志愿服务。在接下来的几周里，你可能会尝试在不同的地方做志愿者，这样可以改变活动内容和社交环境。

星期日

今天来尝试两种具有认知挑战性的活动，确保其中至少一项具有社交属性。你可以在早上演奏乐器，下午和朋友一起喝杯咖啡。你如果还不习惯社交互动，一定要循序渐进，给自己时间来树立对社交环境的信心。

关于优化大脑的个体观

· 在记忆电话号码、地址、生日和密码时，我们会积极地采用记忆组块和联想技巧。

· 去杂货店购物时，我们会按类别（水果、蔬菜、香料、谷物等）对物品进行分类，然后记下每个类别的物品数量。这是我们每天挑战记忆的有效方式。

· 记忆技巧也是我们职业责任的一部分。例如，迪恩能够对当前接待的患者进行分类。他知道在他的 1586 位阿尔茨海默病患者中，有 836 位处于早期、318 位处于中度、432 位处于晚期。他也会对每类患者进行分组（例如，早期患者中有 28 位患有中风）。多年来，这些记忆技巧已经成为我们的无意识行为，并帮助我们更有效地整理思绪。

· 音乐是我们生活的中心。迪恩会弹吉他（弹得很差），艾伊莎能边弹琴边唱歌。我们也确保孩子们在音乐中长大。无论是在车里唱歌还是去参加户外音乐会，我们都尽量多欣赏音乐。

· 我们养成了邀请朋友吃饭并讨论时事、纪录片和书籍的习惯。我们的女儿索菲把这称为"餐饮大师"，我们也和朋友们一边讨论大家都感兴趣的话题，一边度过了许多美好的夜晚。我们经常一起做饭、玩游戏、欣赏音乐。在如此轻松愉快的环境下，看到平时羞于唱歌的人也在带动下一展歌喉是件有趣的事。我们的目标就是建立纽带并强化头脑。这也是值得尝试的好方法！

总　结

　　医学在进步。我们每天都能了解到更多有关阿尔茨海默病等疾病的信息，事实上未来人们很可能会研制出特效药。但是为什么要苦苦等待，为什么要继续过这种不得不依赖于药物的生活？我们现在就能改变生活方式，正如各位在这本书中看到的，我们的患者用简单、有效、个性化的技术改变了自己的生活。你也完全可以做到。

　　个性化医疗是一种根据基因、蛋白质和环境的个体差异而定制治疗方案的医疗模式，它已经成了治疗慢性疾病的新型医学典范。采用这种方案的研究能够获得不菲的经费——每个领域的医学专家和研究人员都在尽力重塑自己的研究，使其能够符合某种个性化医疗的需求。个性化医疗的理念认为，人类尽管在总体上非常相似，但在分子水平上却截然不同。我们每个人都有着不同的基因组合，而这些基因会在不同的时间被开启和关闭。我们每个人都有着不同的酶和酶活性水平；我们对环境刺激的反应不同；我们对营养、化学物质和药物的处理方式不同。传统医学方法对人类疾病的治疗一视同仁，它假设某种营养、药物或行为能够适用于所有人。研究表明维生素对人有益，我们便都决定服用它。研究发现某种药物可以降低血压，医生便给所有人开具这种药物。但是现在我们知道，巨大的个体差异深切地影响了医学治疗对人体的作用和治疗的有效性。迄今为止，个性化医疗已成功应用于糖尿病、肥胖症和心脏病的治疗，医生们研究了如上个体疾病独特的遗传和化学成分，更重要的是，它综合个人的生活史、资源、限制和倾向性并促进了患者生活方式的改变。这种综合方案揭示了我们多年前的发现：慢性疾病，特别是神经退行性疾病，是高度复杂和个性化的；如果掌握了正确的工具，患者就能改变自己的生活。

我们本书中与各位分享的方案就是大脑的个性化医疗。我们知道阿尔茨海默病的致病因素不仅仅是淀粉样蛋白和 tau 蛋白这么简单，这肯定也不是靠"一刀切"就能解决的疾病。它是一种多维度疾病，其核心是葡萄糖和脂质调节异常、炎症、氧化和退行成分，这反过来又会受到个体营养缺陷、毒性和其他免疫、内分泌及代谢因素的影响。我们也知道阿尔茨海默病深受一生中积累的各种风险因素的影响，而设计旨在降低这些风险的生活方式方案时必须考虑到每个人的独特情况。其中的每一项生活方式因素都需要在个体层面上加以解决：治疗阿尔茨海默病这样的复杂疾病时，需要在每一步中均实现个性化。

在人们的生活中植入持久性的改变也需要实现个性化。每个人的服药依从性不尽相同，生活方式改变的依从性亦是如此，这都是由个人的长处、弱点以及生活习惯决定的。充分考虑所有因素是对抗阿尔茨海默病这类复杂慢性疾病的唯一方法，这样做不仅可以改善自身的健康状况，还可以改善整个社区的健康水平。

这本书向各位展示了神经学的未来。在书中，我们已经基于个性化水平阐述了用于理解、预防和治疗阿尔茨海默病的开创性模型。我们的下一步计划就是将这种有效手段推广至每个家庭、学校和城市。我们正竭尽全力来传播这些信息，不断挑战有关阿尔茨海默病的假设，为实现综合治疗奠定基础。

后　记

　　本书的研究基础、我们的综合临床方案以及我们的毕生工作，是由三种不同的科学方法实现的，它们分别是：15 年来不断问诊处于各个阶段的痴呆症及认知衰退患者；针对认知健康和生活方式进行最大规模的观察性研究；详细回顾了 20 年来全球范围内有关痴呆症、阿尔茨海默病、帕金森病和中风的研究成果。总的来说，我们的研究证实了阿尔茨海默病、痴呆症和大脑的整体健康与生活方式因素直接相关，并且受到每个人日常选择的影响——更重要的是，我们能就此做出预防。

　　我们正在主导罗马琳达大学的大脑健康与阿尔茨海默病预防项目，在此我们有治疗两种截然不同的群体的独特机会。罗马琳达的基督复临派信徒有着非常健康的生活方式，这可以保护他们免受阿尔茨海默病的侵扰——事实上，在这 6 年里，回顾在我处就诊的 2 500 多位患者以及营养、身体活动和教育之间的关系，我们发现只有不到 1% 的痴呆症患者会采用健康的生活方式（即采用植物性饮食、规律锻炼、进行压力管理、参与社区活动并保持较高的认知活动水平）。人们对这些健康生活原则的坚持越强烈，认知功能的维持程度就越高。相比之下，附近的圣贝纳迪诺居民则过着典型的现代生活——标准的美国饮食、缺乏锻炼、遭受慢性压力以及睡眠质量不佳，同时也饱受高血压、高胆固醇、糖尿病、心血管疾病和阿尔茨海默病等生活方式疾病的困扰。对健康生活方式行为进行了长达 10 年的观察和量化后，我们开始将其应用于认知障碍患者的治疗。我们发现每种渐进式改变（如减少饮食中精制糖的摄入，或者每天增加仅 15 分钟的锻炼）都会给认知健康带来重大改变。即便面对呈现出痴呆症早期症状的患者，我们也能阻止疾病的侵袭并逆转认知衰退的症状。

作为罗马琳达大学（被公认为美国唯一的"蓝色地带"，这要归功于基督复临派信徒的植物性饮食和积极生活方式）的研究人员，我们还得以获取基督复临派健康研究的部分数据，这是世界范围内规模最大、跨度最长的流行病学研究之一，同时迄今为止在流行病学和慢性疾病领域最出色的部分科研成果也相应诞生。我们采用这些数据研究了饮食（植物性饮食或其他饮食）与认知健康状况之间的关联，并且得出了植物性饮食有利于更强大的认知功能的结论。

此后，我们进行了三项综合评述来分别研究饮食与中风、帕金森病以及痴呆症之间的关联。每项回顾性研究都表明植物性饮食与既定神经系统疾病的低患病率之间存在着密切的关系。我们还在一个国家级数据库中检索了胰岛素抵抗与认知衰退的关联，发现胰岛素抵抗和较低的记忆力测试水平之间存在着强相关；在第二篇论文中，我们得出结论，糖尿病患者的痴呆症发病率比其他人要高 10%。

通过检索另一个国家级数据库，我们还发现睡眠呼吸暂停患者罹患痴呆症的概率通常更高。在回顾了一组多民族群体的闲暇活动后，我们发现进行规律锻炼可将血管性痴呆症的发病率显著降低 21%。

我们的最新研究项目是对轻度认知功能障碍患者的认知训练疗效进行全面的荟萃分析。分析结果表明认知训练与阿尔茨海默病恶化风险的降低呈正相关，如果认知训练更为复杂且更具针对性，这种关系会更强。

我们的临床经验、研究和生活方式干预得到了来自世界各地的大量研究的支持。本书中的论断和治疗方案均基于对生活方式和大脑健康的诸多开创性研究。以下是书中涉及的部分基础研究：

· 2015 年发表的芬兰预防认知功能损伤与障碍的残疾老年干预研究（FINGER）针对年龄在 60 至 77 岁的 1 260 位成年人进行了为期两年的综合生活方式干预，并检验了干预效果。受试者被分为两组，第一组接受的干预措施如下：富含 ω-3 脂肪酸的植物性健康饮食、有规律的有氧运动和抗阻力训练方案、挑战认知活动的计算机程序以及对包括糖尿病、高血压和高胆固醇在内的代谢和血管风险因素进行集中管理。第二组受试者则接受标准的健康建议（仅被告知需采用健康饮食和锻炼活动）。在为期两年的研究结束时，干预组的总体认知能力得分显著高于标准组。这项大规模的临床试验首次证明，对高危群体采用多区域干预方案可预防认知功能衰退，它也被发表在了医学权威期刊《柳叶刀》（Lancet）上。

· 在 2017 年发表的一项最新研究中，哥伦比亚大学的研究人员发现，与采用标准美式饮食的人相比，采用植物性饮食的参与者在为期 6 年的研究时间内发生认知衰退的风险较低。

· 在 2014 年发表的一项最新研究中，研究者们在 923 位受试者中测试了三种不同的饮食模式——DASH 饮食（一种适用于高血压患者的专门饮食）、地中海饮食和 MIND 饮食（DASH 饮食和地中海饮食的结合版），以评估这些饮食对阿尔茨海默病患病风险的影响。四年半后，受试者中共有 144 人患上阿尔茨海默病。最大限度坚持采用 MIND 饮食的受试者的阿尔茨海默病患病风险降低了一半以上（53%）。研究人员发现，即便对适度采用 MIND 饮食的受试者来说，罹患阿尔茨海默病的风险也有所降低（35%）。这项重要的研究表明，面向健脑饮食模式的每一步转变都能降低认知衰退的风险。

· 弗雷明汉纵向研究是针对马萨诸塞州弗雷明汉市居民进行的一项著名的纵向研究，该研究发现每天快步行走可将今后患上阿尔茨海默病的风险降低 40%。

· 2011 年，在一项涉及 120 位老年人的随机对照实验中，匹兹堡大学的研究人员证明了严格的有氧运动可增加海马的大小（海马是负责记忆储存和处理的大脑区域），从而提高记忆力。运动训练可提高脑源性神经营养因子的水平并将海马体积增加 2%，这有效地逆转了老化导致的损失。

· 2010 年，意大利研究人员在一项荟萃分析中对 15 项研究、超过 33 000 位受试者进行了分析并发现，高水平的体力活动可以将认知衰退的风险降低 38%。即便对参与低强度或中等强度锻炼的受试者来说，发生认知障碍的风险也降低了 35%。

· 2014 年，华盛顿大学的研究人员发现睡眠不足者大脑中的淀粉样斑块沉积更加严重（淀粉样斑块被视为阿尔茨海默病的标志性病理特征），而睡眠改善可使淀粉样蛋白的沉积减少。

· 在约翰霍普金斯大学进行的一项为期 10 年的老年人研究中，即使对于有强烈遗传风险的受试者而言，终生的认知活动也能提高大脑效率并且预防阿尔茨海默病病情恶化。

我们目前正在进行迄今为止最全面的结论性研究，力争探求生活方式风险因素以及神经退行性疾病的发展。我们在罗马琳达大学的生活方式项目是世界上最先进的项目之一——我们拥有最先进的成像技术、最新的生物标志物和神经心理学测试，以及更深入、更个性化的行为干预方案。这些令人震惊的研究结果支持了这本书的结论，我们由衷地希望这些结果能够彻底改变我们对阿尔茨海默病的理解和治疗方式。

食　谱

1. 胡桃南瓜豆馅玉米卷饼

我们喜欢墨西哥菜大胆的风味，这款玉米卷饼是我们全家的最爱。它富含植物蛋白和纤维，是胡桃南瓜的甜味、黑豆的香醇和阿斗波酱的烟熏味的美妙结合。单不饱和脂肪、维生素 E 和 B 族维生素的协同作用以及多酚的抗氧化能力，将改善你的大脑和整个身体。

供 4 至 6 人食用

用于馅料

2 杯胡桃南瓜，切成方块

1 汤匙葡萄籽油或特级初榨橄榄油

盐和胡椒

400 克黑豆，略微沥干

2 瓣大蒜，切碎

½ 汤匙孜然

1 包玉米面饼

用于玉米卷饼酱（约 2¾ 杯）

2 杯低钠蔬菜汤

½ 杯低钠番茄酱

2½ 茶匙辣椒粉

2 茶匙孜然粉

2 茶匙干牛至

3 瓣大蒜，切碎

1 茶匙日本酱油或低钠酱油

1½ 汤匙酸橙汁，可按口味加入更多

用于配料

鳄梨，切片

新鲜香菜，切碎

酸橙汁

南瓜子

紫洋葱，切丁

番茄，切丁

将烤箱预热至 200℃。在碗里放入切块的胡桃南瓜、油、少许盐和胡椒。搅拌均匀并铺在烤盘上。烘烤 20 分钟或烤至边缘呈金黄色。从烤箱中取出，放在一旁。将烤箱温度降至 180℃。

在烘烤南瓜的同时制作玉米卷饼酱，将蔬菜汤、番茄酱、香料、蒜末和酱油加入中号煎锅中。中火煨热，用木匙或搅拌器搅拌，确保番茄酱混合均匀。慢煮 15 分钟，直到酱汁变稠。关火并加入酸橙汁。品尝酱汁，按口味加入盐和胡椒。将酱汁倒入单独的碗中备用。在同一个煎锅中加入稍微沥干的黑豆、大蒜和孜然。搅拌并加热至豆子开始冒泡。然后加入烤胡桃南瓜。关火并加入 2 至 3 汤匙玉米卷饼酱。搅拌均匀。加入酸橙汁和胡椒调味。

现在开始制作玉米卷饼。在 23×33 厘米的烤盘中倒入 1 杯玉米卷饼酱，并均匀覆盖。将玉米面饼在微波炉中加热 30 秒，或在烤架中层放置约 1 分钟使其软化。在烤盘中放入 1 片玉米面饼，加入适量馅料，将玉米饼卷起来，接缝侧朝下放置在烤盘的一端。继续卷饼直至摆满整个烤盘（应该能放下 8 或 9 个玉米卷饼）。将剩余的酱汁倒在玉米卷饼上。用铝箔盖住烤盘，在 180℃下烘烤 20 分钟。加入配料，趁热食用。

2. 鹰嘴豆三明治

这款三明治简单易上手，是不想做饭时的最佳选择。在忙碌的日子里，这是一顿不错的健康大餐，但也适用于聚餐或野餐。不要低估这道快手菜：它味道饱满，富含健脑所需的各种营养。

供 2 人食用

柠檬芝麻酱调料

400 克鹰嘴豆，洗净沥干

¼ 杯无盐烤葵花籽

3 汤匙芝麻酱

½ 茶匙第戎芥末或辣芥末

¼ 杯紫洋葱，切碎

2 汤匙新鲜莳萝，切碎

¼ 茶匙姜黄粉

½ 汤匙柠檬汁（或半个柠檬榨汁）

少许盐和胡椒

4 片乡村面包

切片的鳄梨、洋葱、黄瓜、番茄和生菜备用

准备好柠檬芝麻酱调料并放置一旁。

将鹰嘴豆放入沙拉碗中，用叉子轻轻捣碎。然后加入葵花籽、芝麻酱、芥末、紫洋葱、莳萝、姜黄、柠檬汁、盐和胡椒粉，并用茶匙搅拌均匀。按口味加入所需调味料。稍稍烘烤面包，并准备想要加入的其他三明治配料（番茄、洋葱、生菜、鳄梨）。舀取适当的馅料涂到两片面包上，加入所需的配料和调料，再盖上另外两片面包，待食用。

3. 扁豆辣椒

辣椒是一种令人极致舒适的食物，能让你由内而外感到舒缓和温暖。许多辣椒食谱都含有肉类，但这款扁豆辣椒中的植物蛋白质可以创造出完美的健脑饮食。

供 3 或 4 人食用

2 汤匙特级初榨橄榄油

1 个黄洋葱，切丁

1 个绿色、红色或黄色甜椒，切丁

1 个墨西哥辣椒，切丁

各 ½ 茶匙海盐和黑胡椒，分装，可按口味增减

4 瓣大蒜，切碎

3 汤匙辣椒粉，分装

1 汤匙干牛至

2 茶匙孜然粉，分装

1 茶匙烟熏辣椒粉

⅛ 茶匙肉豆蔻

3 汤匙番茄酱

800 克低钠碎番茄

1¾ 杯水，按需增减

¾ 杯干红扁豆，洗净沥干

400 克腰豆，稍微沥干

400 克黑豆，稍微沥干

2 汤匙酸橙汁

用于配料

紫洋葱，切碎

鳄梨片或鳄梨酱

香菜叶

将大号煮锅中火加热。加入油、洋葱、甜椒、墨西哥辣椒、少许盐和胡椒粉。煸炒 5 分钟。加入大蒜，搅拌约 30 秒，煸炒出香味。再加入 2 汤匙辣椒粉、牛至、1 茶匙孜然、辣椒粉、肉豆蔻、番茄酱、碎番茄和水，搅拌均匀。待煮沸后，加入红扁豆并盖上锅盖。再煮 15 分钟，每 4 至 5 分钟搅拌一次。调小火慢炖。再煮 20 分钟，或将扁豆煮烂。如果锅中太干或者扁豆没有完全浸没，可能需要添水。

然后加入腰豆、黑豆、各 ¼ 茶匙盐和胡椒，并将剩余的 1 汤匙辣椒粉和 1 茶匙孜然粉搅拌加入。中火煮沸，在开始冒泡时盖上锅盖，小火慢煮 20 分钟。不时搅拌。如果汤煮得太浓，可能需要加入更多的水（大约 ½ 至 1 杯）。

关火并加入酸橙汁。根据需要加入调味料。

直接食用或搭配香菜、紫洋葱、鳄梨片或鳄梨酱食用。

4. 苋属燕麦粥

早餐是一天中最重要的一餐，因为这会影响你的新陈代谢模式，从而影响情绪、精力和动力。从丰盛的全麦粥开始新的一天吧！尽管苋属可能看起来像鸟食，但比起其他谷物，它含有更多的蛋白质和铁元素。苋属还富含赖氨酸（这是一种仅存在于少数谷物中的重要氨基酸）、钙和锰。可添加坚果和浆果等配料，来增加你的抗炎力。

供 2 或 3 人食用

½ 杯燕麦片
½ 杯苋属

2 汤匙奇亚籽

3 杯水

1 杯无糖杏仁奶

少许盐

1 茶匙肉桂

甜叶菊（可选）

用于配料

蓝莓或覆盆子

香蕉，切片

核桃、杏仁或榛子

1 茶匙杏仁黄油

在中号炖锅中加入全谷物、奇亚籽、水、杏仁奶和盐。混合均匀，中火加热。不要加盖，煮约 20 分钟，经常搅拌并在必要时调至小火，直到燕麦变软、混合物变稠。（如果你打算在前一天晚上制作这份菜肴，可将食材混合后放入冰箱。早上放至炖锅中，稍微加热即可食用。）关火，按口味搅拌加入肉桂和甜叶菊。可搭配喜爱的配料食用。

5. MIND 冰沙

这款冰沙的灵感来自 MIND 饮食，已有众多研究证明这种饮食模式能最有效地预防阿尔茨海默病。MIND 饮食中的所有成分都排在认知健康饮食评分表的前列。这份食谱则是根据最新研究专门为大脑健康而设计的——现在它能在公共健康领域发挥它的作用了。

供 2 人食用

1 杯蓝莓，冷冻

1 杯杞果，冷冻

1 个香蕉，冷冻

¾ 杯新鲜菠菜叶

1 汤匙亚麻粉

¼ 杯核桃

¾ 杯水

将所有食材添加至搅拌机中，搅拌至柔滑的奶油状（所需时间取决于搅拌机的搅拌强度）。如果需要，可再加适量的水。

6. 甜椒花椰菜饭

这道色彩缤纷的菜肴完全不同于米色、棕色、霓虹色的西式加工食品。黄色、绿色、红色的甜椒，薄荷绿色的鳄梨酱，白色的花椰菜饭，灰粉色的斑豆和深紫色的洋葱都富含花青素、番茄红素、叶绿素、叶黄素、类胡萝卜素等强大的植物化学成分，以上物质都能对抗大脑中的炎症并且有助于增强神经元之间的连接。从血糖的角度考虑，花椰菜饭是一种较好的白米饭替代品。

供 4 至 6 人食用

用于辣椒

4 个大个的红色、黄色或橙色甜椒，纵切，去籽

用于花椰菜饭

1 个花椰菜

½ 汤匙特级初榨橄榄油

1 杯紫色、白色、黄色或绿色洋葱，切丁

3 瓣大蒜，切末（可选）

各 ¼ 茶匙海盐和黑胡椒，可按口味增减

400 克斑豆，洗净沥干

⅔ 杯莎莎酱，摆盘可加入更多（见食谱，或购买现成的莎莎酱）

2 茶匙孜然粉

2 茶匙辣椒粉

2 至 3 汤匙酸橙汁

可选配料

鳄梨调料

香菜叶，切碎

紫洋葱，切丁

新鲜酸橙

辣椒酱

将烤箱预热至 190℃，放入 23×33 厘米的烤盘或带边烤板。在切好的甜椒上稍稍刷上特级初榨橄榄油或葡萄籽油。放一旁备用。

准备花椰菜饭。花椰菜洗净，去掉绿色部分后切碎。如使用刨丝器，可将花椰菜切成 4 块，并使用较大的擦丝面（通常用于将奶酪擦丝的一面）将花椰菜碾碎至米粒大小。不要切碎茎部。也可用带有刨丝器的料理机完成。

中火加热大号煎锅，并加入特级初榨橄榄油、洋葱、大蒜（可选）、少许盐和胡椒。煸炒 1 分钟，搅拌以防烤焦。然后加入花椰菜"米饭"并翻炒 2 至 3 分钟。接下来加入斑豆、莎莎酱、孜然、辣椒粉、酸橙、盐和胡椒粉。根据需要加入调味料。搅拌至完全均匀后盖上锅盖，蒸 1 分钟。关火。将食材盛入碗中并放一旁备用。

取切好的甜椒，在其中放入约 ½ 杯花椰菜饭或塞满甜椒。将甜椒花椰菜饭放入烤盘中，并用铝箔盖紧。烘烤 30 分钟后取掉铝箔，将烤箱加热至 200℃，再烘烤 15 分钟，或直至辣椒变软，边缘略呈金黄色。如果你使用的是软辣椒，请多烘烤 5 至 10 分钟。搭配鳄梨调料、香菜、洋葱、酸橙汁和辣椒酱食用。

7. 鳄梨调料

2 个熟透的小鳄梨

2 杯香菜，切碎

1 茶匙苹果醋

1 小瓣大蒜

5 个酸橙，榨汁

½ 茶匙海盐

½ 茶匙孜然，可选

¼ 杯水，用于稀释

准备调料时，把除水以外的所有食材都加到搅拌器或料理机中，充分混合。仅加入足量的水来帮助搅拌。根据需要加入调味料，可以添加更多的酸橙、盐和孜然。

8. 莎莎酱

450 克或 2 杯番茄，切碎

半个或约 ½ 杯白洋葱，切碎

2 至 3 瓣大蒜，切末

1 个墨西哥辣椒，去籽切丁

1 个酸橙，榨汁

½ 杯香菜，切碎

½ 茶匙盐

把所有食材混合在一个碗里，放置 20 至 30 分钟入味。可将所有食材在料理机中打匀 2 或 3 次，以使口感更顺滑。

9. 姜黄煎豆腐

豆腐可能不受喜爱，但这种全能型的植物蛋白可被赋予任何味道。每品尝一口美味的煎豆腐，都能感觉到自己的动脉在打开、大脑在排毒。这款丰盛的早餐也有助于控制血糖水平。

供 2 或 3 人食用

225 克老豆腐

1 汤匙特级初榨橄榄油

¼ 个紫洋葱，切碎

1 个绿色或红色甜椒，切碎

各 ½ 茶匙盐和胡椒

½ 杯草菇，切片

1 茶匙大蒜粉

½ 汤匙姜黄

¼ 杯营养酵母

2 杯新鲜菠菜，稍微切碎

沥干豆腐，轻轻挤压，去除多余的水分。用手将豆腐捣碎在碗中，越碎越好。准备蔬菜，并将大号煎锅中火加热。加入特级初榨橄榄油、洋葱和青椒。翻炒并加入少许盐和胡椒，煮 5 分钟使蔬菜变软。再加入蘑菇，翻炒 2 分钟。然后加入豆腐，翻炒约 3 分钟，如果豆腐中水分较多就多炒一会儿。而后加入剩余的盐和胡椒、大蒜、姜黄和营养酵母，并用锅铲搅拌均匀。再煮 5 至 8 分钟，直到豆腐略微金黄。最后，加入菠菜，盖上锅盖蒸 2 分钟。出锅后可立即食用。这款煎豆腐配上全麦玉米饼，就是一道美味的早餐。我们喜欢配上鳄梨切片和辣椒酱食用，但你也可以尝试搭配烤土豆、黑豆或香菜叶。

10. 斯佩尔特小麦煎饼加奇亚浆果酱

在希腊神话中，斯佩耳特小麦是来自掌管农业与丰饶的得墨忒耳女神的礼物，品尝过这款美味的煎饼后，你就会明白它的神圣根源。更重要的是，亚麻、葡萄籽油、杏仁奶、肉桂和碎坚果的组合将有助于大脑发挥最佳性能。

供 2 或 3 人食用

用于煎饼

1 个亚麻蛋（1 汤匙亚麻粉 + 2½ 汤匙水）

1 汤匙特级初榨橄榄油或葡萄籽油

1 茶匙无铝发酵粉

½ 茶匙小苏打

少量海盐

½ 茶匙肉桂粉

1 杯无糖原味杏仁奶，如有需要可添加更多

¼ 杯全麦低筋面粉

¾ 杯斯佩尔特小麦粉

2 汤匙碎坚果（核桃或杏仁）

用于奇亚浆果酱

2 杯新鲜蓝莓，洗净

2 杯覆盆子，洗净

1 杯水

2 汤匙奇亚籽

1 杯水

1 茶匙香草精

1 茶匙柠檬汁

少许盐

2 汤匙赤藓糖醇或 3 包甜叶菊

从制作煎饼开始。在大号搅拌碗中加入亚麻粉和水，静置一两分钟。然后加入特级初榨橄榄油、发酵粉、小苏打、盐和肉桂，搅拌均匀。加入杏仁奶，再搅拌至完全混合。然后加入全麦面粉、斯佩耳特小麦粉和坚果，搅拌至刚好混匀。不要过度搅拌。如果面糊看起来太浓，可加入 2 至 3 汤匙杏仁奶稀释。在预热锅面时，让面糊发酵 10 分钟。

在锅炉上用中火预热大号煎锅，或者中火预热电热炉（大约 160℃）。用几滴油稍稍润滑煎锅，或者最好喷洒少量食用油。将大约 ⅓ 杯的面糊倒在锅中，等正中部分出现微小的气泡，面糊边缘变干时，翻转煎饼，煎另一面。

然后制作奇亚浆果酱。在中号炖锅中加入除赤藓糖醇或甜叶菊之外的所有食材。中火煮沸，然后文火慢炖 15 分钟。关火，加入赤藓糖醇或甜叶菊。将果酱盛入玻璃容器或罐子里。趁热享用煎饼。

煎饼可以冷冻保存长达两周，用烤面包机或 160℃烤箱重新加热后即可食用。

11. 黑豆生菜汉堡加墨西哥辣椒酱

　　一项最新研究调查了世界各地的 5 组不同群体并得出结论：豆科植物可能是最重要的长寿食物（豆类是豆科植物中最健康的食物）。研究人员发现，豆科植物的摄入量每增加 20 克，死亡风险就会降低 8%。这可能是第一次有医生劝你为了健康而吃汉堡。

供 2 或 3 人食用

　　1 汤匙特级初榨橄榄油

　　半个黄洋葱，切细丁

　　2 瓣大蒜，碾碎切丁

　　各 ¼ 茶匙盐和胡椒

　　400 克黑豆，洗净沥干

　　¾ 杯熟糙米（可用熟藜麦替代，获得耐咀嚼口感）

　　1 杯生甜菜，切丝

　　2½ 茶匙孜然粉

　　1 茶匙烟熏辣椒粉

　　½ 杯核桃，切碎

　　1 棵西生菜、绿叶菜或奶油生菜

　　墨西哥烟熏辣椒酱

　　中火加热大号煎锅，喷些不粘锅的食用油或加一点特级初榨橄榄油。加入洋葱和大蒜，煸炒 10 分钟，直至变软烧出香味。加少许盐和胡椒调味。然后加入黑豆，用叉子或马铃薯捣碎器大致捣碎，保留一些质感。关火，盛至碗中。加入糙米、甜菜、香料和核桃，搅拌均匀。可加入更多的辣椒粉或孜然粉调味。在制作馅饼之前先冷却 15 分钟。

接下来，将烤箱预热至 190℃，用特级初榨橄榄油或喷雾食用油润滑烤盘。用冷却好的食材制作汉堡，可以用手将大约 2 汤匙的馅料捏成饼状，或者在广口瓶盖里衬上保鲜膜来压出一致的形状。确保饼不要太厚，否则会需要更长时间烘烤，但也不要太薄，否则口感会非常干燥。共烘烤 30 至 45 分钟，中间轻轻翻一次面。

要包成汉堡，从基部切下每片生菜叶并小心地剥离，以保持完整。每个汉堡使用 2 至 3 片生菜叶。淋上墨西哥烟熏辣椒酱，并添加你喜爱的其他配料，比如鳄梨和洋葱。尽可能用生菜紧紧地裹住汉堡。切成两半食用。

12. 墨西哥烟熏辣椒酱

1 杯水

½ 杯生杏仁

1 个墨西哥辣椒加阿斗波酱

2 汤匙新鲜柠檬汁

3 汤匙营养酵母

2 瓣大蒜

将所有食材放入大功率搅拌机中。慢慢搅拌 1 分钟。然后大功率搅拌 1 至 2 分钟，直至呈柔滑奶油状。储存在冰箱里。酱汁分离属正常现象，食用前请先搅拌。

13. 健脑巧克力曲奇

我们将杏仁和黑巧克力作为食谱基底，以促进大脑健康。看完整本书后，你应该奖励自己一块曲奇！

供 24 人食用

1¼ 杯杏仁粉（由生杏仁研磨而来）

1 汤匙亚麻粉

¼ 杯无乳无糖黑巧克力（条状或片状），切碎

½ 杯无糖脱水椰子，切碎

½ 茶匙无铝发酵粉

¼ 茶匙海盐

¾ 杯去核枣

¼ 杯鹰嘴豆罐头汤（低钠低盐）

2 汤匙红花油

2 汤匙苹果酱

½ 茶匙香草精

在大号搅拌碗中混匀杏仁粉、亚麻粉、黑巧克力屑、椰子、发酵粉和盐。

将枣放在热水中，完全浸没 15 分钟，再沥干并放入料理机中打成枣泥。在另一个碗中放入鹰嘴豆罐头汤，使用手持式搅拌器剧烈搅

拌直到蓬松。在罐头汤中加入油、枣泥、苹果酱和香草精，再搅拌均匀。然后加入混好的干燥食材，搅拌直至混匀。现在碗中应该有块结实的半糊状面团。覆盖保鲜膜，放入冰箱冷藏至少 30 分钟或过夜。将烤箱预热至 190℃。舀出 1 至 2 汤匙面团或者用小号瓜勺挖成球形。将面团压成圆饼，放进铺好羊皮纸的烤盘中，每两块饼干之间间隔 2 厘米。烘烤 13 至 15 分钟或至边缘呈金黄色。注意不要过度烘烤或烧焦饼干。从烤箱中取出，冷却 5 至 10 分钟。用刮刀将曲奇移至盘中，在室温下冷却。

14. 花椰菜牛排

让我们先说清楚：花椰菜牛排并不是真正的牛排，而只是充满牛排风味的花椰菜。再搭配上甘薯泥和双孢蘑菇酱汁（见后续食谱），这款健康、美味的菜肴既能令动脉畅通无阻，又能激活大脑细胞。

供 2 人食用

1 棵花椰菜

2 汤匙特级初榨橄榄油，分装

3 瓣大蒜，切末

各 ½ 茶匙盐和胡椒

1 枝新鲜百里香，去梗切碎

3 片鼠尾草叶，切碎

1 茶匙新鲜迷迭香，切碎

新鲜黑胡椒粉

　　将烤箱预热至200℃。从花椰菜茎的根部摘下菜叶，保持花球的完整。把花球侧放在菜板上，用一把大刀将其切成4片，每片略厚于1厘米。将羊皮纸放在烤盘上，抹上1茶匙橄榄油。把花椰菜薄片和散碎的花球一起放在烤盘上。

　　在另一个碗中把剩下的橄榄油、蒜末、盐、胡椒和所有草药混合在一起。把这种混合物轻刷在花椰菜薄片的两面，确保油和草药能够覆盖所有缝隙。而后在烤箱中烘烤20分钟。翻动花椰菜薄片后再烘烤10分钟，直至呈熟透的金黄色。烤好花椰菜后，将其从烤箱内取出并盛至餐盘中。再撒上大量的新鲜黑胡椒粉调味。配上捣碎的甘薯泥和双孢蘑菇酱汁食用。

15. 甘薯泥

　　甘薯虽然被称为"甘"薯，但其血糖指数非常低，并不会令食用者的血糖水平激增。甘薯是健康碳水化合物的主要来源，当与特级初榨橄榄油中的单不饱和脂肪搭配食用时，就成了完美的健脑菜肴。

供2或3人食用

　　450克或2个甘薯，去皮切丁

　　⅓ 杯无糖杏仁奶

　　¼ 茶匙海盐

　　1汤匙特级初榨橄榄油

　　新鲜黑胡椒粉，调味用

　　新鲜百里香枝条

在中号蒸锅中装入约 5 厘米高的水，并放上一个蒸笼。把甘薯块放入蒸笼中，把水烧开。盖上锅盖，降至中火，蒸约 15 分钟，直至松软。也可以选择将甘薯直接放入 3 厘米高的水中，盖上锅盖，煮约 10 至 15 分钟，偶尔搅拌以防煳锅。如果甘薯不够松软，就加入更多的水。甘薯煮好后，关火，倒掉水，再把甘薯放回锅中。加入杏仁奶、油、百里香、盐和胡椒，用马铃薯捣碎机捣碎甘薯。甘薯捣成糊状后即可食用。

16. 双孢蘑菇酱汁

几千年来，蘑菇已经成为人类饮食的一部分。双孢蘑菇是蛋白质、抗氧化剂、硒、铜和钾的重要来源，且富含维生素 B_{12}（大脑最重要的营养素之一）。

大约 2½ 杯

¼ 杯全麦面粉

2 杯蔬菜汤，分装

1 汤匙特级初榨橄榄油

半个黄洋葱，切成小块

225 克或 2½ 杯双孢蘑菇，切成薄片后剁碎

2 瓣大蒜，剁碎

1 茶匙干百里香

1 茶匙干鼠尾草

¼ 茶匙盐

新鲜黑胡椒粉

¼ 杯干白葡萄酒（最好是夏敦埃酒）

1 汤匙营养酵母

将面粉倒在中号碗中，加入 1 杯蔬菜汤搅拌，直到面粉完全溶解。再加入剩下的 1 杯蔬菜汤混匀。搁置一边备用。

中火预热平底炖锅。加入橄榄油和洋葱，翻炒约 5 分钟，直到洋葱变软、呈半透明状。然后加入蘑菇、大蒜、草药、盐和胡椒粉，翻炒约 5 至 7 分钟。再加入葡萄酒，大火煮沸 3 分钟。葡萄酒收汁后，加入蔬菜汤面糊和营养酵母。搅拌 1 分钟，防止结块。小火煮 10 至 15 分钟，注意搅拌。加入盐和胡椒粉调味，加入更多营养酵母可获得极佳风味。

17. 健脑恺撒沙拉 / 烤鹰嘴豆面包块 / 坚果帕尔玛干酪

我们喜欢恺撒沙拉的咸味，但是沙拉中的鸡肉、满是饱和脂肪的调料、缺乏营养的白面包块和令人动脉堵塞的奶酪都是维持大脑健康的禁区。好在现在我们有办法啦！这款有利于神经健康的食谱可为你提供绿叶蔬菜、豆类、坚果、种子和多不饱和脂肪，并且沙拉风味丝毫不受损。

供 6 至 8 人食用

用于坚果帕尔玛干酪

⅓ 汤匙生腰果

2 汤匙芝麻

1 茶匙营养酵母

½ 茶匙大蒜粉

精细海盐适量

用于烤鹰嘴豆面包块

400 克鹰嘴豆，洗净沥干

1 汤匙特级初榨橄榄油

½ 茶匙精细海盐

½ 茶匙大蒜粉

⅛ 至 ¼ 茶匙辣椒粉（可选）

用于恺撒调料（约 ¾ 至 1 杯）

½ 杯生腰果，浸泡过夜

¼ 杯水

2 汤匙特级初榨橄榄油

1 汤匙柠檬汁，按口味适量增加

1 汤匙第戎芥末

1 茶匙大蒜粉

1 或 2 瓣大蒜

½ 汤匙辣酱油（使用无麸质产品）

2 茶匙啤酒

各 ½ 茶匙海盐和胡椒粉，或按口味准备

用于生菜

    2 棵长叶莴苣，切成小片，约 10 杯

    1 小把拉齐纳多羽衣甘蓝

    首先，腰果需浸泡至少 4 小时，最好浸泡过夜。如果急用可将其置于开水中，用盖子或盘子盖住容器，至少浸泡 30 至 60 分钟。同时准备制作鹰嘴豆面包块。

    烤箱预热至 200℃。鹰嘴豆洗净、沥水并放入碗中，用厨房纸巾吸干。加入油、盐、大蒜粉和辣椒粉，搅拌均匀。将鹰嘴豆放在铺好羊皮纸的烤盘上，烘烤 20 分钟。然后在烤盘上轻轻滚动鹰嘴豆，再烘烤 10 分钟，直至略呈金黄色。从烤箱中取出鹰嘴豆，放置一旁备用。

    准备制作恺撒调料。将腰果和除盐以外的所有调味料放入高速搅拌机中，大力搅拌至顺滑。如果调料太稠，可加入一汤匙水稀释。加入盐和柠檬调味。

    准备制作坚果帕尔玛干酪。在微型料理机中将生腰果搅碎，再加入其余食材，搅拌好。加入盐调味。

    将长叶莴苣洗净，放入沙拉脱水器中干燥，再盛入大号沙拉碗中。然后将羽衣甘蓝洗净、去皮，切成细条（这是非常重要的一步，因为羽衣甘蓝如果切得不够细就会非常难嚼），也放入沙拉碗中。

    准备沙拉装盘。把调味料倒在生菜上，混匀。覆盖上鹰嘴豆面包块和坚果帕尔玛干酪，再加上少许黑胡椒。立即食用。

18. 健脑佛陀碗佐柠檬芝麻酱调料

佛陀碗是一款基本不含加工处理食物的菜肴，富含营养的同时又能果腹。佛陀碗有很多种做法，在这份食谱中我们设计了一种专门滋养大脑的做法。读者也可根据喜好加入其他蔬菜或谷物。

供 2 或 3 人食用

4 根大胡萝卜，去皮后根据大小切片（直径 2 厘米）或纵向切条（长 5 厘米）

1½ 汤匙红花油，分成三份

各 ½ 茶匙海盐和胡椒粉

1 茶匙新鲜或干燥百里香叶

1 大棵花椰菜，茎和花球分开

400 克白腰豆

¾ 茶匙大蒜粉

各 ¼ 茶匙盐和胡椒

¼ 茶匙姜黄

½ 茶匙辣椒粉

1 把唐莴苣，摘去粗茎，菜叶切成 2 厘米宽的长细条

2 汤匙水

1 汤匙柠檬汁

用于藜麦

1 杯白藜麦，洗净沥干

1¾ 杯水

少许海盐

用于柠檬芝麻酱调料

¼ 茶匙芝麻

半个柠檬，榨汁

1 茶匙赤藓糖醇

少许盐

2 至 4 汤匙热水用于稀释

用于配料

¼ 杯南瓜子

烤箱预热至 200℃。取可以平铺所有胡萝卜的大号烤盘，涂油润滑。把胡萝卜放在一个大碗里，加入半汤匙红花油、盐、胡椒和百里香后搅拌，均匀铺在准备好的烤盘上。用铝箔覆盖，放入烤箱烘烤 30 分钟。把花椰菜放入盛过胡萝卜的碗中，加入半汤匙油、盐和胡椒后搅拌。30 分钟后，揭开烤盘上的铝箔，把温度降至 190℃，把胡萝卜堆到烤盘的一边，在另一边放入花椰菜。无须盖铝箔，在烤箱中再烘烤 10 至 15 分钟，直到蔬菜烤熟变软。

在烤胡萝卜时可烹制藜麦。用中火或大火加热平底炖锅。锅热后，加入洗净的藜麦翻炒 2 分钟。然后再加入水和少许盐。在中高温下稍微煮沸。盖上锅盖，用小火慢炖 20 分钟，或直至收汁且藜麦松软。然后打开盖子，用叉子把藜麦弄松。关火，搁置一旁备用。

中火加热大号煎锅，加入白腰豆，用调味料和香料拌匀。翻炒 5
分钟后，再加入剩下的半汤匙红花油和唐莴苣。大火翻炒 1 分钟，加
水，盖上锅盖蒸。2 分钟后，摘掉锅盖，加入少许盐和新鲜胡椒粉调
味。关火。淋上柠檬汁，搅拌。搁置一旁备用。

将芝麻、柠檬汁、赤藓糖醇和盐放入沙拉碗中搅拌均匀。加入热
水，稀释成可倾倒的酱汁。搁置一旁备用。

准备将沙拉装盘。选择一个大口碗。将藜麦、胡萝卜、花椰菜、
豆子和唐莴苣分装到碗中。淋上一大杯芝麻酱调料。配上南瓜子即
可食用。

19. 双孢蘑菇牛排佐阿根廷香辣酱

双孢蘑菇是蛋白质、维生素 B 和矿物质的重要来源，并以其绝佳
的口感和香浓的鲜味而闻名。佐餐的香辣酱则富含绿色蔬菜和单不饱
和脂肪，是维持认知健康的顶级食品。

供 4 人食用

用于双孢蘑菇牛排

2 汤匙特级初榨橄榄油

¼ 杯香醋

¼ 茶匙烟熏辣椒粉

½ 茶匙黑胡椒

4 瓣大蒜，切末

4 个双孢蘑菇，洗净、去茎

用于香辣酱

　　1 个熟鳄梨

　　2 杯新鲜平叶欧芹，洗净、干燥、切碎

　　4 瓣大蒜，去皮

　　2 汤匙新鲜牛至叶

　　2 汤匙特级初榨橄榄油

　　3 汤匙柠檬汁，或者将 1 个大柠檬榨汁

　　½ 茶匙海盐

　　½ 茶匙黑胡椒以及少量新鲜胡椒粉

　　¼ 茶匙红胡椒粉（可选）

　　在沙拉碗中加入橄榄油、香醋、辣椒粉、胡椒粉和蒜末，搅拌均匀。可根据口味加入调味料（先不要加盐，这会使蘑菇浸湿）。将蘑菇头朝下放在深口碟中，然后把腌料倒在上面。用糕点刷涂抹腌料，确保腌料完全覆盖蘑菇。腌制 10 分钟，中途将蘑菇翻一次面。

　　在腌制蘑菇时，准备制作香辣酱。把鳄梨切成小块，放在沙拉碗中，用叉子大致捣碎，确保一部分碎片仍然完好无损。在料理机中放入欧芹、大蒜、牛至、橄榄油、柠檬汁、海盐、胡椒粉和红辣椒粉，搅拌直至完全切碎。另一种做法是，将欧芹、大蒜和牛至剁碎，放入碗中与其他配料混合。而后将混合物加入鳄梨中并混合。在室温下静置。

　　现在准备制作双孢蘑菇牛排。中高温加热大号煎锅。将蘑菇的两面各煎烤约 3 分钟，或直到香味溢出、呈棕褐色。在这一过程中，继续用剩余的腌料涂抹在蘑菇上。蘑菇烤好后，头朝下放置在盘中，然

后倒上香辣酱。也可选择将蘑菇切成 4 至 5 片，摆放在盘中，中间放上香辣酱。立即食用。尝试搭配甘薯泥，或用香辣酱佐餐花椰菜牛排。

20. 正念芝士通心粉

有时你只是想来份芝士通心粉放松一下。但是传统的芝士通心粉并不太健康，所以我们就想到了利用有关大脑健康的知识来改造这道广受欢迎的菜。你可以在 30 分钟内用基本的食品储备来制作这款美味的菜肴。我们选用腰果做酱汁，不用添加奶油、黄油或牛奶就可以创造梦幻般的绵密口感。德国泡菜则添加了成熟干酪的辛辣味道，而白腰豆则提供了健康的植物蛋白。

这道菜本身就很好吃，但也可以添加蒸花椰菜、烤球芽甘蓝或蒸青豆等配菜来提升健脑效果。在混合通心粉和酱汁时，我们喜欢把 2 杯新鲜菠菜直接加入锅中。

供 3 或 4 人食用

1½ 杯生腰果，浸泡 4 小时或过夜

450 克由糙米、藜麦或斯佩尔特小麦制成的意大利面（如弯肘通心粉、短通心粉、贝壳面）

3½ 杯蔬菜汤，分装

2 汤匙特级初榨橄榄油，分装

1 个小洋葱，切丁

4 瓣大蒜，切末

½ 茶匙盐

½ 茶匙姜黄

黑胡椒粉少许

1 杯罐装白腰豆

1 杯罐装德国泡菜，沥干

2 汤匙营养酵母（可选）

1 汤匙新鲜柠檬汁

首先，腰果需浸泡至少 4 小时，最好浸泡过夜。如果急用可将其置于开水中，用盖子或盘子盖住容器，至少浸泡 30 至 60 分钟。然后，在大号煮锅里烧开水，加入盐。按照包装说明将意大利面煮好并沥干。在煮意大利面时，开始准备酱汁。

将浸泡过的腰果和 2 杯蔬菜汤放入料理机或高速搅拌机中，混合 2 至 3 分钟，直到顺滑，用抹刀偶尔刮下料理机侧面，确保所有食材都已混合好。搁置一边备用。

同时，中火预热大号深底锅或 6 升煮锅（我们将要在这个锅里混合酱汁和意大利面）。加入半汤匙油，翻炒洋葱、大蒜、少许盐，直到洋葱变软。现在再加入姜黄、盐、黑胡椒、白腰豆和德国泡菜，翻炒 1 分钟。炒熟后，关火，用大勺或抹刀小心地将混合物盛入搅拌机中。将酱汁捣烂至柔滑。确保口感不粗糙。

将酱汁倒回锅中，中低火加热，定时搅拌。这时酱汁会变稠一些。加入柠檬汁、胡椒粉和营养酵母调味。把煮熟的意大利面加入酱汁中，混合在一起。立即食用。

21. 蓝莓卡姆沙拉

卡姆小麦是一种高能量、高营养的古代谷物，可有效促进血管健康。这种小麦很容易消化，是沙拉和其他食物的重要原料。这款沙拉的特殊之处在于蓝莓和卡姆小麦都具有很高的抗炎性。

供 2 或 3 人食用

用于沙拉

½ 杯卡姆小麦

2 杯水

140 克混合沙拉蔬菜

½ 杯蓝莓

½ 杯无盐烤榛子

用于调料

1 汤匙特级初榨橄榄油

2 棵葱，切末

⅓ 杯香醋

2 茶匙赤藓糖醇

⅓ 杯蓝莓

少许盐和胡椒

在细网过滤器中用冷水洗净卡姆小麦。将小麦放入小号炖锅中，加水，大火煮沸。然后调至小火，煮 45 分钟，直到变软易嚼。煮好小麦后倒掉多余的水。同时，中火预热小号平底煎锅以准备调料。锅热后，加入橄榄油和葱，翻炒约5分钟，至变软略焦。关火，放入冰箱冷却。在料理机或搅拌机中加入香醋、赤藓糖醇、蓝莓、盐和胡椒。搅拌直至成泥状，需要时可刮下侧边检查是否已搅拌好。按口味添加调料。

装盘时，在稍微冷却的卡姆小麦、蓝莓和榛子边缘配上混合蔬菜。搭配调料食用。

22. 蓝莓酥

享用这款美味的甜点时完全不必产生罪恶感。我们都知道蓝莓具有抗氧化特性，而馅饼皮则是由富含ω-3脂肪酸的坚果制成的。这些强大的食材结合在一起，不仅能做出美味的甜点，还能为健康的大脑提供最好的药物。

供6至8人食用

5杯新鲜蓝莓或混合浆果（覆盆子、蓝莓、黑莓、草莓；如用草莓需剁碎）

1杯燕麦片

½杯杏仁粉

½杯核桃，碾碎成粉状

½杯枣，在热水中浸泡后搅拌成果泥

½杯赤藓糖醇

½杯美洲山核桃，粗略剁碎

¼ 茶匙海盐

1 茶匙肉桂粉

½ 杯无盐杏仁奶油

　　将烤箱预热至180℃。将洗好的浆果放入23×33厘米（或类似大小）的深烤盘中。取一只碗，加入所有的配料。搅拌混合，并用手掰开结块。将浆果平铺在烤盘里。烘烤45至50分钟（不覆盖铝箔），或直至内层起泡、顶层呈深棕色。食用前至少搁置30分钟。这款甜点新鲜食用风味最佳，亦可冷冻存放长达两周。可在180℃加热后食用。

23. 健康蓝莓松饼

　　每天只吃一块蓝莓松饼，你就能摄入每日所需的纤维、ω-3脂肪酸和抗氧化物质。

供12人食用

1 杯无糖杏仁奶

1 汤匙亚麻籽

1 汤匙苹果醋

2 杯全麦糕点粉

1 杯麦麸

2 茶匙发酵粉

¼ 茶匙小苏打

¼ 茶匙盐

½ 杯枣，在热水中浸泡并搅拌成果泥

2 汤匙赤藓糖醇或 2 包甜叶菊

¾ 杯无糖苹果酱

1 茶匙纯香草精

1 杯新鲜或冷冻的蓝莓

烤箱预热至 180℃。摆上 12 杯带硅胶衬垫的杯型烤盘。

在大号量杯中，用叉子将杏仁奶、亚麻籽和醋混合好。搅拌大约
1 分钟，直到液体起泡凝结。搁置一旁备用。

将面粉、麸皮、发酵粉、小苏打和盐混合过筛至中号沙拉碗中。
在面粉中心扒出一个凹塘，倒入杏仁奶混合物。再加入枣泥、赤藓糖
醇、苹果酱和香草，搅拌均匀。将干配料加入湿配料中，直到刚好混
匀（但不要过度搅拌）。再加入浆果。

将混合好的食材倒入松饼杯中，倒满大约 3/4 杯，烘烤 25 分钟，
或者直到将刀插入松饼中心并拔出后仍能保持干净为止。静置大约 20
分钟，让松饼完全冷却，然后小心地在每个烤盘边缘用刀划上一圈，
将松饼从中取出。

24. 巧克力奇亚布丁

由于奇亚籽的营养价值和药用品质十分出众，南美洲的一些地区
甚至将其当作货币使用。玛雅勇士们都知道奇亚籽是一种神奇的能量
来源。事实上，在玛雅语中，奇亚（chia）意味着"力量"。奇亚籽含

有丰富的 ω-3 脂肪酸，从而为大脑提供了健康脂肪以及铜、锌元素，而后者正是大脑中的酶正常运作所需的两种矿物质。那巧克力呢？巧克力的认知益处有太多太多，所以我们将其列入了 21 大健脑食品中。

供 2 或 3 人食用

1½ 杯无糖杏仁奶

⅓ 杯奇亚籽

¼ 杯无糖可可粉或可可

½ 茶匙肉桂粉或香草精

¼ 茶匙海盐

4 只枣子（浸泡在热水中搅拌成泥）或 2 至 3 汤匙赤藓糖醇

将甜味剂以外的所有食材加入沙拉碗中，大力搅拌。然后按口味加入甜味剂。也可以将这些食材混合均匀。倒入玻璃碗中，盖盖。在冰箱中放置一夜或至少 3 至 5 小时。剩余的食物可在冰箱里保存 2 至 3 天，但布丁还是在新鲜时风味最佳。冷藏后，配以树莓食用。

25. 番茄浓汤

没有什么比喝一碗暖和的奶油番茄浓汤更舒服的了。这款食谱中的乳脂来自腰果，且富含强化大脑的不饱和脂肪、维生素 E（一种强力抗氧化剂）以及锌、铜元素（大脑中许多酶反应所需的矿物质）。其他食材则进一步提升了这道汤的能量：洋葱、胡萝卜、番茄和百里香……它们是铁、铜、镁、镍、维生素 A、维生素 C 的重要来源。

供 4 人食用

½ 杯腰果，浸泡至少 4 小时或过夜

1 汤匙特级初榨橄榄油

1 个洋葱，切碎

1 棵芹菜梗，切碎

1 个胡萝卜，切碎

4 瓣大蒜，切碎或捣碎

⅛ 茶匙海盐

5 杯低钠蔬菜汤

410 克火烤番茄

400 克番茄丁

2 或 3 枝百里香

1 片月桂叶

半个柠檬榨汁，约 2 茶匙

欧芹切碎用于配菜

在准备做菜之前，至少将腰果浸泡 4 小时，如果赶时间的话，可将开水浇在腰果上，并盖上盖子浸泡 30 至 60 分钟。腰果的浸泡时间越长，就越光滑。

中火预热汤锅。加入橄榄油后加热 1 分钟。加入洋葱、芹菜、胡萝卜、大蒜和海盐，煮 15 分钟，同时搅拌以防烟锅。加入蔬菜汤，煮 10 分钟，直到锅内开始沸腾。加入番茄、百里香和月桂叶。大火加热直至沸腾，而后小火慢炖 40 分钟。

取出月桂叶和百里香枝条。分批将汤倒入盛有浸泡好的腰果的搅拌器中（如使用常规搅拌器请小批量操作，使用搅拌机时可用毛巾盖住盖子，防止热汤溢出），并在高功率的状态下搅拌 2 至 3 分钟，使其顺滑。把汤倒回到锅里再加热。加入柠檬汁，按口味加入盐和胡椒粉。舀入汤碗中。以欧芹作配菜。

26. 烤金丝南瓜佐意粉酱 / 坚果帕尔玛干酪

这款流行的健康菜品用金丝南瓜代替了意大利面，用坚果帕尔玛干酪代替了奶酪，从而达到了溶解血栓和抗炎症的作用，你的家人一定都会喜欢它的。

供 2 或 3 人食用

1 个金丝南瓜

1 茶匙特级初榨橄榄油

海盐和胡椒粉，新鲜研磨

自选意粉酱

用于配菜

欧芹

南瓜子

坚果帕尔玛干酪

烤箱预热至 190℃。如果金丝南瓜太大，可以切掉茎部。这样更容易切片，也更容易操作。你可以在砧板或旧茶巾上操作。将金丝南瓜平底朝下放置，用厨师刀从中纵向切开。用金属的冰激凌勺或茶匙舀出种子和瓤。将少量橄榄油（每半个南瓜用 ½ 茶匙油）刷在南瓜上，撒上海盐和新鲜磨碎的黑胡椒。放置在铺有羊皮纸的烤盘上，切面朝下。烘烤约 35 至 45 分钟。外层的黄色瓜皮颜色会变深。从烤箱中取出南瓜，翻面。用叉子试试果肉是否容易成缕刮下。若已烤好，冷却约 5 至 10 分钟，然后用叉子刮下南瓜，这样就可以形成意大利面般的缕条。配上意粉酱立即食用。用欧芹、南瓜子和坚果帕尔玛干酪作配菜。

27. 烤胡桃南瓜和球茎甘蓝沙拉

胡桃南瓜是一种让人感到满足的甜菜，它富含纤维、矿物质、维生素 A、维生素 C。在这份食谱中，我们将其与特级初榨橄榄油和鳄梨相结合，这二者能为大脑提供最健康的两种脂肪。

供 6 至 8 人食用

用于烤胡桃南瓜和球茎甘蓝

1 个大的胡桃南瓜（约 1 至 1.5 千克），去皮去籽切块（1 厘米方块，8 至 9 杯）

2 汤匙特级初榨橄榄油，分装

各 1 茶匙海盐和胡椒，分成两份

2 杯球茎甘蓝，洗净切半

用于沙拉

1 杯生藜麦

1 个大鳄梨，去核切碎

2 汤匙特级初榨橄榄油，分装

1 汤匙柠檬汁，可按口味加入更多

各 1 茶匙海盐和新鲜磨碎的黑胡椒，分装

5 杯混合沙拉蔬菜或小菠菜

½ 杯核桃，切碎

¾ 杯石榴籽

烤箱预热至 200℃，并放置两个大号烤盘，铺上羊皮纸。将切好的南瓜放入碗中，加入 1 汤匙橄榄油、盐和胡椒粉各 1 茶匙。摇晃直到南瓜沾满调料，然后将其倒入其中一个烤盘中。在球茎甘蓝中加入橄榄油、盐和胡椒，再倒入另一个烤盘中。烘烤蔬菜约 45 至 50 分钟，直到底层刚刚开始变焦。

准备藜麦。在细筛中洗净藜麦，并倒入中号煮锅中。加入 1¾ 杯水，开中高火将水慢慢烧开。调至中火，盖上密合锅盖，煮 13 至 16 分钟，直到水被吸干、藜麦蓬松变软。藜麦煮好后关火。在食用前，用叉子抖松藜麦，并按口味加入盐和胡椒。食用前冷却约 10 分钟。

在碗中将鳄梨切块并轻轻碾碎。另拿一只小碗，加入橄榄油、柠檬汁、剩余的半茶匙盐和胡椒，搅拌均匀，放置一旁备用。

在大碗中加入绿色蔬菜，准备沙拉摆盘。加入剩余的橄榄油和柠檬汁调料，摇晃使之均匀覆盖。再加入鳄梨混合。在绿色蔬菜中加上一勺藜麦，放上烤胡桃南瓜和球茎甘蓝，配上核桃和石榴，再加入柠檬汁和黑胡椒调味。趁热食用。

28. 西葫芦意面加红扁豆酱

受意大利传统番茄肉酱面的启发，这款植物性菜肴特意用了红扁豆，具有高蛋白质和极好的纤维来源（已知可以降低脑血管疾病的风险）。

供 2 或 3 人食用

½ 汤匙特级初榨橄榄油

半个洋葱，切碎

3 至 4 瓣大蒜，切末

2 至 3 个胡萝卜，切末

⅛ 茶匙海盐，按口味调整

425 克番茄沙司

1 汤匙番茄酱

红胡椒片

1 茶匙干牛至

1 茶匙干罗勒

½ 杯水

¾ 杯红扁豆，洗净沥干

2 个西葫芦，洗净去掉末端

3 至 5 片罗勒叶，切成薄条

坚果帕尔玛干酪

中火加热大号的深底煮锅。加入橄榄油、洋葱、大蒜，煸炒 5 分钟，直到洋葱变软、呈半透明状。然后加入胡萝卜丁和盐。煮5分钟。加入番茄酱、番茄沙司、红辣椒片、罗勒、牛至、水和红扁豆。稍微开大火，把食材慢慢煮开，再降至小火继续煮20分钟，直到扁豆变软。每3至5分钟搅拌一次，防止煳锅。如果锅内太稠，可再加一点水。

扁豆煮熟后，可根据需要添加调味料，加入盐和红辣椒片加重口味，或者加入草药来平衡风味。

煮调味汁时，用刨丝器或削皮器将西葫芦旋成面条状，目标就是制作西葫芦细丝。用夹子将西葫芦丝夹到意大利面碗中，再盛入红扁豆酱。配上罗勒丝和坚果帕尔玛干酪。立即食用。西葫芦意面非常易碎，久置容易散碎。

29. 烤蔬菜千层面

谁说烤千层面对健康无益？这款美味、不含麸质的烤千层面是以植物为基础的艺术品。配上白色的贝夏梅尔调味酱、绿色的香蒜酱和红色的番茄酱，这不禁让人想起意大利国旗以及意大利最著名的风味，而且剔除了意大利面和奶酪、酱汁中的饱和脂肪。我们烘烤蔬菜以体现其全面的味道和丰富的营养，减少天然水分，并实现经典千层面的口感。大家可以随意使用不同的蔬菜，例如南瓜、胡萝卜、洋葱或甜椒。

供9人食用

用于豆腐乳清干酪馅料

340克老豆腐，沥干压干

1 个大柠檬榨汁

½ 茶匙盐

4 汤匙营养酵母

¾ 杯罗勒叶

用于香蒜酱

2 杯罗勒叶

1 杯生核桃

¼ 杯营养酵母

2 至 3 瓣大蒜

¼ 杯特级初榨橄榄油

1 茶匙盐

用于腰果贝夏梅尔调味酱

1½ 杯生姜，浸泡过夜

¼ 杯营养酵母

2 瓣大蒜

½ 茶匙盐

用于坚果帕尔玛干酪

½ 杯澳大利亚坚果或腰果

3 汤匙营养酵母

⅛ 茶匙盐

¼ 茶匙大蒜粉

2 个大甘薯（尽量选用有机食材），剥皮切成薄片（约 3 毫米，可弯曲但不要太薄）

2 个大西葫芦，切成薄片

2 个茄子，切成薄片

2 个大双孢蘑菇，切成薄片

特级初榨橄榄油，按口味添加

盐和胡椒，按口味添加

番茄酱，买罐装的或自制

在你准备制作这款蔬菜千层面的前一天，把用于制作贝夏梅尔调味酱的腰果放在盛好水的容器中，盖好盖子，在冰箱里浸泡过夜。

制作豆腐乳清干酪馅料时，将豆腐、柠檬汁、盐、营养酵母、罗勒加入料理机或搅拌机中，搅拌混合，适时刮下侧壁检查。我们需要达到半混合的状态，令其中部分罗勒叶保持完好。根据需要加入调味料。

制作香蒜酱时，将罗勒、核桃、营养酵母、大蒜、橄榄油和盐加入料理机中，搅拌到半混合状态，令核桃和罗勒叶保持完好。按口味加入调味料。我们喜欢大蒜的强烈味道，但你也可以选择自己最喜欢的口味。如有需要可加入 2 至 3 汤匙水稀释。

制作贝夏梅尔调味酱时，将浸泡好的腰果沥干，放置一旁。将腰果与营养酵母、大蒜和盐一起加入搅拌器或料理机中，同时加入 ¼ 杯浸泡液。搅拌成泥，再加入 1 汤匙浸泡液，直到调味酱变得像奶油冻一样顺滑（不太稀，厚实且可摊开）。

制作坚果帕尔玛干酪时，将坚果、营养酵母、盐和大蒜粉加入料理机中，搅拌成细粉。

将烤箱预热至 200℃。

在切片蔬菜上均匀涂抹上橄榄油、盐和胡椒，在烤盘上铺好单层蔬菜（可能需要 4 个烤盘）。烘烤蔬菜，直到熟透并刚刚变焦（需 10 至 15 分钟）。将烤盘从烤箱中取出，将温度降低至 160℃。

烤蔬菜千层面摆盘时，将蔬菜、番茄酱和香蒜酱分别分为 4 份，再将豆腐乳清干酪馅料分成 3 份。

在直径 25 厘米的盘子中铺上一层番茄酱，然后将 ¼ 的蔬菜单层铺在番茄酱上，稍稍重叠。再铺上 ⅓ 的豆腐乳清干酪，用抹刀涂抹均匀，再撒上 ¼ 的香蒜酱。重复这一步骤，用番茄酱、蔬菜、豆腐乳清干酪和香蒜酱铺好 4 层。留下 ¼ 的香蒜酱用于最后配菜，千层面顶层应该是蔬菜。将贝夏梅尔调味酱涂抹在顶层，盖上锡箔，烘烤 30 分钟。30 分钟后，取下锡箔，再烘烤 5 分钟直至变焦。

食用前将千层面稍微冷却。配上剩余的香蒜酱食用。

你可以根据需要调整调味料，添加营养酵母以获得干酪味，或添加柠檬汁提味。

这款烤蔬菜千层面可以冷冻保存 3 周。

30. 地中海健脑碗加烤甘薯鹰嘴豆 / 姜黄灌藜麦 / 柠檬芝麻花草酱

这款食谱听起来很别致，但制作起来很简单。这是我们在度过漫长一天之后的首选菜，全家人都想吃一顿快手健脑餐。

供 2 或 3 人食用

1 个大甘薯或 2 个小甘薯，剥皮，切成边长 2 厘米的方块

1 汤匙特级初榨橄榄油，分装

1 罐鹰嘴豆，洗净沥干

1 茶匙姜黄

1 茶匙香菜

1 茶匙孜然

½ 茶匙烟熏辣椒粉

½ 茶匙大蒜粉

½ 茶匙辣椒（可选）

1 杯生藜麦，洗净沥干

1¾ 杯水

¼ 茶匙姜黄粉

⅛ 茶匙盐

3 杯羽衣甘蓝，切成薄片，用 1 茶匙柠檬汁和一小撮盐调味

4 至 6 汤匙柠檬芝麻花草酱，分装

2 汤匙葵花籽

莳萝叶，用于配菜

将烤箱预热至 190℃。摆上一个铺有羊皮纸的大烤盘。

把甘薯块放在烤盘的一边，撒上 ½ 汤匙橄榄油，揉搓至均匀覆盖。

将洗净沥干的鹰嘴豆放入碗中，淋上 ½ 汤匙橄榄油，撒上烟熏辣椒粉、姜黄、香菜、孜然、大蒜粉和辣椒。轻揉混匀。倒入烤盘的另一边，单层铺开。

把甘薯和鹰嘴豆放入预热好的烤箱。烘烤 15 分钟，从烤箱中拿出，轻轻地翻动甘薯、滚动鹰嘴豆。再放进烤箱中烘烤 10 分钟。直

到鹰嘴豆呈金黄色，甘薯略微变焦、变软。

在烘烤甘薯和鹰嘴豆时，准备烹制藜麦。在细筛中用水彻底冲洗藜麦。中高温加热平底炖锅。锅热后，放入洗净的藜麦，轻轻翻炒约3分钟，频繁搅拌；这样能除去多余的水分，使藜麦有种坚果的味道。然后在锅中加入水、姜黄粉和盐，中高温下煮至沸腾。降至中火，盖上锅盖煮18至22分钟，直到水分蒸干，藜麦变软、蓬松。藜麦煮熟，关火，用叉子把藜麦弄松。

在大号的浅口碗中放入腌制好的羽衣甘蓝。撒上2或3汤匙柠檬芝麻花草酱。加入1茶匙藜麦和大量甘薯，再在上面撒上鹰嘴豆。再加上2或3汤匙柠檬芝麻花草酱。配上葵花籽和莳萝叶。

31. 柠檬芝麻花草酱

制作 ¾ 杯

¼ 杯芝麻

1 瓣大蒜，切末

半个柠檬，榨汁

¼ 杯杏仁奶

2 汤匙切碎的莳萝

⅛ 茶匙盐，或按口味调整

混合好所有的食材即可食用。这款调味酱可在冰箱里存放3天。

32. 甜豌豆汤

这款汤是最让人感到舒服的食物。天然的甜豌豆和奶油口感的腰果如此令人满意。我们喜欢搭配 100% 全麦面包食用。

供 4 人食用

½ 杯生腰果，浸泡至少 4 小时（或过夜）

1 汤匙特级初榨橄榄油

1 个洋葱，切碎

1 棵芹菜梗，切碎

1 个胡萝卜，切碎

4 瓣大蒜，切碎或捣碎

⅛ 茶匙海盐

5 杯低盐蔬菜汤

2 杯去荚豌豆，新鲜或冷冻

2 至 3 枝百里香

1 片月桂叶

半个柠檬榨汁，约 2 茶匙

欧芹或香葱用于配菜，切碎

在做菜之前先浸泡腰果，如果急用可将其置于开水中，用盖子或盘子盖住容器，至少浸泡 30 至 60 分钟。腰果浸泡的时间越长，搅拌后就越顺滑。

低中火加热汤锅。加入橄榄油，加热 1 分钟。加入洋葱、芹菜、胡萝卜、大蒜和海盐，煮 15 分钟，频繁搅拌，以免煳锅。加入蔬菜汤、豌豆、百里香和月桂叶。升温将汤煮沸，然后再关至小火加热 30 至 35 分钟。

去掉月桂叶和百里香枝条。将汤分批倒入搅拌机中，加入浸泡好的腰果，大功率混合 2 至 3 分钟（直至顺滑）。使用搅拌机时可用毛巾盖住盖子，防止热汤溢出。将汤倒回锅中加热。加入柠檬汁，尝汤，并根据需要加入盐和胡椒粉。盛入汤碗中，用欧芹或香葱做配菜。

33. 姜黄奶

姜黄奶也被称为黄金牛奶，这是一款有利于大脑健康且营养丰富的饮料。它富含姜黄、肉桂和生姜，这些食材都能修复大脑并使它焕发活力，赤藓糖醇则能添加一丝甜味。

供 1 人食用

1 杯无糖杏仁奶

½ 茶匙姜黄粉

1 茶匙肉桂

¼ 茶匙生姜粉

1 茶匙赤藓糖醇

用小平底锅或微波炉加热杏仁奶。加入姜黄、肉桂、生姜粉和赤藓糖醇，搅拌均匀。可冷却后或趁热食用。

致　谢

　　感谢我们的祖父们，他们对公共健康和教育事业的贡献塑造了我们作为医生和公民的认知。这两位杰出的人物都曾面临诸多战役，但那都比不上他们临终时面对的生命博弈。祖父们与痴呆症的勇敢斗争使我们二人走到一起，并最终致力于预防神经学和社区服务。在遇到每位患者时，在探索这种毁灭性疾病的缘由的每次尝试中，我们都能感受到这两位伟人曾经做出的努力。他们激励着我们写下这本书。希望这本书能对更多祖父母和父母的生活有益。

　　感谢我们的诸位导师，他们将科学研究和临床实践的艺术传授给了我们；感谢罗马琳达和圣贝纳迪诺社区，尤其是我们的患者，他们令我们得以追求对预防医学的热情，令这段经历更像一段愉快的探索之旅。

　　特别感谢道格拉斯·艾布拉姆斯，作为经纪人和朋友，他对我们进行了指导。他在每次谈话中的情感和智慧不仅帮助我们把这本书写得生动有趣，也令我们自身在这一过程中变得更加优秀。

　　感谢 HarperOne 出版社天才团队的鼎力支持，其中我们尤其要感谢吉迪恩·韦伊和西德尼·罗杰斯。特别感谢富有创造力的 TriVision

团队用他们无与伦比的才华将我们的信息传递了出来。

还要感谢霍华德·兰金，他听取我们的想法并帮助我们塑造本书的框架；感谢我们的主编艾米·施莱恩，她在听取我们的诉求、见证我们的经历并帮助我们讲述故事的过程中所展现的才能首屈一指。

最后要感谢我们的母亲们，在这段经历中她们为我们提供了爱和支持；感谢我们的孩子亚历克斯和索菲，他们在诸多夜间写作、白板会议和热情讨论中坚持了下来，同时给出了自己的反馈。

资料来源

简　介　阿尔茨海默病的流行性

1　*In 2016, Alzheimer's disease was the sixth-leading cause of death in the United States*: Alzheimer's Association. (2017). 2017 Alzheimer's disease facts and figures. *Alzheimer's & Dementia, 13*(4), 325–373.

2　*In 2015 alone, caregivers provided an estimated eighteen billion hours of unpaid care*: Wol, J.L., Spillman, B.C., Freedman, V.A., and Kasper, J.D. A national profile of family and unpaid caregivers who assist older adults with health care activities. (2016). *JAMA Internal Medicine, 176*(3), 372–379.

第一部分　阿尔茨海默病的真相

1　*In November of 1901, a young German physician*: Cipriani, G., Dolciotti, C., Picchi, L., and Bonuccelli, U. (2011). Alzheimer and his disease: A brief history. *Neurological Sciences, 32*(2), 275–279.

第 1 章　谬见与误解

1　*A gene responsible for production of the protein apolipoprotein E*: Liu, C.C., Kanekiyo, T., Xu, H., and Bu, G. (2013). Apolipoprotein E and Alzheimer's disease: Risk, mechanisms and therapy. *Nature Reviews Neurology, 9*(2), 106–118.

2　*If you were to look at the brains of people with Alzheimer's*: Heneka, M.T., Carson, M.J., El Khoury, J., Landreth, G.E., Brosseron, F., Feinstein, D.L., Jacobs, A.H., Wyss-Coray, T., Vitorica, J., Ransohoff, R.M., and Herrup, K. (2015). Neuroinflammation in Alzheimer's disease. *The Lancet Neurology, 14*(4), 388–405; Ferreira, S.T., Clarke, J.R.,

Bomfim, T.R., and De Felice, F.G. (2014). Inflammation, defective insulin signaling, and neuronal dysfunction in Alzheimer's disease. *Alzheimer's & Dementia, 10*(1), S76– S83.

3 *Because the brain works harder than any other organ in the body*: Raichle, M.E., and Gusnard, D.A. (2002). Appraising the brain's energy budget. *Proceedings of the National Academy of Sciences, 99*(16), 10237–10239.

4 *Though the brain has special cells and molecules*: Good, P.F., Werner, P., Hsu, A., Olanow, C.W., and Perl, D.P. (1996). Evidence of neuronal oxidative damage in Alzheimer's disease. *The American Journal of Pathology, 149*(1), 21–28; Scheff, S.W., Ansari, M.A., and Mufson, E.J. (2016). Oxidative stress and hippocampal synaptic protein levels in elderly cognitively intact individuals with Alzheimer's disease pathology. *Neurobiology of Aging, 42,* 1–12; Wang, X., Wang, W., Li, L., Perry, G., Lee, H.G., and Zhu, X. (2014). Oxidative stress and mitochondrial dysfunction in Alzheimer's disease. *Biochimica et Biophysica Acta (BBA)-Molecular Basis of Disease, 1842*(8), 1240–1247.

5 *One dangerous consequence of glucose dysregulation*: Talbot, K., Wang, H.Y., Kazi, H., Han, L.Y., Bakshi, K.P., Stucky, A., Fuino, R.L., Kawaguchi, K.R., Samoyedny, A.J., Wilson, R.S., and Arvanitakis, Z. (2012). Demonstrated brain insulin resistance in Alzheimer's disease patients is associated with IGF-1 resistance, IRS-1 dysregulation, and cognitive decline. *The Journal of Clinical Investigation, 122*(4), 1316–1338; Willette, A.A., Bendlin, B.B., Starks, E.J., Birdsill, A.C., Johnson, S.C., Christian, B.T., Okonkwo, O.C., La Rue, A., Hermann, B.P., Koscik, R.L., and Jonaitis, E.M. (2015). Association of insulin resistance with cerebral glucose uptake in late middle–aged adults at risk for Alzheimer's disease. *JAMA Neurology, 72*(9), 1013–1020; Mosconi, L. (2005). Brain glucose metabolism in the early and specific diagnosis of Alzheimer's disease. *European Journal of Nuclear Medicine and Molecular Imaging, 32*(4), 486–510.

6 *Studies have shown that individuals with diabetes*: Barbagallo, M., and Dominguez, L.J. (2014). Type 2 diabetes mellitus and Alzheimer's disease. *World Journal of Diabetes, 5*(6), 889–893.

7 *Lipid dysregulation is the fourth biological process*: Sato, N., and Morishita, R. (2015). The roles of lipid and glucose metabolism in modulation of β-amyloid, tau, and neurodegeneration in the pathogenesis of Alzheimer's disease. *Frontiers in Aging Neuroscience, 7,* 199.

8 *APOE4, the most researched gene connected to Alzheimer's*: Huang, Y., and Mahley, R.W. (2014). Apolipoprotein E: structure and function in lipid metabolism, neurobiology, and Alzheimer's diseases. *Neurobiology of Disease, 72,* 3–12; Cutler, R.G., Kelly, J., Storie, K., Pedersen, W.A., Tammara, A., Hatanpaa, K., Troncoso, J.C. and Mattson, M.P. (2004). Involvement of oxidative stress-induced abnormalities in ceramide and cholesterol metabolism in brain aging and Alzheimer's disease. *Proceedings of the National Academy of Sciences, 101*(7), 2070–2075.

9 *To date, more than twenty different genes have been implicated in Alzheimer's*: Karch, C.M., and Goate, A.M. (2015). Alzheimer's disease risk genes and mechanisms of disease pathogenesis. *Biological Psychiatry, 77*(1), 43–51.

10 *APOE4, the most-researched Alzheimer's gene, is responsible*: Michaelson, D.M. (2014). APOE ɛ 4: The most prevalent yet understudied risk factor for Alzheimer's disease. *Alzheimer's & Dementia, 10*(6), 861–868.

11 *For the other 10 percent, those with genes like presenilin 1, presenilin 2*: Bertram, L., Lill, C.M., and Tanzi, R.E. (2010). The genetics of Alzheimer's disease: back to the future. *Neuron, 68*(2), 270–281; Robinson, M., Lee, B.Y., and Hane, F.T. (2017). Recent progress in Alzheimer's disease research, Part 2: Genetics and epidemiology. *Journal of Alzheimer's Disease 57*(2), 317–330.

12 *Consider individuals with Down syndrome*: Head, E., Powell, D., Gold, B.T., and Schmitt, F.A. (2012). Alzheimer's disease in Down syndrome. *European Journal of Neurodegenerative Disease, 1*(3), 353–364; Thiel, R., and Fowkes, S.W. (2005). Can cognitive deterioration associated with Down syndrome be reduced? *Medical Hypotheses, 64*(3), 524–532; Zana, M., Janka, Z., and Kalman, J. (2007). Oxidative stress: A bridge between Down's syndrome and Alzheimer's disease. *Neurobiology of Aging, 28*(5), 648–676.

13 *Researchers at King's College London*: Steves, C.J., Mehta, M.M., Jackson, S.H., and Spector, T.D. (2016). Kicking back cognitive ageing: Leg power predicts cognitive ageing after ten years in older female twins. *Gerontology, 62*(2), 138–149. Page 24, *Two-thirds of people with Alzheimer's are women*: Mielke, M.M., Vemuri, P., and Rocca, W.A. (2014). Clinical epidemiology of Alzheimer's disease: assessing sex and gender differences. *Journal of Clinical Epidemiology, 6,* 37–48.

14 *This relatively new scientific concept is at the heart of epigenetics*: Chouliaras, L., Rutten, B.P., Kenis, G., Peerbooms, O., Visser, P.J., Verhey, F., van Os, J., Steinbusch, H.W., and van den Hove, D.L. (2010). Epigenetic regulation in the pathophysiology of Alzheimer's disease. *Progress in Neurobiology, 90*(4), 498–510.

15 *Research has shown that our genome actually changes over time*: Nicolia, V., Lucarelli, M., and Fuso, A. (2015). Environment, epigenetics and neurodegeneration: Focus on nutrition in Alzheimer's disease. *Experimental Gerontology, 68,* 8–12; Maloney, B., Sambamurti, K., Zawia, N., and Lahiri, D.K. (2012). Applying epigenetics to Alzheimer's disease via the Latent Early–ife Associated Regulation (LEARn) Model. *Current Alzheimer Research, 9*(5), 589–599; Migliore, L., and Coppede, F. (2009). Genetics, environmental factors and the emerging role of epigenetics in neurodegenerative diseases. *Mutation Research/Fundamental and Molecular Mechanisms of Mutagenesis, 667*(1), 82–97.

16 *The Honolulu-Asian Aging Study found that Japanese people*: White, L., Petrovitch, H., Ross, G.W., Masaki, K.H., Abbott, R.D., Teng, E.L., Rodriguez, B.L., Blanchette, P.L., Havlik, R.J., Wergowske, G., and Chiu, D. (1996). Prevalence of dementia in older

Japanese-American men in Hawaii: The Honolulu-Asia aging study. *JAMA, 276*(12), 955–960.

17 *Other studies have shown that in the United States, children of immigrants*: Grant, W.B. (2014). Trends in diet and Alzheimer's disease during the nutrition transition in Japan and developing countries. *Journal of Alzheimer's Disease, 38*(3), 611–620.

18 *When Jeanne Calment turned ninety*: Robine, J.M., and Allard, M. (1999). Jeanne Calment: Validation of the duration of her life. In B. Jeune and J.W. Vaupel (Eds.), *Validation of Exceptional Longevity* (*Vol. 6*, pp. 145–172). Odense, Denmark: Odense University Press.

19 *Alzheimer's Disease International estimates that China*: Chan, K.Y., Wang, W., Wu, J.J., Liu, L., Theodoratou, E., Car, J., Middleton, L., Russ, T.C., Deary, I.J., Campbell, H., and Rudan, I. (2013). Epidemiology of Alzheimer's disease and other forms of dementia in China, 1990–010: A systematic review and analysis. *The Lancet, 381*(9882), 2016–2023.

20 *India is experiencing a similar increase in Alzheimer's cases*: Mathuranath, P.S., George, A., Ranjith, N., Justus, S., Kumar, M.S., Menon, R., Sarma, P.S., and Verghese, J. (2012). Incidence of Alzheimer's disease in India: A 10 years follow-up study. *Neurology India, 60*(6), 625–630.

21 *In early childhood, physical and emotional trauma*: Lupien, S.J., McEwen, B.S., Gunnar, M.R., and Heim, C. (2009). Effects of stress throughout the life span on the brain, behaviour and cognition. *Nature Reviews Neuroscience, 10*(6), 434–445; Tyrka, A.R., Price, L.H., Kao, H.T., Porton, B., Marsella, S.A., and Carpenter, L.L. (2010). Childhood maltreatment and telomere shortening: Preliminary support for an effect of early stress on cellular aging. *Biological Psychiatry, 67*(6), 531–534.

22 *Atherosclerosis (hardening of the arteries that supply oxygen to the body)*: Beauloye, V., Zech, F., Mong, H.T.T. Clapuyt, P., Maes, M., and Brichard, S.M. (2007). Determinants of early atherosclerosis in obese children and adolescents. *The Journal of Clinical Endocrinology & Metabolism, 92*(8), 3025–3032.

23 *A 2013 study in* Radiology *found that repetitive "heading" in soccer*: Lipton, M.L., Kim, N., Zimmerman, M.E., Kim, M., Stewart, W.F., Branch, C.A., and Lipton, R.B. (2013). Soccer heading is associated with white matter microstructural and cognitive abnormalities. *Radiology, 268*(3), 850–857.

24 *In our twenties and thirties, we continue to accumulate*: Barnes, D.E., Kaup, A., Kirby, K.A., Byers, A.L., Diaz-Arrastia, R., and Yaffe, K. (2014). Traumatic brain injury and risk of dementia in older veterans. *Neurology, 83*(4), 312–319; Gardner, R.C., and Yaffe, K. (2014). Traumatic brain injury may increase risk of young onset dementia. *Annals of Neurology, 75*(3), 339; LoBue, C., Denney, D., Hynan, L.S., Rossetti, H.C., Lacritz, L.H., Hart Jr., J., Womack, K.B., Woon, F.L., and Cullum, C.M. (2016). Self-reported traumatic brain injury and mild cognitive impairment: Increased risk and earlier age of diagnosis. *Journal of Alzheimer's Disease, 51*(3), 727–736.

25 *By the time we reach our sixties and seventies*: Bateman, R.J., Xiong, C., Benzinger, T.L., Fagan, A.M., Goate, A., Fox, N.C., Marcus, D.S., Cairns, N.J., Xie, X., Blazey, T.M., and Holtzman, D.M. (2012). Clinical and biomarker changes in dominantly inherited Alzheimer's disease. *New England Journal of Medicine, 367*(9), 795–804.

26 *A recent study published in* Alzheimer's Research & Therapy: Cummings, J.L., Morstorf, T., and Zhong, K. (2014). Alzheimer's disease drug-development pipeline: few candidates, frequent failures. *Alzheimer's Research & Therapy, 6*(4), 37.

27 *Modern medical research is fundamentally misguided*: Tanzi, R.E., and Bertram, L. (2005). Twenty years of the Alzheimer's disease amyloid hypothesis: A genetic perspective. *Cell, 120*(4), 545–555; Drachman, D.A. (2014). The amyloid hypothesis, time to move on: Amyloid is the downstream result, not cause, of Alzheimer's disease. *Alzheimer's & Dementia, 10*(3), 372–380; de la Torre, J.C. (2012). A turning point for Alzheimer's disease? *Biofactors, 38*(2), 78–83.

28 *Alzheimer's drugs are developed and tested on animal models*: Laurijssens, B., Aujard, F., and Rahman, A. (2013). Animal models of Alzheimer's disease and drug development. *Drug Discovery Today: Technologies, 10*(3), e319–e327.

29 *In recent years, Alzheimer's models have progressed to some extent*: Zhang, S., Lv, Z., Zhang, S., Liu, L., Li, Q., Gong, W., Sha, H., and Wu, H. (2017). Characterization of human induced pluripotent stem cell (iPSC) line from a 72-year-old male patient with later onset Alzheimer's disease. *Stem Cell Research, 19,* 34–36; Zhang, W., Jiao, B., Zhou, M., Zhou, T., and Shen, L. (2016). Modeling Alzheimer's disease with induced pluripotent stem cells: Current challenges and future concerns. *Stem Cells International.* doi:10.1155/2016:7828049.

30 *And this is in spite of many researchers who now acknowledge that lifestyle*: de la Torre, J.C. (2010). Alzheimer's disease is incurable but preventable. *Journal of Alzheimer's Disease, 20*(3), 861–870.

31 *Thanks to Dean Ornish's incredible Lifestyle Heart Trial in 1990*: Ornish, D., Brown, S.E., Billings, J.H., Scherwitz, L.W., Armstrong, W.T., Ports, T.A., McLanahan, S.M., Kirkeeide, R.L., Gould, K.L., and Brand, R.J. (1990). Can lifestyle changes reverse coronary heart disease?: The Lifestyle Heart Trial. *The Lancet, 336*(8708), 129–133; Ornish, D., Scherwitz, L.W., Billings, J.H., Gould, K.L., Merritt, T.A., Sparler, S., Armstrong, W.T., Ports, T.A., Kirkeeide, R.L., Hogeboom, C., and Brand, R.J. (1998). Intensive lifestyle changes for reversal of coronary heart disease. *JAMA, 280*(23), 2001–2007.

32 *A landmark study published in the* New England Journal of Medicine: Diabetes Prevention Program Research Group. (2002). Reduction in the incidence of type 2 diabetes with lifestyle intervention or metformin. *New England Journal of Medicine, 2002*(346), 393–403.

33 *A follow-up study conducted four years later*: Ratner, R.E., and Diabetes Prevention Program Research Group, D. (2006). An update on the diabetes prevention program.

Endocrine Practice, 12(Suppl. 1), 20–24.

第 2 章　生活方式医学的力量

1　*A third of its roughly twenty-five thousand residents*: Butler, T.L., Fraser, G.E., Beeson, W.L., Knutsen, S.F., Herring, R.P., Chan, J., Sabate, J., Montgomery, S., Haddad, E., Preston-Martin, S., and Bennett, H. (2008). Cohort profile: The Adventist Health Study-2 (AHS-2). *International Journal of Epidemiology, 37*(2), 260–265.

2　*This unusually healthy lifestyle results*: Fraser, G.E., and Shavlik, D.J. (2001). Ten years of life: Is it a matter of choice? *Archives of Internal Medicine, 161*(13), 1645–1652.

3　*A 2007 study found that Adventists who ate a plant-based diet*: Tonstad, S., Butler, T., Yan, R., and Fraser, G.E. (2009). Type of vegetarian diet, body weight, and prevalence of type 2 diabetes. *Diabetes Care, 32*(5), 791–796.

4　*Another study of the Adventist population found that vegetarians*: Tantamango-Bartley, Y., Jaceldo-Siegl, K., Jing, F.A.N., and Fraser, G. (2012). Vegetarian diets and the incidence of cancer in a low-risk population. *Cancer Epidemiology, Biomarkers and Prevention, 22*(2), 286-294.

5　*In a 2003 study published in the* American Journal of Clinical Nutrition: Singh, P.N., Sabate, J., and Fraser, G.E. (2003). Does low meat consumption increase life expectancy in humans? *The American Journal of Clinical Nutrition, 78*(3), 526S–532S.

6　*A 1993 study titled "The Incidence of Dementia and Intake of Animal Products,"*: Giem, P., Beeson, W.L., and Fraser, G.E. (1993). The incidence of dementia and intake of animal products: Preliminary findings from the Adventist Health Study. *Neuroepidemiology, 12*(1), 28–36.

7　*Numerous other studies have found*: Fraser, G.E., Sabate, J., Beeson, W.L., and Strahan, T.M. (1992). A possible protective effect of nut consumption on risk of coronary heart disease: The Adventist Health Study. *Archives of Internal Medicine, 152*(7), 1416–1424; Fraser, G.E., Beeson, W.L., and Phillips, R.L. (1991). Diet and lung cancer in California Seventh-day Adventists. *American Journal of Epidemiology, 133*(7), 683–693; Mills, P.K., Beeson, W.L., Abbey, D.E., Fraser, G.E., and Phillips, R.L. (1988). Dietary habits and past medical history as related to fatal pancreas cancer risk among Adventists. *Cancer, 61*(12), 2578–2585.

8　*Loma Linda is also America's only "Blue Zone,"*: Buettner, D. (2012). *The Blue Zones: 9 Lessons for Living Longer from the People Who've Lived the Longest.* National Geographic Books.

9　*They'd found gender differences in elderly populations*: Barrett - Connor, E., and Kritz - Silverstein, D. (1999). Gender differences in cognitive function with age: the Rancho Bernardo study. *Journal of the American Geriatrics Society, 47*(2), 159–164; Edelstein, S. L., Kritz-Silverstein, D., and Barrett-Connor, E. (1998). Prospective association of smoking and alcohol use with cognitive function in an elderly cohort. *Journal of Women's Health, 7*(10), 1271–1281.

10 *The Nurse's Health Study and the Health Professional Follow-Up Study*: Joshipura, K.J., Ascherio, A., Manson, J.E., Stampfer, M.J., Rimm, E.B., Speizer, F.E., Hennekens, C.H., Spiegelman, D., and Willett, W.C. (1999). Fruit and vegetable intake in relation to risk of ischemic stroke. *JAMA, 282*(13), 1233–1239.

11 *A separate analysis of the Nurse's Health Study*: Fung, T.T., Rexrode, K.M., Mantzoros, C.S., Manson, J.E., Willett, W.C., and Hu, F.B. (2009). Mediterranean diet and incidence of and mortality from coronary heart disease and stroke in women. *Circulation, 119*(8), 1093–1100.

12 *The Cardiovascular Health Study revealed that obesity*: Fitzpatrick, A.L., Kuller, L.H., Lopez, O.L., Diehr, P., O'Meara, E.S., Longstreth, W.T., and Luchsinger, J.A. (2009). Midlife and late-life obesity and the risk of dementia: Cardiovascular health study. *Archives of Neurology, 66*(3), 336–342.

13 *Scientists at Columbia University*: Luchsinger, J.A., Tang, M.X., Shea, S., and Mayeux, R. (2004). Hyperinsulinemia and risk of Alzheimer disease. *Neurology, 63*(7), 1187–1192.

14 *As we stated earlier, partners of those who develop*: Alzheimer's Association. (2017). 2017 Alzheimer's disease facts and figures. *Alzheimer's & Dementia, 13*(4), 325–373; Norton, M.C., Smith, K.R., Ostbye, T., Tschanz, J.T., Corcoran, C., Schwartz, S., Piercy, K.W., Rabins, P.V., Steffens, D.C., Skoog, I., and Breitner, J. (2010). Greater risk of dementia when spouse has dementia? The Cache County study. *Journal of the American Geriatrics Society, 58*(5), 895–900.

15 *Together we did comprehensive reviews of nutrition*: Sherzai, A., Heim, L.T., Boothby, C., and Sherzai, A.D. (2012). Stroke, food groups, and dietary patterns: A systematic review. *Nutrition Reviews, 70*(8), 423–435; Sherzai, A.Z., Tagliati, M., Park, K., Pezeshkian, S., and Sherzai, D. (2016). Micronutrients and risk of Parkinson's disease: A systematic review. *Gerontology and Geriatric Medicine, 2,* doi:10.1177/2333721416644286.

16 *One study by researchers at Columbia University found*: Scarmeas, N., Stern, Y., Tang, M.X., Mayeux, R., and Luchsinger, J.A. (2006). Mediterranean diet and risk for Alzheimer's disease. *Annals of Neurology, 59*(6), 912–921.

17 *The same researchers looked at eating patterns and the risk*: Scarmeas, N., Stern, Y., Mayeux, R.,Manly, J.J., Schupf, N., and Luchsinger, J.A. (2009). Mediterranean diet and mild cognitive impairment. *Archives of Neurology, 66*(2), 216–225.

18 *Another study in our comprehensive review found a similar pattern for Parkinson's disease*: Alcalay, R.N., Gu, Y., Mejia - Santana, H., Cote, L., Marder, K.S., and Scarmeas, N. (2012). The association between Mediterranean diet adherence and Parkinson's disease. *Movement Disorders, 27*(6), 771–774.

19 *The Framingham Longitudinal Study, a famous longitudinal study*: Tan, Z.S., Beiser,

A.S., Au, R., Kelly-Hayes, M., Vasan, R.S., Auerbach, S., Murabito, J., Pikula, A., Wolf, P.A., and Seshadri, S.S. (2010). Physical activity and the risk of dementia: The Framingham Study. *Alzheimer's & Dementia, 6*(4), S68.

20 *Chronic stress was shown to decrease the level of brain-derived neurotrophic factor*: Rothman, S.M., and Mattson, M.P. 2010. Adverse stress, hippocampal networks, and Alzheimer's disease. *Neuromolecular Medicine, 12*(1), 56–70.

21 *Researchers at Washington University in St. Louis*: Kang, J.E., Lim, M.M., Bateman, R.J., Lee, J.J., Smyth, L.P., Cirrito, J.R., Fujiki, N., Nishino, S., and Holtzman, D.M. (2009). Amyloid-β dynamics are regulated by orexin and the sleep-wake cycle. *Science, 326*(5955), 1005–1007.

22 *Several studies from the mid-1990s found an inverse relationship*: Stern, Y., Gurland, B., Tatemichi, T.K., Tang, M.X., Wilder, D., and Mayeux, R. (1994). Influence of education and occupation on the incidence of Alzheimer's disease. *JAMA, 271*(13), 1004–1010; Stern, Y., Alexander, G.E., Prohovnik, I., and Mayeux, R. (1992). Inverse relationship between education and parietotemporal perfusion deficit in Alzheimer's disease. *Annals of Neurology, 32*(3), 371–375; Ott, A., Breteler, M.M., Van Harskamp, F., Claus, J.J., Van Der Cammen, T.J., Grobbee, D.E., and Hofman, A. (1995). Prevalence of Alzheimer's disease and vascular dementia: association with education. The Rotterdam study. *British Medical Journal, 310*(6985), 970–973.

23 *We also read a prominent study conducted at Rush University*: Morris, M.C., Tangney, C.C., Wang, Y., Sacks, F.M., Bennett, D.A., and Aggarwal, N.T. (2015). MIND diet associated with reduced incidence of Alzheimer's disease. *Alzheimer's & Dementia, 11*(9), 1007–1014.

24 *She analyzed the California Teachers Study*: Sherzai, A.Z., Ma, H., Horn-Ross, P., Canchola, A.J., Voutsinas, J., Willey, J.Z., Gu, Y., Scarmeas, N., Sherzai, D., Bernstein, L., and Elkind, M.S. (2015). Abstract MP85: Mediterranean Diet and Incidence of Stroke in the California Teachers Study. *Circulation, 131*(Suppl. 1), AMP85.

25 *When you address vascular risk factors like high blood pressure, high cholesterol*: Norton, S., Matthews, F.E., Barnes, D.E., Yaffe, K., and Brayne, C. (2014). Potential for primary prevention of Alzheimer's disease: An analysis of population-based data. *The Lancet Neurology, 13*(8), 788–794.

第 3 章 营 养

1 *In a new study published in 2017, researchers at Columbia University*: Gardener, H., Dong, C., Rundek, T., McLaughlin, C., Cheung, K., Elkind, M., Sacco, R., and Wright, C. (2017). Diet Clusters in Relation to Cognitive Performance and Decline in the Northern Manhattan Study (S15. 003). *Neurology, 88*(16), S15–003.

2 *Research over the years has shown*: Simons, M., Keller, P., Dichgans, J., and Schulz, J.B.

(2001). Cholesterol and Alzheimer's disease Is there a link? *Neurology, 57*(6), 1089–1093.

3 *The Chicago Health and Aging Project*: Morris, M.C., Evans, D.A., Bienias, J.L., Tangney, C.C., Bennett, D.A., Aggarwal, N., Schneider, J., and Wilson, R.S. (2003). Dietary fats and the risk of incident Alzheimer's disease. *Archives of Neurology, 60*(2), 194–200.

4 *Scientists looked at nearly 9,900 patients*: Solomon, A., Kivipelto, M., Wolozin, B., Zhou, J., and Whitmer, R.A. (2009). Midlife serum cholesterol and increased risk of Alzheimer's and vascular dementia three decades later. *Dementia and Geriatric Cognitive Disorders, 28*(1), 75–80.

5 *Researchers for the Women's Health Study at Harvard*: Okereke, O.I., Rosner, B.A., Kim, D.H., Kang, J.H., Cook, N.R., Manson, J.E., Buring, J.E., Willett, W.C., and Grodstein, F. (2012). Dietary fat types and 4-year cognitive change in community-dwelling older women. *Annals of Neurology, 72*(1), 124–134.

6 *In one such landmark study published in the* Journal of the American Medical Association *in 2016*: Song, M., Fung, T.T., Hu, F.B., Willett, W.C., Longo, V.D., Chan, A.T., and Giovannucci, E.L. (2016). Association of animal and plant protein intake with all-cause and cause-specific mortality. *JAMA Internal Medicine, 176*(10), 1453–1463.

7 *The Iowa Women's Health Study*: Kelemen, L.E., Kushi, L.H., Jacobs, D.R., and Cerhan, J.R. (2005). Associations of dietary protein with disease and mortality in a prospective study of postmenopausal women. *American Journal of Epidemiology, 161*(3), 239–249.

8 *Additionally, a 2003 study published in* Metabolism: Jenkins, D.J., Kendall, C.W., Marchie, A., Faulkner, D., Vidgen, E., Lapsley, K.G., Trautwein, E.A., Parker, T.L., Josse, R.G., Leiter, L.A., and Connelly, P.W. (2003). The effect of combining plant sterols, soy protein, viscous fibers, and almonds in treating hypercholesterolemia. *Metabolism, 52*(11), 1478–1483.

9 *But plant-based fats, like the mono- and polyunsaturated fats*: Bazinet, R.P., and Laye, S. (2014). Polyunsaturated fatty acids and their metabolites in brain function and disease. *Nature Reviews Neuroscience, 15*(12), 771–785.

10 *Omega-3 fatty acids (found in nuts, seeds, marine algae, and fish)*: Dyall, S.C. (2015). Long-chain omega-3 fatty acids and the brain: A review of the independent and shared effects of EPA, DPA and DHA. *Frontiers in Aging Neuroscience, 7*, 52.

11 *A 2014 study conducted by researchers at UCSF*: Pottala, J.V., Yaffe, K., Robinson, J.G., Espeland, M.A., Wallace, R., and Harris, W.S. (2014). Higher RBC EPA+ DHA corresponds with larger total brain and hippocampal volumes WHIMS-MRI Study. *Neurology, 82*(5), 435–442.

12 *The Framingham Longitudinal Study, the highly regarded longitudinal study*: Tan, Z.S., Harris, W.S., Beiser, A.S., Au, R., Himali, J.J., Debette, S., Pikula, A., DeCarli, C., Wolf, P.A., Vasan, R.S., and Robins, S.J. (2012). Red blood cell omega-3 fatty acid levels and markers of accelerated brain aging. *Neurology, 78*(9), 658–664.

13 *Another randomized controlled trial showed that omega-3s*: Witte, A.V., Kerti, L., Hermannstadter, H.M., Fiebach, J.B., Schreiber, S.J., Schuchardt, J.P., Hahn, A., and Floel, A. (2013). Long-chain omega-3 fatty acids improve brain function and structure in older adults. *Cerebral Cortex.* doi:10.1093/cercor/bht163.

14 *While it's true that fish are rich in omega-3s, farmed fish and large predatory fish*: Hong, M.Y., Lumibao, J., Mistry, P., Saleh, R., and Hoh, E. (2015). Fish oil contaminated with persistent organic pollutants reduces antioxidant capacity and induces oxidative stress without affecting its capacity to lower lipid concentrations and systemic inflammation in rats. *The Journal of Nutrition, 145*(5), 939–944; Shaw, S.D., Brenner, D., Berger, M.L., Carpenter, D.O., and Kannan, K. (2007). PCBs, PCDD/Fs, and organochlorine pesticides in farmed Atlantic salmon from Maine, Eastern Canada, and Norway, and wild salmon from Alaska. *Environmental Science & Technology, 41*(11), 4180; Wenstrom, K.D. (2014). The FDA's new advice on fish: It's complicated. *American Journal of Obstetrics and Gynecology, 211*(5), 475–478; Gribble, M.O., Karimi, R., Feingold, B.J., Nyland, J.F., O'Hara, T.M., Gladyshev, M.I., and Chen, C.Y. (2016). Mercury, selenium and fish oils in marine food webs and implications for human health. *Journal of the Marine Biological Association of the United Kingdom, 96*(01), 43–59.

15 *Historically, the Paleo diet was consumed*: Turner, B.L., and Thompson, A.L. (2013). Beyond the Paleolithic prescription: Incorporating diversity and flexibility in the study of human diet evolution. *Nutrition Reviews, 71*(8), 501–510; Milton, K. (2000). Back to basics: Why foods of wild primates have relevance for modern human health. *Nutrition, 16*(7), 480–483; Konner, M., and Eaton, S.B. (2010). Paleolithic nutrition twenty-five years later. *Nutrition in Clinical Practice, 25*(6), 594–602.

16 *Several years ago there emerged*: Newport, M.T., VanItallie, T.B., Kashiwaya, Y., King, M.T., and Veech, R.L. (2015). A new way to produce hyperketonemia: Use of ketone ester in a case of Alzheimer's disease. *Alzheimer's & Dementia, 11*(1), 99–103.

17 *Researchers are currently studying the effects of medium-chain fatty acids*: Willett, W.C. (2011). Ask the Doctor. I have started noticing more coconut oil at the grocery store and have heard it is better for you that a lot of other oils. Is that true? *Harvard Health Letter, 36*(7), 7.

18 *The popular misconception is that Eskimos live longer*: Dyerberg, J., Bang, H.O. and Hjorne, N. (1975). Fatty acid composition of the plasma lipids in Greenland Eskimos. *The American Journal of Clinical Nutrition, 28*(9), 958–966.

19 *In the groundbreaking paper published in the* Canadian Journal of Cardiology: Fodor, J.G., Helis, E., Yazdekhasti, N., and Vohnout, B. (2014). "Fishing" for the origins of the "Eskimos and heart disease" story: facts or wishful thinking? *Canadian Journal of Cardiology, 30*(8), 864–868.

20 *Plant-centered diets first captured the attention of the scientific community*: Keys, A., Menotti, A., Aravanis, C., Blackburn, H., Djordevič, B.S., Buzina, R., Dontas, A.S.,

Fidanza, F., Karvonen, M.J., Kimura, N., and Mohaček, I. (1984). The seven countries study: 2,289 deaths in 15 years. *Preventive Medicine, 13*(2), 141–154.

21 *In one study, Columbia University researchers examined*: Scarmeas, N., Luchsinger, J.A., Mayeux, R., and Stern, Y. (2007). Mediterranean diet and Alzheimer's disease mortality. *Neurology, 69*(11), 1084–1093; Gu, Y., Luchsinger, J.A., Stern, Y., and Scarmeas, N. (2010). Mediterranean diet, inflammatory and metabolic biomarkers, and risk of Alzheimer's disease. *Journal of Alzheimer's Disease, 22*(2), 483–492.

22 *When the DASH diet was evaluated in a clinical trial*: Wengreen, H., Munger, R.G., Cutler, A., Quach, A., Bowles, A., Corcoran, C., Tschanz, J.T., Norton, M.C., and Welsh-Bohmer, K.A. (2013). Prospective study of dietary approaches to stop hypertension — and Mediterranean-style dietary patterns and age-related cognitive change: The Cache County Study on Memory, Health and Aging. *The American Journal of Clinical Nutrition, 98*(5), 1263–1271.

23 *The MIND diet is a hybrid of the Mediterranean and DASH diets*: Morris, M.C., Tangney, C.C., Wang, Y., Sacks, F.M., Bennett, D.A., and Aggarwal, N.T. (2015). MIND diet associated with reduced incidence of Alzheimer's disease. *Alzheimer's & Dementia, 11*(9), 1007–1014; Morris, M.C., Tangney, C.C., Wang, Y., Sacks, F.M., Barnes, L.L., Bennett, D.A., and Aggarwal, N.T. (2015). MIND diet slows cognitive decline with aging. *Alzheimer's & Dementia, 11*(9), 1015–1022; Morris, M.C., Tangney, C.C., Wang, Y., Barnes, L.L., Bennett, D.A., and Aggarwal, N. (2014). MIND diet score more predictive than DASH or Mediterranean diet scores. *Alzheimer's & Dementia: The Journal of the Alzheimer's Association, 10*(4), P166.

24 *One study showed that when people switch from red meat to white meat*: Vergnaud, A.C., Norat, T., Romaguera, D., Mouw, T., May, A.M., Travier, N., Luan, J.A., Wareham, N., Slimani, N., Rinaldi, S., and Couto, E. (2010). Meat consumption and prospective weight change in participants of the EPICPANACEA study. *The American Journal of Clinical Nutrition, 92*(2), 398–407.

25 *Poultry, just like red meat, increases your risk for both vascular disease and dementia*: Maki, K.C., Van Elswyk, M.E., Alexander, D.D., Rains, T.M., Sohn, E.L., and McNeill, S. (2012). A meta-analysis of randomized controlled trials that compare the lipid effects of beef versus poultry and/or fish consumption. *Journal of Clinical Lipidology, 6*(4), 352–361.

26 *Beans are high in antioxidants, phytonutrients, plant protein*: Kokubo, Y., Iso, H., Ishihara, J., Okada, K., Inoue, M., and Tsugane, S. (2007). Association of dietary intake of soy, beans, and isoflavones with risk of cerebral and myocardial infarctions in Japanese populations. *Circulation, 116*(22), 2553–2562.

27 *Harvard longitudinal study conducted on 16,000 nurses*: Devore, E.E., Kang, J.H., Breteler, M., and Grodstein, F. (2012). Dietary intakes of berries and flavonoids in relation to cognitive decline. *Annals of Neurology, 72*(1), 135–143.

28 *Rich in lutein and zeaxanthin, carotenoid antioxidants*: Kang, J.H., Ascherio, A., and

Grodstein, F. (2005). Fruit and vegetable consumption and cognitive decline in aging women. *Annals of Neurology, 57*(5), 713–720.

29 *The caffeine in coffee is an adenosine receptor antagonist*: Arendash, G.W., and Cao, C. (2010). Caffeine and coffee as therapeutics against Alzheimer's disease. *Journal of Alzheimer's Disease, 20*(S1), 117–126; Liu, Q.P., Wu, Y.F., Cheng, H.Y., Xia, T., Ding, H., Wang, H., Wang, Z.M., and Xu, Y. (2016). Habitual coffee consumption and risk of cognitive decline/dementia: A systematic review and metaanalysis of prospective cohort studies. *Nutrition, 32*(6), 628–636; Sugiyama, K., Tomata, Y., Kaiho, Y., Honkura, K., Sugawara, Y., and Tsuji, I. (2016). Association between coffee consumption and incident risk of disabling dementia in elderly Japanese: The Ohsaki Cohort 2006 Study. *Journal of Alzheimer's Disease, 50*(2), 491–500.

30 *Excellent source of monounsaturated fatty acids*: Berr, C., Portet, F., Carriere, I., Akbaraly, T.N., Feart, C., Gourlet, V., Combe, N., Barberger-Gateau, P. and Ritchie, K. (2009). Olive oil and cognition: results from the three-city study. *Dementia and Geriatric Cognitive Disorders, 28*(4), 357–364.

31 *Nuts provide the highest source of healthy unsaturated fats*: Muthaiyah, B., Essa, M.M., Chauhan, V., and Chauhan, A. (2011). Protective effects of walnut extract against amyloid beta peptide-induced cell death and oxidative stress in PC12 cells. *Neurochemical research, 36*(11), 2096–2103; Poulose, S.M., Miller, M.G., and Shukitt-Hale, B. (2014). Role of walnuts in maintaining brain health with age. *The Journal of Nutrition, 144*(4), 561S–566S. Shytle, R.D., Tan, J., Bickford, P.C., Rezai-Zadeh, K., Hou, L., Zeng, J., Sanberg, P.R., Sanberg, C.D., Alberte, R.S., Fink, R.C., and Roschek, B. Jr. (2012). Optimized turmeric extract reduces β-amyloid and phosphorylated tau protein burden in Alzheimer's transgenic mice. *Current Alzheimer Research, 9*(4), 500–506; Ringman, J.M., Frautschy, S.A., Cole, G.M., Masterman, D.L., and Cummings, J.L. (2005). A potential role of the curry spice curcumin in Alzheimer's disease. *Current Alzheimer Research, 2*(2), 131–136; Shytle, R.D., Bickford, P.C., Rezai-zadeh, K., Hou, L., Zeng, J., Tan, J., Sanberg, P.R., Sanberg, C.D., Roschek, J., Fink, R.C., and Alberte, R.S. (2009). Optimized turmeric extracts have potent anti-amyloidogenic effects. *Current Alzheimer Research, 6*(6), 564–571.

32 *High-powered, plant-based omega-3s*: Eckert, G.P., Franke, C., Noldner, M., Rau, O., Wurglics, M., Schubert-Zsilavecz, M., and Muller, W.E. (2010). Plant derived omega-3-fatty acids protect mitochondrial function in the brain. *Pharmacological Research, 61*(3), 234–241; Bradbury, J. (2011). Docosahexaenoic acid (DHA): An ancient nutrient for the modern human brain. *Nutrients, 3*(5), 529–554; Valenzuela, R.W., Sanhueza, J., and Valenzuela, A. (2012). Docosahexaenoic acid (DHA), an important fatty acid in aging and the protection of neurodegenerative diseases. *Journal of Nutritional Therapeutics, 1*(1), 63–72; Witte, A.V., Kerti, L., Hermannstadter, H.M., Fiebach, J.B., Schreiber, S.J., Schuchardt, J.P., Hahn, A., and Floel, A. (2013). Long-chain omega-3 fatty acids improve brain function and structure in older adults. *Cerebral Cortex, 24*(11),

3059–3068.

33 *Green tea contains green tea catechin*: Tomata, Y., Sugiyama, K., Kaiho, Y., Honkura, K., Watanabe, T., Zhang, S., Sugawara, Y., and Tsuji, I., 2016. Green tea consumption and the risk of incident dementia in elderly Japanese: The Ohsaki Cohort 2006 Study. *The American Journal of Geriatric Psychiatry, 24*(10), 881–889.

34 *Packed with cholesterol-lowering fiber, complex carbohydrates, protein*: Flight, I., and Clifton, P. (2006). Cereal grains and legumes in the prevention of coronary heart disease and stroke: A review of the literature. *European Journal of Clinical Nutrition, 60*(10), 1145–1159; McKeown, N.M., Meigs, J.B., Liu, S., Wilson, P.W., and Jacques, P.F. (2002). Whole-grain intake is favorably associated with metabolic risk factors for type 2 diabetes and cardiovascular disease in the Framingham Offspring Study. *The American Journal of Clinical Nutrition, 76*(2), 390–398; Mellen, P.B., Walsh, T.F., and Herrington, D.M. (2008). Whole grain intake and cardiovascular disease: A meta-analysis. *Nutrition, Metabolism and Cardiovascular Diseases, 18*(4), 283–290; Ross, A.B., Bruce, S.J., Blondel-Lubrano, A., Oguey-Araymon, S., Beaumont, M., Bourgeois, A., Nielsen-Moennoz, C., Vigo, M., Fay, L.B., Kochhar, S., and Bibiloni, R. (2011). A whole-grain cereal-rich diet increases plasma betaine, and tends to decrease total and LDL-cholesterol compared with a refined-grain diet in healthy subjects. *British Journal of Nutrition, 105*(10), 1492–1502; Ye, E.Q., Chacko, S.A., Chou, E.L., Kugizaki, M., and Liu, S. (2012). Greater wholegrain intake is associated with lower risk of type 2 diabetes, cardiovascular disease, and weight gain. *The Journal of Nutrition, 142*(7), 1304–1313; Montonen, J., Knekt, P., Jarvinen, R., Aromaa, A., and Reunanen, A. (2003). Whole-grain and fiber intake and the incidence of type 2 diabetes. *The American Journal of Clinical Nutrition, 77*(3), 622–629.

35 *The American Heart Association has set the limits for daily added sugar*: Johnson, R.K., Appel, L.J., Brands, M., Howard, B.V., Lefevre, M., Lustig, R.H., Sacks, F., Steffen, L.M., and Wylie-Rosett, J. (2009). Dietary sugars intake and cardiovascular health. *Circulation, 120*(11), 1011–1020; Francis, H.M., and Stevenson, R.J. (2011). Higher reported saturated fat and refined sugar intake is associated with reduced hippocampal-dependent memory and sensitivity to interoceptive signals. *Behavioral Neuroscience, 125*(6), 943; Kanoski, S.E., and Davidson, T.L. (2011). Western diet consumption and cognitive impairment: Links to hippocampal dysfunction and obesity. *Physiology & Behavior, 103*(1), 59–68; Moreira, P.I. (2013). High-sugar diets, type 2 diabetes and Alzheimer's disease. *Current Opinion in Clinical Nutrition & Metabolic Care, 16*(4), 440–445.

36 *A 2017 report on The Framingham Longitudinal Study*: Pase, M.P., Himali, J.J., Jacques, P.F., DeCarli, C., Satizabal, C.L., Aparicio, H., Vasan, R.S., Beiser, A.S., and Seshadri, S. (2017). Sugary beverage intake and preclinical Alzheimer's disease in the community. *Alzheimer's & Dementia.* doi:10.1016/j.jalz.2017.01.024.

37 *Another study published in 2015*: Willette, A.A., Bendlin, B.B., Starks, E.J., Birdsill,

A.C., Johnson, S.C., Christian, B.T., Okonkwo, O.C., La Rue, A., Hermann, B.P., Koscik, R.L., and Jonaitis, E.M. (2015). Association of insulin resistance with cerebral glucose uptake in late middle–aged adults at risk for Alzheimer disease. *JAMA Neurology, 72*(9), 1013–1020.

38 *In our own analysis of a large national sample*: Sherzai, A., Yu, J., Talbot, K., Shaheen, M., and Sherzai, D. (2016). Abstract P167: Insulin Resistance and Cognitive Status Among Adults 50 Years and Older: Data from National Health and Nutrition Examination Survey (NHANES). *Circulation, 133*, AP167.

39 *A 2016 study published in the* Neurobiology of Aging: Ronan, L., Alexander-Bloch, A.F., Wagstyl, K., Farooqi, S., Brayne, C., Tyler, L.K., and Fletcher, P.C. (2016). Obesity associated with increased brain age from midlife. *Neurobiology of Aging, 47,* 63–70; Luchsinger, J.A., Tang, M.X., Shea, S., and Mayeux, R. (2002). Caloric intake and the risk of Alzheimer's disease. *Archives of Neurology, 59*(8), 1258–1263.

40 *Though proton pump inhibitors improve the gastric function*: Gomm, W., von Holt, K., Thome, F., Broich, K., Maier, W., Fink, A., Doblhammer, G., and Haenisch, B. (2016). Association of proton pump inhibitors with risk of dementia: a pharmacoepidemiological claims data analysis. *JAMA Neurology, 73*(4), 410–416.

41 *Statins, which lower LDL ("bad") cholesterol*: Daneschvar, H.L., Aronson, M.D., and Smetana, G.W. (2015). Do statins prevent Alzheimer's disease? A narrative review. *European Journal of Internal Medicine, 26*(9), 666–669; Rockwood, K., Kirkland, S., Hogan, D.B., MacKnight, C., Merry, H., Verreault, R., Wolfson, C., and McDowell, I. (2002). Use of lipid-lowering agents, indication bias, and the risk of dementia in community-dwelling elderly people. *Archives of Neurology, 59*(2), 223–227; Liang, T., Li, R., and Cheng, O. (2015). Statins for treating Alzheimer's disease: truly ineffective? *European Neurology, 73*(5-6), 360–366; Zissimopoulos, J.M., Barthold, D., Brinton, R.D., and Joyce, G. (2017). Sex and race differences in the association between statin use and the incidence of Alzheimer disease. *JAMA Neurology, 74*(2), 225–232.

42 *A new study from Iran looked at the effects of drinking fermented yogurt*: Akbari, E., Asemi, Z., Kakhaki, R.D., Bahmani, F., Kouchaki, E., Tamtaji, O.R., Hamidi, G.A., and Salami, M. (2016). Effect of probiotic supplementation on cognitive function and metabolic status in Alzheimer's disease: a randomized, double-blind and controlled trial. *Frontiers in Aging Neuroscience, 10*(8), 256.

43 *Given what we know now, our recommendation is again to focus on whole foods*: Cepeda, M.S., Katz, E.G., and Blacketer, C. (2016). Microbiome-gut-brain axis: Probiotics and their association with depression. *The Journal of Neuropsychiatry and Clinical Neurosciences, 29*(1), 39–44.

44 *Recent studies have found that androgen deprivation therapy*: Khosrow-Khavar, F., Rej, S., Yin, H., Aprikian, A., and Azoulay, L. (2016). Androgen deprivation therapy and the risk of dementia in patients with prostate cancer. *Journal of Clinical Oncology, 35*(2), 201–207.

45 *A 2016 study in* Neuroepidemiology *concluded*: Islam, M.M., Iqbal, U., Walther, B., Atique, S., Dubey, N.K., Nguyen, P.A., Poly, T.N., Masud, J.H.B., Li, Y.C. and Shabbir, S.A. (2016). Benzodiazepine Use and Risk of Dementia in the Elderly Population: A Systematic Review and Meta-Analysis. *Neuroepidemiology, 47*(3–4), 181–191.

第4章 锻 炼

1 *Anything that reduces blood flow*: Querido, J.S., and Sheel, A.W. (2007). Regulation of cerebral blood flow during exercise. *Sports Medicine, 37*(9), 765–782.

2 *Many studies have shown that regular aerobic activity*: Thompson, P.D., Buchner, D., Pina, I.L., Balady, G.J., Williams, M.A., Marcus, B.H., Berra, K., Blair, S.N., Costa, F., Franklin, B., and Fletcher, G.F. (2003). Exercise and physical activity in the prevention and treatment of atherosclerotic cardiovascular disease. *Arteriosclerosis, Thrombosis, and Vascular Biology, 23*(8), e42–e49; Palmefors, H., DuttaRoy, S., Rundqvist, B., and Borjesson, M. (2014). The effect of physical activity or exercise on key biomarkers in atherosclerosis—a systematic review. *Atherosclerosis, 235*(1), 150–161; Chomistek, A.K., Manson, J.E., Stefanick, M.L., Lu, B., Sands-Lincoln, M., Going, S.B., Garcia, L., Allison, M.A., Sims, S.T., LaMonte, M.J., and Johnson, K.C. (2013). Relationship of sedentary behavior and physical activity to incident cardiovascular disease: Results from the Women's Health Initiative. *Journal of the American College of Cardiology, 61*(23), 2346–2354.

3 *A 2010 meta-analysis of fifteen studies*: Sofi, F., Valecchi, D., Bacci, D., Abbate, R., Gensini, G.F., Casini, A., and Macchi, C. (2011). Physical activity and risk of cognitive decline: A meta-analysis of prospective studies. *Journal of Internal Medicine, 269*(1), 107–117.

4 *Researchers at the University of Lisbon*: Frederiksen, K.S., Verdelho, A., Madureira, S., Bazner, H., O'Brien, J.T., Fazekas, F., Scheltens, P., Schmidt, R., Wallin, A., Wahlund, L.O., and Erkinjunttii, T. (2015). Physical activity in the elderly is associated with improved executive function and processing speed: the LADIS Study. *International Journal of Geriatric Psychiatry, 30*(7), 744–750.

5 *The 2010 Framingham Longitudinal Study*: Tan, Z.S., Beiser, A.S., Au, R., Kelly-Hayes, M., Vasan, R.S., Auerbach, S., Murabito, J., Pikula, A., Wolf, P.A., and Seshadri, S.S. (2010). Physical activity and the risk of dementia: The Framingham Study. *Alzheimer's & Dementia, 6*(4), S68.

6 *In another study at Harvard of more than 18,000 women*: Weuve, J., Kang, J.H., Manson, J.E., Breteler, M.M., Ware, J.H. and Grodstein, F., 2004. Physical activity, including walking, and cognitive function in older women. *JAMA, 292*(12), 1454–1461.

7 *Researchers at the University of Pittsburgh found*: Erickson, K.I., Voss, M.W., Prakash, R.S., Basak, C., Szabo, A., Chaddock, L., Kim, J.S., Heo, S., Alves, H., White, S.M.,

and Wojcicki, T.R. (2011). Exercise training increases size of hippocampus and improves memory. *Proceedings of the National Academy of Sciences, 108*(7), 3017–3022.

8 *Scientists at Wake Forest University compared*: Baker, L.D. (2016). Exercise and memory decline. *Alzheimer's & Dementia, 12*(7), P220–P221.

9 *High blood pressure in midlife is clearly*: Gottesman, R.F., Schneider, A.L., Albert, M., Alonso, A., Bandeen-Roche, K., Coker, L., Coresh, J., Knopman, D., Power, M.C., Rawlings, A. and Sharrett, A.R. (2014). Midlife hypertension and 20-year cognitive change: the atherosclerosis risk in communities neurocognitive study. *JAMA Neurology, 71*(10), 1218–1227; Kivipelto, M., Helkala, E.L., Laakso, M.P., Hanninen, T., Hallikainen, M., Alhainen, K., Iivonen, S., Mannermaa, A., Tuomilehto, J., Nissinen, A., and Soininen, H. (2002). Apolipoprotein E ε 4 allele, elevated midlife total cholesterol level, and high midlife systolic blood pressure are independent risk factors for late-life Alzheimer disease. *Annals of Internal Medicine, 137*(3), 149–155.

10 *This study looked at lifetime recreational activity*: Torres, E.R., Merluzzi, A.P., Zetterberg, H., Blennow, K., Carlsson, C.M., Okonkwo, O.C., Asthana, S., Johnson, S.C., and Bendlin, B.B. (2016). Lifetime recreational physical activity is associated with CSF amyloid in cognitively asymptomatic adults. *Alzheimer's & Dementia, 12*(7), P591–P592.

11 *There is evidence, however, that aerobic exercise can enhance connectivity*: Rajab, A.S., Crane, D.E., Middleton, L.E., Robertson, A.D., Hampson, M., and MacIntosh, B.J. (2014). A single session of exercise increases connectivity in sensorimotor-related brain networks: a resting-state fMRI study in young healthy adults. *Frontiers in Human Neuroscience, 8*, 625.

12 *Aerobic activity has been shown to increase the synthesis of BDNF*: Gomez-Pinilla, F., Ying, Z., Roy, R.R., Molteni, R., and Edgerton, V.R. (2002). Voluntary exercise induces a BDNF-mediated mechanism that promotes neuroplasticity. *Journal of Neurophysiology, 88*(5), 2187–2195; Cotman, C.W., Berchtold, N.C., and Christie, L.A. (2007). Exercise builds brain health: Key roles of growth factor cascades and inflammation. *Trends in Neurosciences, 30*(9), 464–472; Huang, T., Larsen, K.T., Ried-Larsen, M., Moller, N.C., and Andersen, L.B. (2014). The effects of physical activity and exercise on brain-derived neurotrophic factor in healthy humans: A review. *Scandinavian Journal of Medicine & Science in Sports, 24*(1), 1–10; de Melo Coelho, F.G., Gobbi, S., Andreatto, C.A.A., Corazza, D.I., Pedroso, R.V., and Santos-Galduroz, R.F. (2013). Physical exercise modulates peripheral levels of brainderived neurotrophic factor (BDNF): A systematic review of experimental studies in the elderly. *Archives of Gerontology and Geriatrics, 56*(1), 10–15.

13 *Other important factors that promote neuroplasticity*: Maass, A., Duzel, S., Brigadski, T., Goerke, M., Becke, A., Sobieray, U., Neumann, K., Lovden, M., Lindenberger, U., Backman, L., and Braun-Dullaeus, R. (2016). Relationships of peripheral IGF-1, VEGF

and BDNF levels to exercise-related changes in memory, hippocampal perfusion and volumes in older adults. *Neuroimage, 131,* 142–154.

14 *In a systematic review and meta-analysis of forty-three studies*: Hammonds, T.L., Gathright, E.C., Goldstein, C.M., Penn, M.S., and Hughes, J.W. (2016). Effects of exercise on c-reactive protein in healthy patients and in patients with heart disease: A meta-analysis. *Heart & Lung: The Journal of Acute and Critical Care, 45*(3), 273–282.

15 *Researchers at UCSF found that people who carry the klotho gene*: Yokoyama, J., Sturm, V., Bonham, L., Klein, E., Arfanakis, K., Yu, L., Coppola, G., Kramer, J., Bennett, D., Miller, B., and Dubal, D.B. (2015). Variation in longevity gene KLOTHO is associated with greater cortical volumes in aging. *Annals of Clinical and Translational Neurology, 2*(3), 215–230.

16 *Other studies show that klotho levels can increase after only twenty minutes*: Matsubara, T., Miyaki, A., Akazawa, N., Choi, Y., Ra, S.G., Tanahashi, K., Kumagai, H., Oikawa, S., and Maeda, S. (2013). Aerobic exercise training increases plasma Klotho levels and reduces arterial stiffness in postmenopausal women. *American Journal of Physiology-Heart and Circulatory Physiology, 306*(3), H348–H355.

17 *Researchers from the University of British Columbia found that twice-weekly*: Bolandzadeh, N., Tam, R., Handy, T.C., Nagamatsu, L.S., Hsu, C.L., Davis, J.C., Dao, E., Beattie, B.L., and Liu-Ambrose, T. (2015). Resistance Training and White Matter Lesion Progression in Older Women: Exploratory Analysis of a 12-Month Randomized Controlled Trial. *Journal of the American Geriatrics Society, 63*(10), 2052–2060; Nagamatsu, L.S., Handy, T.C., Hsu, C.L., Voss, M., and Liu-Ambrose, T. (2012). Resistance training promotes cognitive and functional brain plasticity in seniors with probable mild cognitive impairment. *Archives of Internal Medicine, 172*(8), 666–668.

18 *Researchers at the University of Florida found that adults*: Yarrow, J.F., White, L.J., McCoy, S.C., and Borst, S.E. (2010). Training augments resistance exercise induced elevation of circulating brain derived neurotrophic factor (BDNF). *Neuroscience Letters, 479*(2), 161–165.

19 *In a study at the University of British Columbia*: Liu-Ambrose, T., Nagamatsu, L.S., Voss, M.W., Khan, K.M., and Handy, T.C. (2012). Resistance training and functional plasticity of the aging brain: A 12-month randomized controlled trial. *Neurobiology of Aging, 33*(8), 1690–1698.

20 *Serum homocysteine, which leads to inflammation*: Vincent, K.R., Braith, R.W., Bottiglieri, T., Vincent, H.K., and Lowenthal, D.T. (2003). Homocysteine and lipoprotein levels following resistance training in older adults. *Preventive Cardiology, 6*(4), 197–203.

21 *A study published in the* Journal of the American Geriatric Society: Mavros, Y., Gates, N., Wilson, G.C., Jain, N., Meiklejohn, J., Brodaty, H., Wen, W., Singh, N., Baune, B.T., Suo, C., and Baker, M.K. (2016). Mediation of Cognitive Function Improvements by Strength Gains After Resistance Training in Older Adults with Mild Cognitive

Impairment: Outcomes of the Study of Mental and Resistance Training. *Journal of the American Geriatrics Society, 65*(3), 550–559.

22 *Another new study in the* American Journal of Geriatric Psychiatry: Bossers, W.J., van der Woude, L.H., Boersma, F., Hortobagyi, T., Scherder, E.J., and van Heuvelen, M.J. (2015). A 9-week aerobic and strength training program improves cognitive and motor function in patients with dementia: a randomized, controlled trial. *The American Journal of Geriatric Psychiatry, 23*(11), 1106–1116.

23 *A 2016 study from Thailand found*: Sungkarat, S., Boripuntakul, S., Chattipakorn, N., Watcharasaksilp, K., and Lord, S.R. (2016). Effects of tai chi on cognition and fall risk in older adults with mild cognitive impairment: a randomized controlled trial. *Journal of the American Geriatrics Society, 65*(4), 721–727.

24 *Another study from 2012 found that a forty-week tai chi program*: Mortimer, J.A., Ding, D., Borenstein, A.R., DeCarli, C., Guo, Q., Wu, Y., Zhao, Q., and Chu, S. (2012). Changes in brain volume and cognition in a randomized trial of exercise and social interaction in a community-based sample of non-demented Chinese elders. *Journal of Alzheimer's Disease, 30*(4), 757–766.

25 *Additionally, a 2016 study at St. Luke's Hospital*: Del Moral, M.C.O., Dominguez, J.C., and Natividad, B.P. (2016). An observational study on the cognitive effects of ballroom dancing among Filipino elderly with MCI. *Alzheimer's & Dementia, 12*(7), P791.

26 *Not surprisingly, they found that those individuals who spent the most time watching television*: Hoang, T.D., Reis, J., Zhu, N., Jacobs, D.R., Launer, L.J., Whitmer, R.A., Sidney, S. and Yaffe, K. (2016). Effect of early adult patterns of physical activity and television viewing on midlife cognitive function. *JAMA Psychiatry, 73*(1), 73–79.

27 *Another study showed that sedentary behavior*: Klaren, R.E., Hubbard, E.A., Wetter, N.C., Sutton, B.P., and Motl, R.W. (2017). Objectively measured sedentary behavior and brain volumetric measurements in multiple sclerosis. *Neurodegenerative Disease Management, 7*(1), 31–37.

第5章 放　松

1 *Cortisol has also been linked to shrinkage of the hippocampus*: McLaughlin, K.J., Gomez, J.L., Baran, S.E., and Conrad, C.D. (2007). The effects of chronic stress on hippocampal morphology and function: an evaluation of chronic restraint paradigms. *Brain Research, 1161,* 56–64; Tynan, R.J., Naicker, S., Hinwood, M., Nalivaiko, E., Buller, K.M., Pow, D.V., Day, T.A., and Walker, F.R. (2010). Chronic stress alters the density and morphology of microglia in a subset of stress-responsive brain regions. *Brain, Behavior, and Immunity, 24*(7), 1058–1068.

2 *New evidence indicates that uncontrolled stress and high cortisol levels*: Heim, C., and Binder, E.B. (2012). Current research trends in early life stress and depression: Review

of human studies on sensitive periods, gene–environment interactions, and epigenetics. *Experimental Neurology, 233*(1), 102–111.

3   *Uncontrolled stress appears to inhibit the production*: Slavich, G.M., and Irwin, M.R. (2014). From stress to inflammation and major depressive disorder: A social signal transduction theory of depression. *Psychological Bulletin, 140*(3), 774–815.

4   *A study conducted by researchers at McGill University*: Lupien, S.J., de Leon, M., De Santi, S., Convit, A., Tarshish, C., Nair, N.P.V., Thakur, M., McEwen, B.S., Hauger, R.L., and Meaney, M.J. (1998). Cortisol levels during human aging predict hippocampal atrophy and memory deficits. *Nature Neuroscience, 1*(1), 69–73.

5   *Uncontrolled stress has consistently been associated with weight gain*: Torres, S.J., and Nowson, C.A. (2007). Relationship between stress, eating behavior, and obesity. *Nutrition, 23*(11), 887–894.

6   *A 2011 study in the* Proceedings of the National Academy of Sciences: Clapp, W.C., Rubens, M.T., Sabharwal, J., and Gazzaley, A. (2011). Deficit in switching between functional brain networks underlies the impact of multitasking on working memory in older adults. *Proceedings of the National Academy of Sciences, 108*(17), 7212–7217.

7   *A 2014 comprehensive review and meta-analysis*: Goyal, M., Singh, S., Sibinga, E.M., Gould, N.F., Rowland-Seymour, A., Sharma, R., Berger, Z., Sleicher, D., Maron, D.D., Shihab, H.M. And Ranasinghe, P.D. (2014). Meditation programs for psychological stress and well-being: a systematic review and meta-analysis. *JAMA Internal Medicine, 174*(3), 357–368.

8   *In a study conducted at Harvard Massachusetts General Hospital*: Lazar, S.W., Kerr, C.E., Wasserman, R.H., Gray, J.R., Greve, D.N., Treadway, M.T., McGarvey, M., Quinn, B.T., Dusek, J.A., Benson, H., and Rauch, S.L. (2005). Meditation experience is associated with increased cortical thickness. *Neuroreport, 16*(17), 1893–1897.

9   *Another study matched Zen practitioners*: Pagnoni, G., and Cekic, M. (2007). Age effects on gray matter volume and attentional performance in Zen meditation. *Neurobiology of Aging, 28*(10), 1623–1627.

10 *A 2015 study at UCLA showed that meditation*: Kurth, F., Cherbuin, N., and Luders, E. (2015). Reduced age-related degeneration of the hippocampal subiculum in long-term meditators. *Psychiatry Research: Neuroimaging, 232*(3), 214–218.

11 *Researchers at the University of Pittsburgh showed*: Taren, A.A., Creswell, J.D., and Gianaros, P.J. (2013). Dispositional mindfulness co-varies with smaller amygdala and caudate volumes in community adults. *PLoS One, 8*(5), e64574; Taren, A.A., Gianaros, P.J., Greco, C.M., Lindsay, E.K., Fairgrieve, A., Brown, K.W., Rosen, R.K., Ferris, J.L., Julson, E., Marsland, A.L., and Bursley, J.K. (2015). Mindfulness meditation training alters stress-related amygdala resting state functional connectivity: A randomized controlled trial. *Social Cognitive and Affective Neuroscience, 10*(12), 1758–1768.

12 *A 2016 review also found that yoga*: Mathersul, D.C., and Rosenbaum, S. (2016). The Roles of Exercise and Yoga in Ameliorating Depression as a Risk Factor for Cognitive

Decline. *Evidence-Based Complementary and Alternative Medicine,* 2016, 4612953; Oken, B.S., Zajdel, D., Kishiyama, S., Flegal, K., Dehen, C., Haas, M., Kraemer, D.F., Lawrence, J., and Leyva, J. (2006). Randomized, controlled, six-month trial of yoga in healthy seniors: Effects on cognition and quality of life. *Alternative Therapies in Health and Medicine, 12*(1), 40–47.

13 *A study published in* Frontiers of Psychology *in 2011*: Koelsch, S., Fuermetz, J., Sack, U., Bauer, K., Hohenadel, M., Wiegel, M., Kaisers, U., and Heinke, W. (2011). Effects of music listening on cortisol levels and propofol consumption during spinal anesthesia. *Frontiers in Psychology, 2,* 58.

14 *The Harvard Grant Study has shown over the course of seventy-five years*: Waldinger, R.J., and Schulz, M.S. (2010). What's love got to do with it? Social functioning, perceived health, and daily happiness in married octogenarians. *Psychology and Aging, 25*(2), 422–431.

15 *A 2010 study at Rush University looked at American and Japanese elderly*: Boyle, P.A., Buchman, A.S., Barnes, L.L., and Bennett, D.A. (2010). Effect of a purpose in life on risk of incident Alzheimer disease and mild cognitive impairment in community-dwelling older persons. *Archives of General Psychiatry, 67*(3), 304–310; Kaplin, A., and Anzaldi, L. (2015, May). New movement in neuroscience: A purpose-driven life. *Cerebrum, 7.*

第 6 章　恢　复

1 *A follow-up study at Harvard showed that residents*: Landrigan, C.P., Rothschild, J.M., Cronin, J.W., Kaushal, R., Burdick, E., Katz, J.T., Lilly, C.M., Stone, P.H., Lockley, S.W., Bates, D.W., and Czeisler, C.A. (2004). Effect of reducing interns' work hours on serious medical errors in intensive care units. *New England Journal of Medicine, 351*(18), 1838–1848.

2 *Sleep was designed especially for the brain*: Diekelmann, S., and Born, J. (2010). The memory function of sleep. *Nature Reviews Neuroscience, 11*(2), 114–126; Smith, C. (1995). Sleep states and memory processes. *Behavioural Brain Research, 69*(1), 137–145.

3 *Studies have shown that long-term night-shift workers*: Rouch, I., Wild, P., Ansiau, D., and Marquie, J.C. (2005). Shiftwork experience, age and cognitive performance. *Ergonomics, 48*(10), 1282–1293.

4 *A 2001 study in* Nature Neuroscience *examined the cognitive performance*: Cho, K. (2001). Chronic "jet lag" produces temporal lobe atrophy and spatial cognitive deficits. *Nature Neuroscience, 4*(6), 567–568; Drummond, S.P., Brown, G.G., Gillin, J.C., Stricker, J.L., Wong, E.C., and Buxton, R.B. (2000). Altered brain response to verbal learning following sleep deprivation. *Nature, 403*(6770), 655–657.

5 *Other studies have found that TNF*: Mullington, J.M., Haack, M., Toth, M., Serrador, J.M., and Meier-Ewert, H.K. (2009). Cardiovascular, inflammatory, and metabolic consequences of sleep deprivation. *Progress in Cardiovascular Diseases, 51*(4), 294–302; Haack, M., Sanchez, E., and Mullington, J.M. (2007). Elevated inflammatory markers in response to prolonged sleep restriction are associated with increased pain experience in healthy volunteers. *Sleep, 30*(9), 1145–1152; Clark, I.A., and Vissel, B. (2014). Inflammation-sleep interface in brain disease: TNF, insulin, orexin. *Journal of Neuroinflammation, 11*(1), 51.

6 *People who sleep nine hours per night usually perform worse*: Ferrie, J.E., Shipley, M.J., Akbaraly, T.N., Marmot, M.G., Kivimaki, M., and Singh-Manoux, A. (2011). Change in sleep duration and cognitive function: findings from the Whitehall II Study. *Sleep, 34*(5), 565–573.

7 *In 2009, researchers at Washington University in St. Louis*: Kang, J.E., Lim, M.M., Bateman, R.J., Lee, J.J., Smyth, L.P., Cirrito, J.R., Fujiki, N., Nishino, S., and Holtzman, D.M. (2009). Amyloid-β dynamics are regulated by orexin and the sleep-wake cycle. *Science, 326*(5955), 1005–1007.

8 *Just four years later, researchers at Oregon Health & Science University*: Xie, L., Kang, H., Xu, Q., Chen, M. J., Liao, Y., Thiyagarajan, M., O'Donnell, J., Christensen, D.J., Nicholson, C., Iliff, J.J., and Takano, T. (2013). Sleep drives metabolite clearance from the adult brain. *Science, 342*(6156), 373–377; Ooms, S., Overeem, S., Besse, K., Rikkert, M.O., Verbeek, M., and Claassen, J.A. (2014). Effect of 1 night of total sleep deprivation on cerebrospinal fluid β-amyloid 42 in healthy middle-aged men: A randomized clinical trial. *JAMA Neurology, 71*(8), 971–977.

9 *One study found that individuals who sleep appropriately spend 11 percent less*: Kapur, V.K., Redline, S., Nieto, F.J., Young, T.B., Newman, A.B., and Henderson, J.A. (2002). The relationship between chronically disrupted sleep and healthcare use. *Sleep, 25*(3), 289–296.

10 *Better sleep leads to fewer colds and immune-related disorders*: Gamaldo, C.E., Shaikh, A.K., and McArthur, J.C. (2012). The sleep-immunity relationship. *Neurologic Clinics, 30*(4), 1313–1343; Bollinger, T., Bollinger, A., Oster, H., and Solbach, W. (2010). Sleep, immunity, and circadian clocks: A mechanistic model. *Gerontology, 56*(6), 574–580.

11 *There is a direct correlation between restorative sleep*: Ford, D.E., and Cooper-Patrick, L. (2001). Sleep disturbances and mood disorders: An epidemiologic perspective. *Depression and Anxiety, 14*(1), 3–6.

12 *One study found that college students*: Brown, F.C., Buboltz Jr., W.C., and Soper, B. (2002). Relationship of sleep hygiene awareness, sleep hygiene practices, and sleep quality in university students. *Behavioral Medicine, 28*(1), 33–38.

13 *A good night's sleep can also help us process emotions*: Mauss, I.B., Troy, A.S., and LeBourgeois, M.K. (2013). Poorer sleep quality is associated with lower emotion-regulation ability in a laboratory paradigm. *Cognition & Emotion, 27*(3), 567–576.

14 *A 2005 review in* Seminars in Neurology *found*: Durmer, J.S., and Dinges, D.F. (2005, March). Neurocognitive consequences of sleep deprivation. *Seminars in Neurology, 25* (1), 117–129. Copyright c 2005 by Thieme Medical Publishers, Inc., 333 Seventh Avenue, New York, NY 10001, USA.

15 *People who sleep well have better short-term*: Maquet, P. (2001). The role of sleep in learning and memory. *Science, 294*(5544), 1048–1052; Curcio, G., Ferrara, M., and De Gennaro, L. (2006). Sleep loss, learning capacity and academic performance. *Sleep Medicine Reviews, 10*(5), 323–337; Yang, G., Lai, C.S.W., Cichon, J., Ma, L., Li, W., and Gan, W.B. (2014). Sleep promotes branch-specific formation of dendritic spines after learning. *Science, 344*(6188), 1173–1178.

16 *Lack of sleep can blunt our responses to the environment*: Ayalon, R.D., and Friedman, F. (2008). The effect of sleep deprivation on fine motor coordination in obstetrics and gynecology residents. *American Journal of Obstetrics and Gynecology, 199*(5), 576, e1–5.

17 *Better sleepers are less likely to abuse alcohol*: Wallen, G.R., Brooks, M.A.T., Whiting, M.B., Clark, R., Krumlauf, M.M.C., Yang, L., Schwandt, M.L., George, D.T., and Ramchandani, V.A. (2014). The prevalence of sleep disturbance in alcoholics admitted for treatment: A target for chronic disease management. *Family & Community Health, 37*(4), 288–297.

18 *Adults who slept seven to eight hours per night*: Green, M.J., Espie, C.A., Popham, F., Robertson, T., and Benzeval, M. (2017). Insomnia symptoms as a cause of type 2 diabetes Incidence: A 20 year cohort study. *BMC Psychiatry, 17*(1), 94; Bonnet, M.H., Burton, G.G., and Arand, D.L. (2014). Physiological and medical findings in insomnia: Implications for diagnosis and care. *Sleep Medicine Reviews, 18*(2), 111–122.

19 *Lack of quality sleep increases the risk of stroke*: Wu, M.P., Lin, H.J., Weng, S.F., Ho, C.H., Wang, J.J., and Hsu, Y.W. (2014). Insomnia subtypes and the subsequent risks of stroke. *Stroke, 45*(5), 1349–1354.

20 *This benefit was illustrated in a study where forty-three women*: Calhoun, A.H., and Ford, S. (2007). Behavioral sleep modification may revert transformed migraine to episodic migraine. *Headache: The Journal of Head and Face Pain, 47*(8), 1178–1183. Page 210, *In a thirteen-year study of 500 individuals*: Hasler, G., Buysse, D.J., Klaghofer, R., Gamma, A., Ajdacic, V., Eich, D., Rossler, W., and Angst, J. (2004). The association between short sleep duration and obesity in young adults: a 13-year prospective study. *Sleep, 27*(4), 661–666.

21 *A new study from 2017 revealed that sleep deprivation*: Bellesi, M., de Vivo, L., Chini, M., Gilli, F., Tononi, G., and Cirelli, C. (2017). Sleep Loss Promotes Astrocytic Phagocytosis and Microglial Activation in Mouse Cerebral Cortex. *Journal of Neuroscience, 37*(21), 5263–5273.

22 *Many people taking sleep medication assume*: de Gage, S.B., Begaud, B., Bazin, F., Verdoux, H., Dartigues, J.F., Peres, K., Kurth, T., and Pariente, A. (2012).

Benzodiazepine use and risk of dementia: Prospective population based study. *British Medical Journal, 345,* e6231.

23 *Research suggests that the lack of oxygen and blood flow to the brain*: Osorio, R.S., Gumb, T., Pirraglia, E., Varga, A.W., Lu, S.E., Lim, J., Wohlleber, M.E., Ducca, E.L., Koushyk, V., Glodzik, L., and Mosconi, L. (2015). Sleep-disordered breathing advances cognitive decline in the elderly. *Neurology, 84*(19), 1964–1971; Lutsey, P.L., Bengtson, L.G., Punjabi, N.M., Shahar, E., Mosley, T.H., Gottesman, R.F., Wruck, L.M., MacLehose, R.F., and Alonso, A. (2016). Obstructive sleep apnea and 15-year cognitive decline: The Atherosclerosis Risk in Communities (ARIC) study. *Sleep, 39*(2), 309–316; Gagnon, K., Baril, A.A., Gagnon, J.F., Fortin, M., Decary, A., Lafond, C., Desautels, A., Montplaisir, J., and Gosselin, N. (2014). Cognitive impairment in obstructive sleep apnea. *Pathologie Biologie, 62*(5), 233–240.

24 *In our own research, published in* Circulation *in 2015*: Sherzai, A.Z., Willey, J.Z., Vega, S., and Sherzai, D. (2015). The Association Between Chronic Obstructive Pulmonary Disease and Cognitive Status in an Elderly Sample Using the Third National Health and Nutrition Examination Survey. *Circulation, 131*(Suppl. 1), AP125.

25 *In a review and meta-analysis of seven studies published in 2015*: Bubu, O.M., Utuama, O., Umasabor-Bubu, O.Q., and Schwartz, S. (2015). Obstructive sleep apnea and Alzheimer's disease: A systematic review and meta-analytic approach. *Alzheimer's & Dementia, 11*(7), P452.

第 7 章　优　化

1 *Cognitive reserve, on the other hand*: Stern, Y. (2002). What is cognitive reserve? Theory and research application of the reserve concept. *Journal of the International Neuropsychological Society, 8*(03), 448–460; Alexander, G.E., Furey, M.L., Grady, C.L., Pietrini, P., Brady, D.R., Mentis, M.J., and Schapiro, M.B. (1997). Association of premorbid intellectual function with cerebral metabolism in Alzheimer's disease: Implications for the cognitive reserve hypothesis. *American Journal of Psychiatry, 154*(2), 165–172; Meng, X., and D'Arcy, C. (2012). Education and dementia in the context of the cognitive reserve hypothesis: A systematic review with meta-analyses and qualitative analyses. *PloS One, 7*(6), e38268; Scarmeas, N., and Stern, Y. (2003). Cognitive reserve and lifestyle. *Journal of Clinical and Experimental Neuropsychology, 25*(5), 625–633; Stern, Y., Albert, S., Tang, M.X., and Tsai, W.Y. (1999). Rate of memory decline in AD is related to education and occupation cognitive reserve? *Neurology, 53*(9), 1942–1942.

2 *In a randomized longitudinal study conducted by the University of Florida*: Edwards, J.D., Xu, H., Clark, D., Ross, L.A., and Unverzagt, F.W. (2016). The ACTIVE study: what we have learned and what is next? Cognitive training reduces incident dementia

across ten years. *Alzheimer's & Dementia, 12*(7), 212.

3 *One such study, published in* Neuron *in 2017*: Dresler, M., Shirer, W.R., Konrad, B.N., Muller, N.C., Wagner, I.C., Fernandez, G., Czisch, M., and Greicius, M.D. (2017). Mnemonic training reshapes brain networks to support superior memory. *Neuron, 93*(5), 1227–1235.

4 *A 2006 study at University College London identified*: Maguire, E.A., Woollett, K., and Spiers, H.J. (2006). London taxi drivers and bus drivers: A structural MRI and neuropsychological analysis. *Hippocampus, 16*(12), 1091–1101; Woollett, K., Spiers, H.J., and Maguire, E.A. (2009). Talent in the taxi: A model system for exploring expertise. *Philosophical Transactions of the Royal Society B: Biological Sciences, 364*(1522), 1407–1416.

5 *There is evidence that second languages (or early bilingualism)*: Craik, F.I., Bialystok, E., and Freedman, M. (2010). Delaying the onset of Alzheimer disease: Bilingualism as a form of cognitive reserve. *Neurology, 75*(19), 1726–1729.

6 *In 2014, researchers at Ghent University*: Woumans, E., Santens, P., Sieben, A., Versijpt, J., Stevens, M., and Duyck, W. (2015). Bilingualism delays clinical manifestation of Alzheimer's disease. *Bilingualism: Language and Cognition, 18*(03), 568–574.

7 *A 2016 study conducted by the NIH found*: Perani, D., Farsad, M., Ballarini, T., Lubian, F., Malpetti, M., Fracchetti, A., Magnani, G., March, A., and Abutalebi, J. (2017). The impact of bilingualism on brain reserve and metabolic connectivity in Alzheimer's dementia. *Proceedings of the National Academy of Sciences, 114*(7), 1690–1695.

8 *Another study conducted in Spain in 2016*: Estanga, A., Ecay-Torres, M., Ibanez, A., Izagirre, A., Villanua, J., Garcia-Sebastian, M., Gaspar, M.T.I., Otaegui-Arrazola, A., Iriondo, A., Clerigue, M., and Martinez-Lage, P. (2017). Beneficial effect of bilingualism on Alzheimer's disease CSF biomarkers and cognition. *Neurobiology of Aging, 50,* 144–151.

9 *Researchers have found a similar phenomenon in musicians*: Sluming, V., Barrick, T., Howard, M., Cezayirli, E., Mayes, A., and Roberts, N. (2002). Voxel-based morphometry reveals increased gray matter density in Broca's area in male symphony orchestra musicians. *Neuroimage, 17*(3), 1613–1622; Gaser, C., and Schlaug, G. (2003). Gray matter differences between musicians and nonmusicians. *Annals of the New York Academy of Sciences, 999*(1), 514–517.

10 *A study published in the* New England Journal of Medicine *in 2003*: Verghese, J., Lipton, R.B., Katz, M.J., Hall, C.B., Derby, C.A., Kuslansky, G., Ambrose, A.F., Sliwinski, M., and Buschke, H. (2003). Leisure activities and the risk of dementia in the elderly. *New England Journal of Medicine, 2003*(348), 2508–2516.

11 *A study published in 2007 looked at a group of British individuals*: Roe, C.M., Xiong, C., Miller, J.P., and Morris, J.C. (2007). Education and Alzheimer disease without dementia support for the cognitive reserve hypothesis. *Neurology, 68*(3), 223–228; Cobb, J.L., Wolf, P.A., Au, R., White, R., and D'Agostino, R.B. (1995). The effect of education on

the incidence of dementia and Alzheimer's disease in the Framingham Study. *Neurology, 45*(9), 1707–1712; Amieva, H., Mokri, H., Le Goff, M., Meillon, C., Jacqmin-Gadda, H., Foubert-Samier, A., Orgogozo, J.M., Stern, Y., and Dartigues, J.F. (2014). Compensatory mechanisms in higher-educated subjects with Alzheimer's disease: A study of 20 years of cognitive decline. *Brain, 137*(4), 1167–1175.

12 *And education doesn't have to take place early in life to be protective*: in a 2011 study conducted in Brazil: da Silva, E.M., Farfel, J., Apolinario, D., Magaldi, R., Nitrini, R., and Jacob-Filho, W. (2011). Formal education after 60 years improves cognitive performance. *Alzheimer's & Dementia, 7*(4), S503.

13 *New research from 2016 by scientists at the Wisconsin Alzheimer's Disease Research Center*: Boots, E.A., Schultz, S.A., Oh, J.M., Racine, A.M., Koscik, R.L., Gallagher, C.L., Carlsson, C.M., Rowley, H.A., Bendlin, B.B., Asthana, S., and Sager, M.A. (2016). Occupational complexity, cognitive reserve, and white matter hyperintensities: Findings from the Wisconsin Registry for Alzheimer's Prevention. *Alzheimer's & Dementia, 12*(7), P130.

14 *Another new study at Massachusetts General Hospital*: Sun, F.W., Stepanovic, M.R., Andreano, J., Barrett, L.F., Touroutoglou, A., and Dickerson, B.C. (2016). Youthful brains in older adults: Preserved neuroanatomy in the default mode and salience networks contributes to youthful memory in superaging. *Journal of Neuroscience, 36*(37), 9659–9668.

15 *In a systematic review of virtual reality cognitive training*: Coyle, H., Traynor, V., and Solowij, N. (2015). Computerized and virtual reality cognitive training for individuals at high risk of cognitive decline: systematic review of the literature. *The American Journal of Geriatric Psychiatry, 23*(4), 335–359.

16 *A 2013 study published in the* Journal of the American Medical Association Internal Medicine: Lin, F.R., Metter, E.J., O'Brien, R.J., Resnick, S.M., Zonderman, A.B., and Ferrucci, L. (2011). Hearing loss and incident dementia. *Archives of Neurology, 68*(2), 214–220.

17 *Other studies have found that visual impairment*: Valentijn, S.A., Van Boxtel, M.P., Van Hooren, S.A., Bosma, H., Beckers, H.J., Ponds, R.W., and Jolles, J. (2005). Change in sensory functioning predicts change in cognitive functioning: Results from a 6-year follow-up in the Maastricht Aging Study. *Journal of the American Geriatrics Society, 53*(3), 374–380.

18 *A study conducted in the Netherlands in 2013 found that engaging in music*: Burggraaf, J.L.I., Elffers, T.W., Segeth, F.M., Austie, F.M.C., Plug, M.B., Gademan, M.G.J., Maan, A.C., Man, S., de Muynck, M., Soekkha, T., and Simonsz, A. (2013). Neurocardiological differences between musicians and control subjects. *Netherlands Heart Journal, 21*(4), 183–188; Kunikullaya, K.U., Goturu, J., Muradi, V., Hukkeri, P.A., Kunnavil, R., Doreswamy, V., Prakash, V.S., and Murthy, N.S. (2016). Combination of music with lifestyle modification versus lifestyle modification alone on blood pressure reduction—

A randomized controlled trial. *Complementary Therapies in Clinical Practice, 23,* 102–109.

19 *One study found that people who don't engage in social activity*: Holwerda, T.J., van Tilburg, T.G., Deeg, D.J., Schutter, N., Van, R., Dekker, J., Stek, M.L., Beekman, A.T., and Schoevers, R.A. (2016). Impact of loneliness and depression on mortality: results from the Longitudinal Aging Study Amsterdam. *The British Journal of Psychiatry, 209*(2), 127–34.

20 *The Blue Zones all have a strong social dimension*: Poulain, M., Herm, A., and Pes, G. (2013). The Blue Zones: Areas of exceptional longevity around the world. *Vienna Yearbook of Population Research, 11,* 87–108.

21 *The renowned Grant Study at Harvard followed 286 men*: Waldinger, R.J., and Schulz, M.S. (2010). What's love got to do with it? Social functioning, perceived health, and daily happiness in married octogenarians. *Psychology and Aging, 25*(2), 422–431.

22 *The immunologist Esther Sternberg*: Sternberg, E.M. (2001). *The Balance Within: The Science Connecting Health and Emotions*. New York: Macmillan.

23 *One study published in* JAMA Psychiatry: Wilson, R.S., Krueger, K.R., Arnold, S.E., Schneider, J.A., Kelly, J.F., Barnes, L.L., Tang, Y., and Bennett, D.A. (2007). Loneliness and risk of Alzheimer's disease. *Archives of General Psychiatry, 64*(2), 234–240.

24 *A 2013 study from the University of New South Wales in Australia*: Lipnicki, D.M., Sachdev, P.S., Crawford, J., Reppermund, S., Kochan, N.A., Trollor, J.N., Draper, B., Slavin, M.J., Kang, K., Lux, O., and Mather, K.A. (2013). Risk factors for late-life cognitive decline and variation with age and sex in the Sydney Memory and Ageing Study. *PloS One, 8*(6), e65841.

图书在版编目（CIP）数据

阿尔茨海默病自我管理全书 / （美）迪恩·谢扎
(Dean Sherzai, M.D.)，（美）艾伊莎·谢扎
(Ayesha Sherzai, M.D.) 著；张雪译 . -- 天津：天津
科学技术出版社，2020.12
　　书名原文：The Alzheimer's Solution: A
Breakthrough Program to Prevent and Reverse the
Symptoms of Cognitive Decline at Every Age
　　ISBN 978-7-5576-8684-0

　　Ⅰ.①阿… Ⅱ.①迪…②艾…③张… Ⅲ.①阿尔茨
海默病—诊疗 Ⅳ.① R749.1

中国版本图书馆 CIP 数据核字 (2020) 第 181016 号

THE ALZHEIMER'S SOLUTION: A BREAKTHROUGH PROGRAM TO PREVENT AND REVERSE THE
SYMPTOMS OF COGNITIVE DECLINE AT EVERY AGE BY AYESHA SHERZAI AND DEAN SHERZAI
Copyright © 2017 BY DEAN SHERZAI AND AYESHA SHERZAI
This edition arranged with THE MARSH AGENCY LTD & IDEA ARCHITECTS through BIG APPLE
AGENCY, INC, LABUAN, MALAYSIA.
Simplified Chinese edition copyright:
2020 Ginkgo (Beijing) Book Co., Ltd.
All rights reserved.

本中文简体版版权归属于银杏树下（北京）图书有限责任公司。
天津市版权登记号：图字 02-2020-265

阿尔茨海默病自我管理全书
AERCIHAIMOBING ZIWO GUANLI QUANSHU

责任编辑：梁　旭
责任印制：兰　毅

出　　版：天津出版传媒集团
　　　　　天津科学技术出版社
地　　址：天津市西康路 35 号
邮　　编：300051
电　　话：（022）23332400（编辑部）23332393（发行科）
网　　址：www.tjkjcbs.com.cn
发　　行：新华书店经销
印　　刷：北京盛通印刷股份有限公司

开本 690×1000　1/16　印张 24　字数 269 000
2020 年 12 月第 1 版第 1 次印刷
定价：58.00 元